U0257327

"十二五"职业教育国家规划教材
经全国职业教育教材审定委员会审定
北京高等教育精品教材
卫生高等职业教育规划教材

供临床医学、护理类及相关专业用

病理生理学

—— ● 第4版 ● ——

主　编　吴立玲

副主编　王岩梅　王　麟

编　委（按姓名汉语拼音排序）

蔡晓莉（漳州卫生职业学院）　　　司效东（内蒙古医科大学）

董雅洁（承德医学院）　　　　　　王　麟（哈尔滨医科大学大庆校区）

窦　豆（北京大学医学部）　　　　王秀丽（哈尔滨医科大学大庆校区）

李瑞香（承德医学院）　　　　　　王岩梅（首都医科大学燕京医学院）

刘改萍（乌兰察布医学高等专科学校）吴立玲（北京大学医学部）

龙儒桃（海南医学院）　　　　　　吴秋慧（桂林医学院）

鹿　勇（菏泽医学专科学校）　　　徐　海（北京大学医学部）

北京大学医学出版社

BINGLI SHENGLIXUE

图书在版编目（CIP）数据

病理生理学 / 吴立玲主编. —4 版. —北京：
北京大学医学出版社，2014.8（2023.1 重印）
ISBN 978-7-5659-0835-4

Ⅰ. ①病… Ⅱ. ①吴… Ⅲ. ①病理生理学 – 医
学院校 – 教材 Ⅳ. ① R363

中国版本图书馆 CIP 数据核字（2014）第 070251 号

病理生理学（第 4 版）

主 　编：吴立玲
出版发行：北京大学医学出版社
地 　址：（100191）北京市海淀区学院路 38 号 北京大学医学部院内
电 　话：发行部 010-82802230 图书邮购 010-82802495
网 　址：http://www.pumpress.com.cn
E- mail：booksale@bjmu.edu.cn
印 　刷：北京瑞达方舟印务有限公司
经 　销：新华书店
责任编辑：韩忠刚　　责任校对：金彤文　　责任印制：罗德刚
开 　本：787 mm×1092 mm　1/16　印张：14.5　字数：362 千字
版 　次：1999 年 6 月第 1 版　2014 年 8 月第 4 版　2023 年 1 月第 7 次印刷
书 　号：ISBN 978-7-5659-0835-4
定 　价：26.00 元

卫生高等职业教育规划教材修订说明

北京大学医学出版社于 1993 年和 2002 年两次组织北京大学医学部和 8 所开办医学专科教育院校的老师编写了临床医学专业专科教材（第 1 版和第 2 版），并于 2000 年组织编写了护理专业专科教材（第 1 版）。2007 年同时对这些教材进行了修订再版。因这两套教材内容精炼、实用性强，符合基层卫生工作人员的培养需求，受到了广大师生的好评，并被教育部中央广播电视大学选为指定教材。"十一五"期间，这两套教材中有 24 种被教育部评为**普通高等教育"十一五"国家级规划教材**，其中 3 种入选**普通高等教育精品教材**。

进入"十二五"以来，专科教育已归入职业教育范畴。为适应新时期我国卫生高等职业教育发展与改革的需要，在广泛调研、总结上版教材质量和使用情况的基础上，北京大学医学出版社启动了临床医学、护理专业高等职业教育规划教材的修订再版工作，并调整、新增了部分教材。本套教材有 22 种入选**"十二五"职业教育国家规划教材**，修订和编写特点如下：

1. 优化编写队伍　在全国范围内遴选作者，加大教学经验丰富的从事卫生高等职业教育工作的作者比例，力求使教材内容的选择具有全国代表性、贴近基层卫生工作人员培养需求，提高适用性；遴选知名专家担纲主编，对教材的科学性、先进性把关。

2. 完善教材体系　针对不同院校在专业基础课设置方面的差异，对部分专业基础课教材实行双轨制，如既有《人体解剖学》《组织学与胚胎学》，又有《人体解剖学与组织胚胎学》《正常人体结构》教材，便于广大院校灵活选用。

3. 锤炼教材特色　教材内容力求符合高等职业学校专业教学标准，基本理论、基本知识和基本技能并重，紧密结合国家临床执业助理医师、全国护士执业资格考试大纲，以"必需、够用"为度；以职业技能和岗位胜任力培养为根本，以学生为中心，使教材更适合于基层卫生工作人员的培养。

4. 创新编写体例　完善、优化"学习目标"；教材中加入"案例""知识链接"，使内容与实践紧密结合；章后附思考题，引导学生自主学习。力求体现专业特色和职业教育特色。

5. 强化立体建设　为满足教学资源的多样化需求，实现教材立体化、数字化建设，大部分教材配套实用的学习指导和数字教学资源，实现教材的网络增值服务。

本套教材主要供三年制高等职业教育临床医学、护理类及相关专业用，于 2014 年陆续出版。希望广大师生多提宝贵意见，反馈使用信息，以逐步修改和完善教材内容，提高教材质量。

临床医学专业教材目录

说明：1. "十二五"："十二五"职业教育国家规划教材（"十二五"含其配套教材）。
2. "十一五"：普通高等教育"十一五"国家级规划教材。
3. " * "：普通高等教育精品教材。
4. 辅导教材名称：《主教材名称＋学习指导》，如《内科学学习指导》。

序号	教材名称	版次	十二五	十一五	辅导教材	适用专业
1	医用基础化学	4		√	√	临床医学、护理类及相关专业
2	人体解剖学与组织胚胎学	2				临床医学类
3	人体解剖学	4	√	√	√	临床医学、护理类及相关专业
4	组织学与胚胎学 *	4	√	√	√	临床医学、护理类及相关专业
5	人体生理学	4	√	√	√	临床医学、护理类及相关专业
6	医学生物化学	4			√	临床医学、护理类及相关专业
7	病原生物与免疫学	1				临床医学类
8	医学免疫学与微生物学	5	√	√	√	临床医学、护理类及相关专业
9	医学寄生虫学 *	4	√	√	√	临床医学、护理类及相关专业
10	医学遗传学	3	√	√	√	临床医学、护理类及相关专业
11	病理学与病理生理学	1				临床医学、护理类及相关专业
12	病理学	4	√		√	临床医学、护理类及相关专业
13	病理生理学	4	√	√	√	临床医学、护理类及相关专业
14	药理学	4			√	临床医学、护理类及相关专业
15	诊断学基础	4	√	√	√	临床医学类
16	内科学	4	√	√	√	临床医学类
17	外科学	4		√		临床医学类

序号	教材名称	版次	十二五	十一五	辅导教材	适用专业
18	妇产科学	4	√	√	√	临床医学类
19	儿科学	4				临床医学类
20	传染病学	4	√	√	√	临床医学类
21	眼耳鼻喉口腔科学	2				临床医学类
22	眼科学	2	√			临床医学类
23	耳鼻咽喉头颈外科学	2	√			临床医学类
24	口腔科学	2	√			临床医学类
25	皮肤性病学	4				临床医学类
26	康复医学	2	√			临床医学类
27	急诊医学	2	√			临床医学类
28	中医学	3				临床医学类
29	医护心理学 *	3		√		临床医学、护理类
30	全科医学导论	1				临床医学类
31	预防医学	4		√	√	临床医学类

卫生高等职业教育规划教材编审委员会

近十余年来，随着国家教育改革步伐的加快，我国职业教育如雨后春笋般蓬勃发展，在总量上已与普通教育并驾齐驱，是我国教育体系构成的重要板块。卫生高等职业教育同样取得了可喜的成绩。开办卫生高等职业教育的院校与日俱增，但存在办学、培养不尽规范等问题。相应的教材建设也存在内容与职业标准对接不紧密、职教特色不鲜明、呈现形式单一、配套资源开发不足、不少是本科教材的压缩版或中职教材的加强版、不能很好地适应社会发展对技能型人才培养的要求等问题。

进入"十二五"以来，独立设置的高等职业学校（含高等专科学校）、成人教育学校、本科院校和有关高等教育机构举办的高等职业教育（专科）统称为高等职业教育，由教育部职业教育与成人教育司统筹管理。教育部发布了**《教育部关于"十二五"职业教育教材建设的若干意见》**等重要文件，陆续制定了各专业教学标准，对学制与学历、培养目标与规格、课程体系与核心课程等 10 个方面做出了具体要求。职业教育以培养具有良好职业道德、专业知识素养和职业能力的高素质技能型人才为根本，以学生为中心、以就业为导向。教学内容以"必需、够用"为度，教材须图文并茂，理论密切联系实际，强调实践实训。卫生高等职业教育有很强的特殊性，编好既涵盖卫生实践所要求具备的较完整知识体系又能体现职业教育特点的教材殊为不易。

北京大学医学出版社组织的临床医学、护理专业专科教材，是改革开放以来该专业我国第二套有较完整体系的教材，历经多年的教学应用、修订再版，得到了教育部和广大院校师生的认可与好评。斗转星移，转眼间距离 2008 年上一轮教材修订已 5 年，随着时代的发展，这两套教材中部分科目需要调整、教学内容需要修订。在大量细致调研工作的基础上，北京大学医学出版社审时度势，及时启动了这两套教材的修订再版工作，成立了教材编审委员会，组织活跃在卫生高等职业教育教学和实践一线的专家学者召开教材编写会议，认真学习教育部关于高等职业教育教材建设的精神，结合当前高等职业教育学生的特点，经过充分研讨，确定了教材的编写原则和编写思路，统一了教材的编写体例，强化了与教材配套的数字化教学资源建设，为使这两套教材成为优秀的立体化教材打下了坚实的基础。

相信经过本轮修订，在北京大学医学出版社的精心组织和全体专家学者对教材的精雕细琢下，这两套教材一定能满足新时期我国卫生高等职业教育人才培养的需求，在教材建设"百花齐放、百家争鸣"的局面中脱颖而出，真正成为好学、好教、好用的精品教材。

本轮教材修订工作得到了各参编院校的高度重视和大力支持，众多专家学者投入了极大的热情和精力，在主编带领下克服困难，以严肃、认真、负责的态度出色地完成了编写任务，谨在此一并致以衷心的感谢！诚恳地希望使用本套教材的广大师生不吝提出建议与指正，使本套教材能与时俱进、日臻完善，为我国的卫生高等职业教育事业做出贡献。

感慨系之，欣为之序！

病理生理学是一门以患病机体为对象，以功能与代谢变化为重点，研究疾病发生、发展和转归的规律及机制的科学。学习病理生理学有助于学生更深入地理解疾病的发生和发展机制，更全面地解释患病过程中各种临床表现产生的原理，更好地认识疾病的本质，并为进一步学习临床医学、药学和预防医学等专业课程奠定基础。

随着医学教育的蓬勃发展和教育改革的不断深化，国内出版的《病理生理学》教材已逐步实现了系列化，以满足不同学制医学生的学习需要。我们在 1999 年首次编写了供医学高等专科学校学生使用的《病理生理学》教材，经过前 3 版共 15 年的使用，受到了广大读者的欢迎。随着医学的不断发展和医学教育的改革，针对三年制卫生高等职业教育的需求，我们组织国内部分院校的老师对《病理生理学》教材进行修订，保留了对学生的导读内容，即在每章前用内容提要概括这一章的主要内容，并针对学习的要点，按掌握、熟悉和了解三个层次提出学习目标。在内容上保持了第 3 版的章节架构，章内新增加了知识链接，补充了一些新进展，特别是突出了病理生理学的基础知识在临床上的应用。在表述上力求做到语言简练、条理清晰，以便教师讲述和学生理解记忆。另外，本书列出了部分英文名词，便于学生熟悉病理生理学专业的英语词汇。在第 3 版的基础上，本次修订又修改和增加了部分临床案例，以便学生尽早地将基础理论和临床实践相结合。本书既是卫生高等职业教育学生学习病理生理学的教材，又对教师进行教学辅导有一定的帮助。与本教材配套出版的还有《病理生理学学习指导》(第 4 版)，以便于学生自学、复习和检测学习的效果。

几年的时间过去了，参加本书第 1 版、第 2 版和第 3 版编写工作的老师有的已经退休，有的出国深造，在此对他们为本书所做出的贡献表示衷心的感谢。本书第 4 版的编者亦是近年来活跃在教学工作第一线的老、中、青年骨干教师，但由于时间仓促，水平所限，不足之处及错误在所难免，敬请各位同道和读者批评指正。

吴立玲

目录

第一章

绪　论

内容提要

　　病理生理学是一门以患病机体为对象，着重从功能与代谢角度研究疾病的发生、发展及转归的规律和机制的医学基础学科。病理生理学课程由疾病概论、基本病理过程和系统病理生理学三部分组成，是沟通基础医学与临床医学的桥梁学科。动物实验和临床观察是病理生理学的主要研究方法。

学习目标

掌握：
1. 病理生理学的任务。
2. 基本病理过程的概念。
熟悉：
1. 病理生理学的教学内容。
2. 病理生理学的主要研究方法。
了解：
病理生理学的学科性质。

　　病理生理学（pathophysiology）是一门研究患病机体的生命活动规律与机制的医学基础学科。19 世纪中叶，法国生理学家克劳·伯纳多（Claude Bernard，1813—1878 年）等认识到，仅仅用临床观察和尸体解剖的组织形态学方法还不足以全面和深刻地揭示疾病的本质，开始倡导以活体的疾病为主要研究对象的实验病理学，在动物身上复制人类疾病的模型，或是观察疾病在人体的进程，用实验的方法来研究疾病发生的原因和条件，疾病过程中功能与代谢的动态变化，以及干预的措施。随着自然科学和医学的飞速发展，损伤或患病机体的功能与代谢研究在宏观和微观两个方面都不断深入，因此，病理生理学顺应科学的迅速发展和临床实践的迫切需要而从普通病理学中分化、创立和发展起来。

第一节 病理生理学的任务与内容

一、病理生理学的任务

病理生理学以患病机体为对象，以功能与代谢为重点，探索疾病发生的原因与条件，疾病过程中机体功能与代谢的动态变化及其发生机制，从而揭示疾病发生、发展及转归的规律与机制，阐明疾病的本质，为疾病的预防和治疗奠定理论基础。

二、病理生理学的内容

病理生理学涉及的范围非常广泛，从单纯的上呼吸道感染到有多种并发症的糖尿病，无不存在病理生理学的问题。每一种疾病都具有其独立的特征，有其特定的发生、发展及转归的规律。而在多种疾病的进程中，又可能存在着一些相似的变化并具有共同的发病机制。作为一门医学基础课，病理生理学的教学内容主要包括疾病概论、基本病理过程和系统病理生理学三部分。

（一）疾病概论

又称病理生理学总论，主要论述的是疾病的概念、疾病发生、发展和转归过程中具有普遍规律性的问题，可分为病因学和发病学两部分。病因学研究的是疾病发生的原因及条件；发病学研究的是疾病发生、发展及转归的规律与机制，两者互相衔接又相互影响。

（二）基本病理过程

基本病理过程（fundamental pathological process）是指在多种疾病过程中出现的共同的、成套的功能、代谢和形态结构的病理变化。例如水、电解质及酸碱平衡紊乱、缺氧、发热、炎症、弥散性血管内凝血和休克等。表1-1说明了基本病理过程与疾病的关系。大叶性肺炎、细菌性痢疾和流行性脑脊髓膜炎是三种独立的疾病，各由特定的致病菌引起，主要病变出现在不同的器官，有各自的发生发展规律。但在这三种疾病的过程中，都会先后出现发热、炎症、水、电解质以及酸碱平衡紊乱等基本病理过程，严重时还可能引起休克。由此可见，基本病理过程不是一个独立的疾病，但它与疾病密不可分。基本病理过程的原因是非特异性的，可由多种原因引起。基本病理过程是疾病的重要组成部分，一个基本病理过程可出现在多种疾病的过程中，而一种疾病过程中又可先后或同时出现多种基本病理过程。基本病理过程也具有独立的发生发展规律。例如，上述三种疾病中都有发热，尽管致病菌不同，但都是通过增加内生致热原的产生，引起体温调节中枢调定点上移这个共同机制而导致发热的。深入了解基本病理过程的发病机制，对进一步掌握疾病的本质有很大帮助。

表1-1 基本病理过程与疾病的关系

疾病	致病原因	部位	基本病理过程
大叶性肺炎	肺炎链球菌	肺	发热、炎症、缺氧、酸碱平衡紊乱、休克
痢疾	痢疾志贺菌	肠	发热、炎症、水、电解质及酸碱平衡紊乱、休克
流行性脑脊髓膜炎	脑膜炎奈瑟菌	脑膜	发热、炎症、酸碱平衡紊乱、休克、弥散性血管内凝血

（三）系统病理生理学

又称病理生理学各论。主要论述机体各器官和组织对不同致病刺激出现的特殊反应。体内的重要器官系统的一些疾病在发展过程中会出现一些常见的、共同的病理生理变化。例如，以侵犯心脏瓣膜为主的风湿性心脏病；长期呼吸功能障碍引起的肺源性心脏病；高血压导致的高血压性心脏病；心肌供血不足引起的缺血性心脏病。这些不同原因引起的循环系统疾病经过一段时间的发展后，都会导致心功能不全这一共同的病理生理变化。本书主要介绍心功能不全、呼吸功能不全、肝功能不全和肾功能不全及其发病机制，至于每种疾病涉及的病理生理学问题，将在临床各科的课程中分别介绍。

第二节 病理生理学的学科性质及主要研究方法

一、病理生理学的学科性质

病理生理学是一门综合性边缘学科，不仅具有本学科特征和体系，而且与基础医学多个学科密切相关。要深入了解疾病过程中机体的功能、代谢变化及其发生发展的机制，需要具有人体生理学和生物化学的坚实基础。同时，患病机体所表现出的多种变化又会与人体解剖学、组织胚胎学、细胞生物学、免疫学、病理学、病原生物学及药理学等多种基础医学知识密切相关。因此，要深入准确地分析疾病的发生发展规律，探讨疾病的本质，就需要综合运用各个基础医学学科的相关理论和方法。

病理生理学是一门沟通基础医学与临床医学的桥梁学科，在医学教育中起着承上启下的作用。医学生最初是以正常人体为研究对象的，先要充分掌握正常人体的形态结构、功能与代谢特点。在此基础上，医学生的研究重点转为损伤或患病的机体。病理生理学是从细胞、组织、器官和整体水平研究患病机体发生的各种功能和代谢变化及其调节机制，寻找致病的原因与条件，探讨体内变化与各种临床表现之间的关系，为在临床学习中更深入地认识疾病的本质、正确做出疾病的诊断和制订治疗方案打下基础。

病理生理学是一门理论性较强的学科，它着重探讨疾病的发生发展机制。因此需要运用科学的思维方法，正确认识疾病中出现的各种变化，不断提高综合分析和解决问题的能力。

病理生理学又是一门实践性较强的学科。为了探索疾病的本质，需要进行大量的实验研究。

二、病理生理学的主要研究方法

（一）动物实验

动物实验是病理生理学最主要的研究方法，包括急性和慢性动物实验。由于有关疾病的许多实验可能危害人体健康，不能随意在人体上进行，因此需要在动物身上复制人类疾病的模型，或是观察实验动物的某些自发性疾病，人为地控制各种条件，深入地探索疾病发生发展的原因、机制和规律，这称为实验病理学。还可以对动物的疾病进行实验性治疗，探讨治疗的机制及分析药物的疗效，即实验治疗学。20世纪40年代，由于战争造成了大量创伤和休克患者，死亡率很高。Weiggers首先在动物身上建立了失血性休克的模型，对推动休克的发病机制研究和提高治疗效果都起了极大的推动作用。动物实验可以突破人体研究的限制，对疾病过程中的功能、代谢及形态变化做更深入的观察。动物实验的结果可以作为临床医学的重要借鉴和参考。病理生理学的大量研究成果，主要来自动物实验。但是，动物和人体不仅在形态上和新陈代谢上有所不同，而且由于人类神经系统的高度发达，具有与语言和思维相联系的第二信号系统，人与动物有本质上的区别。因此，不能将动物实验的结果机械照搬、不加分析地直接应用于临床患者。

（二）临床研究

临床研究包括临床观察和临床实验。临床观察对疾病的过程进行周密细致的观察，研究疾病发生的原因与条件以及机体的各种变化，必要时进行一些临床实验，例如药物治疗等，可以获得对疾病研究的第一手资料。在不损害患者健康的前提下，对患者进行周密细致的临床观察以及必要的临床实验，是病理生理学研究的一个重要方面，为揭示疾病的本质提供了最直观的结果。

此外，为了探索疾病的原因和条件，还需要做一定的流行病学研究。近十余年兴起的循证医学（evidence-based medicine）是指临床医生对患者的任何医疗决策都不仅仅依靠临床经验，而需建立在充分科学证据的基础上。循证医学强调了临床问题的提出、科研设计的科学性、资料采集分析的系统性评价，以寻找出对某一临床问题的当前最佳的证据，并指导医生的医疗决策。

（吴立玲）

第二章

疾病概论

内容提要

　　健康不仅是没有疾病，而且是一种躯体上、精神上以及社会上的完全良好状态。亚健康是指介于健康和疾病之间的生理功能低下的状态。疾病是在一定条件下，受致病因素的损害作用后，因机体自稳调节紊乱而发生的异常生命活动过程。任何疾病都是有病因的，病因是能够引起某一疾病并决定该疾病特异性的因素。疾病发生的条件通过作用于病因和（或）机体来促进或延缓疾病的发生，其中起促进作用的是诱因。疾病的发生和发展遵循损伤与抗损伤、因果交替、局部与整体的规律。研究疾病可以从神经机制、体液机制、细胞机制和分子机制来解释疾病发生。疾病最终转归为康复或死亡，判定死亡的重要标志是全脑功能的永久性停止。

学习目标

掌握：

1．健康、疾病、病因、条件和诱因的概念。

2．病因、条件和诱因在疾病发生中的作用。

3．脑死亡的概念和脑死亡的判断标准。

4．损伤与抗损伤的斗争、因果交替和局部与整体的规律。

熟悉：

1．亚健康、症状、体征和综合征的概念。

2．疾病的基本发生机制。

3．完全康复与不完全康复的区别。

了解：

病因的分类。

第一节　健康、亚健康与疾病

一、健康的概念

　　传统观念认为，不生病就是健康。这种观点是不全面的。世界卫生组织对健康的定义是：

健康（health）不仅是没有疾病或病痛，而且是一种躯体上、精神上以及社会上的完全良好状态。因此，一个健康的人除了具有强健的体魄外，还应具有乐观向上的精神状态和良好的社会及自然环境的适应能力。这种完全良好状态有赖于机体内部结构、生理功能、心理状态的协调。

健康的标准不是绝对的，而是相对的，随社会的进步、经济的发展而变化。不同的地区、不同的群体、不同的个人或者个人在不同的年龄阶段，健康的标准可以有所差异。为达到健康和保持健康，必须增强自我保健意识，抵制酗酒、懒散、赌博等不健康行为，同时加强体育锻炼、注意个人卫生、建立良好人际关系，保持乐观向上、勇于克服困难的精神状态。

二、亚健康的概念

在许多情况下，从健康到疾病是一个由量变到质变的过程，两者之间存在着既不是完全健康，也不是疾病的中间状态，即亚健康（sub-health）。亚健康是指介于健康和疾病之间的生理功能低下的状态。处于亚健康的人，可以有各种不适的自我感觉，如乏力、失眠、食欲不振、心慌、易疲劳、易激动、易烦躁、精神不振等，各种临床检查和化验结果却为阴性。

亚健康状态的群体很大，约占人群比例的 75%，多为中年人。引起亚健康的原因很复杂，如环境污染、生活或工作压力过大、不良的人际关系以及某些遗传因素等。如果亚健康状态没有引起人们的足够重视，任其发展就可能会导致疾病的发生。由于亚健康缺乏明确的判断标准和有效的防控措施，因此要阻止亚健康向疾病发展，需要端正生活态度、改变不良习惯、调整心理状态、提高生活质量等综合措施，促使亚健康向健康转化。

案例 2-1

两个40岁的白领，男性，其中一人每天抽几包烟，晚上还要喝几杯酒，体胖，遇事焦虑；而另一人不抽烟、不喝酒，经常运动，有自信心，两人的身体检查和化验全部正常。

问题与思考：他们都健康吗？

三、疾病的概念

疾病（disease）是在一定条件下，受致病因素的损害作用后，因机体自稳调节紊乱而发生的异常生命活动过程。稳态是指机体在不断变化的内外环境中，通过多种调节机制的作用，以保持内环境的相对恒定。当致病因素作用于机体后，引起稳态的破坏，各组织器官之间、机体与外界环境之间的协调发生障碍，机体出现多种功能、代谢和形态结构的改变及行为异常。

疾病的表现形式包括症状（symptom）、体征（sign）和综合征（syndrome），它们可为临床诊断、治疗和预后的判断提供依据。症状是指疾病所引起的患者主观感觉的异常，如头晕、头痛、恶心、疲乏无力等，这些常常是患者就诊时的主诉。体征是指医生通过各种检查方法在患病机体发现的客观存在的异常，例如心脏杂音、肿块、骨折、化验室检查的异常等。存在于同一个体的疾病过程中一组复合性的、具有内在联系的症状和体征称为综合征，如急性呼吸窘迫综合征。应当指出，不是所有的疾病都一定表现出症状和体征。例如，动脉粥样硬化、结核病，甚至癌症的早期，都可能没有相应的临床表现。

第二节　病因学

病因学（etiology）是研究疾病发生的原因与条件及其作用规律的科学。

一、疾病发生的原因

（一）病因的概念

能够引起某一疾病并决定该疾病特异性的因素称为致病因素，简称为病因（etiological factor）。任何疾病都有它特定的致病因素，没有病因的存在，相应的疾病就不会发生。而且病因的种类和特性决定所引起疾病的特异性，也就是说，某一疾病的病因只能引起相应的疾病，不能引起其他的疾病发生。例如，结核分枝杆菌为结核病的病因，痢疾志贺菌是痢疾的病因。但目前有些疾病的病因尚不明确，例如，动脉粥样硬化、肿瘤的确切致病因素还不明确，随着医学的发展，这些疾病的病因将被陆续阐明。明确病因，对疾病的预防、诊断和治疗具有非常重要的意义。

（二）病因的分类

1．生物性因素　主要包括病原微生物（如细菌、病毒、真菌、立克次体、衣原体、支原体、螺旋体）和寄生虫（原虫、蠕虫等）。这是引起疾病最常见的病因，全世界每年死亡的人口中约 1/3 死于感染性疾病。生物性因素对机体的致病作用与侵入宿主机体的数量、侵袭力、毒力以及逃避或抵抗宿主攻击的能力密切相关。

2．理化性因素

（1）物理性因素：主要包括机械力、温度、气压、电流、电离辐射、噪声等。例如，创伤、骨折、冻伤、烫伤、烧伤等。物理性病因的损伤作用取决于其作用于机体的强度、时间及范围等，多数只引起疾病的发生，但对疾病的进一步发展往往不起作用。

（2）化学性因素：包括无机及有机化合物以及动、植物毒性物质等。例如铅、汞、砷等金属，一氧化碳、硫化氢等气体，强酸、强碱、蛇毒、毒蕈等，过量的药物也会引起中毒。化学性因素的致病作用与其性质、剂量（或浓度）及作用的时间有关。许多化学性因素对机体的组织器官有一定的选择性毒性作用，例如四氯化碳主要引起肝细胞损伤，一氧化碳与血红蛋白结合，氰化物阻断呼吸链等。

3．营养性因素　营养物质失衡是指各类营养物质缺乏或过剩，这可以造成细胞损伤。机体缺乏必需的营养物质，可以引起功能和代谢的变化而致病，严重时可以致死。这包括缺乏生命活动的基本物质（氧、水等）、各种营养素（糖、脂肪、蛋白质、维生素、无机盐等）、微量元素（铁、碘、铜、锌、氟、硒等）及纤维素等。

营养过剩也能致病。例如，长期大量摄入高糖和高脂饮食易引起肥胖病；维生素 A、D 摄入过多也可引起中毒。营养不良或营养过剩不但可以引起疾病，而且可成为许多疾病发生的条件。

4．遗传性因素　主要是通过遗传物质基因的突变或染色体的畸变而使合成的蛋白质异常，不能完成正常的功能。常因遗传物质的缺陷而影响后代，即疾病具有遗传性。

（1）遗传性因素的直接致病作用：基因突变主要是由基因的化学结构改变所引起，例如，血友病是由于 X 染色体上的基因突变造成凝血因子Ⅷ缺乏，导致凝血障碍。染色体的畸变主要表现为染色体总数或结构的改变，例如唐氏综合征（先天愚型或 21 三体综合征）等。

（2）遗传易感性：有些疾病，如精神分裂症、糖尿病、高血压病等，往往好发于同一家族的成员。这种具有易患某种疾病的遗传素质称为遗传易感性。

5．先天性因素　是指那些能够损害胎儿生长发育的有害因素，使婴儿在出生时就患有某种疾病。某些化学物质、药物、病毒可作用于胎儿，引起某种缺陷或畸形。例如，在妊娠早期感染风疹病毒可能引起胎儿先天性心脏病。母亲的不良习惯，如吸烟、酗酒等也可以影响胎儿的生长发育。

6．免疫性因素　免疫性因素致病主要包括两种情况：

（1）免疫反应或超敏反应：是指机体免疫系统对一些抗原刺激产生异常强烈的反应，致使组织细胞损伤和生理功能障碍。其中包括：①对外来抗原发生的免疫反应，如破伤风抗毒素或青霉素引起的过敏性休克；某些花粉或食物引起的过敏性鼻炎、荨麻疹、支气管哮喘等变态反应性疾病；②对自身抗原发生的免疫反应，有些个体能对自身抗原发生免疫反应并引起自身组织的损害，称为自身免疫性疾病，例如全身性红斑狼疮、类风湿性关节炎、溃疡性结肠炎等。

（2）免疫缺陷病：因体液免疫或细胞免疫缺陷可引起免疫缺陷病，例如艾滋病、低丙种球蛋白血症。各种免疫缺陷病的共同特点是易反复发生致病微生物的感染。细胞免疫缺陷的另一后果是容易发生恶性肿瘤。

7．精神、心理性因素　近年来精神和心理性因素引起的疾病越来越受到人们的关注。例如长期的忧虑、悲伤、恐惧等不良情绪和强烈的精神创伤易导致应激性溃疡、高血压病的发生。变态心理和变态人格也可导致身心疾病的发生。

二、疾病发生的条件

疾病发生的条件是指能够影响疾病发生发展的机体内外因素。这些因素包括体内因素（年龄、性别）、自然因素（气温、地理环境）和社会因素（国家经济状况、教育水平）等。例如，小儿由于呼吸道、消化道的解剖生理特点和机体防御功能不够完善，易患呼吸道和消化道传染病；女性易患胆石病、癔症和甲状腺功能亢进及自身免疫性疾病等；男性易患动脉粥样硬化、胃癌、肺癌等疾病。有些疾病的发生有明显的地域性，如疟疾。

条件本身不能直接引起疾病，即不是疾病发生所必需的因素，而是在病因作用于机体时，通过增强或削弱病因的致病力与机体的抵抗力，起到促进或阻碍疾病发生的作用。例如，结核病的病因是结核分枝杆菌，但体外环境中存在的结核分枝杆菌并不会使每个人都发生结核病。在营养不良、过度疲劳或空气污浊等条件下，机体对结核分枝杆菌的抵抗力降低，此时人体才易患结核病。一个国家的社会因素与某些疾病的发生也密切相关。例如，发达国家中的肥胖、糖尿病等发生率较高，而贫困国家中营养不良症和感染性疾病的发生率较高。

能够加强病因作用或促进疾病发生发展的因素称为疾病的诱发因素，简称诱因（predisposing factor）。诱因是条件中的一部分。例如，高血压患者在情绪激动、寒冷刺激、酗酒等诱因的存在下，易发生脑血管意外；高蛋白饮食、消化道出血因加重肝负担易诱发肝性脑病。因此，在疾病的病因学预防中，必须充分考虑条件的重要性，积极消除疾病的诱因。

应该指出的是，病因和条件的划分并不是绝对的，而是相对的。对于不同的疾病，同一个因素可以是某个疾病发生的原因，也可以是另一个疾病发生的条件。例如，营养不良是结核病发生的条件，也是营养不良症的原因。因此要阐明某一疾病的原因和条件，认识它们在疾病发生中的作用，必须进行具体的分析和研究。

第三节　发病学

发病学（pathogenesis）是研究疾病发生、发展及转归的普遍规律和基本机制的科学。

一、疾病发生发展的一般规律

疾病的发展过程并不是杂乱无章地进行的，而是遵循一定的规律变化的。疾病发展的普遍规律主要有：

（一）损伤与抗损伤的斗争

病因作用于机体引起的一系列损伤与抗损伤反应，两者既相互对立斗争，又相互依存联系，贯穿于疾病的全过程。例如，机械暴力引起的组织损伤和失血是损伤性变化，而动脉血压下降和疼痛刺激引起的反射性交感神经兴奋、儿茶酚胺分泌，可使血管收缩、出血减少、心率加快和心肌收缩力增加，属于抗损伤反应。在疾病过程中，损伤与抗损伤斗争是推动疾病发展的基本动力，两者的强弱决定疾病的发展方向和结局。

损伤与抗损伤反应之间并无绝对的界限，在一定的条件下，它们可以互相转化。例如，一定程度的体温升高可以增强单核-吞噬细胞系统的功能，有助于增强机体的抗病力；但长期发热或体温过高，则造成机体多个系统的功能及代谢紊乱，此时由抗损伤反应转变成损伤反应。因此，在疾病的过程中要正确区分机体变化的损伤和抗损伤意义，增强机体的抗损伤反应，削弱或消除体内的损伤性变化。

（二）因果交替规律

疾病发生发展过程中，在原始病因作用下，机体发生某些变化，前者为因，后者为果；而这些变化又作为新的发病学原因，引起新的变化，如此因果不断交替、相互转化，推动疾病的发展。图 2-1 以大失血为例，说明疾病发展中的因果交替规律。机械力作为原始病因引

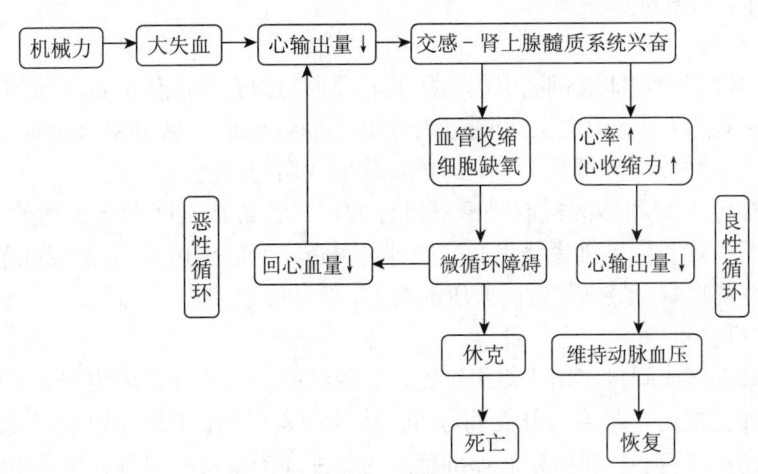

图 2-1　大失血时的因果交替示意图

起组织损伤和失血，后者是前者作用的结果，而失血又可作为新的发病学原因，引起回心血量减少，进而导致心输出量降低，血压下降。疾病过程就是一种因果不断交替的链式反应。

在因果交替规律的推动下，疾病可有两个发展方向：①良性循环，即通过机体对原始病因及发病学原因的代偿反应和适当治疗，病情不断减轻，最后恢复健康。例如，交感 - 肾上腺髓质系统的兴奋引起心输出量增加，血压得到维持，经输血、输液治疗，患者痊愈；②恶性循环，即机体的损伤不断加重，病情进行性恶化。例如由于失血过多或长时间组织细胞缺氧，可使微循环淤血缺氧，回心血量进一步降低，动脉血压下降，甚至导致死亡。

（三）局部与整体

疾病的表现可局限于局部，也可扩展于全身，或者两者同时存在。而且局部的病变可以通过神经和体液途径影响整体，反之机体的全身功能状态也可以通过这些途径影响局部病变的发展。例如，毛囊炎是局部的病变，除了引起局部充血、水肿等炎症反应外，严重时可通过神经及体液途径影响全身，从而出现白细胞升高、发热等全身性反应。此时给予适当的局部抗感染治疗，局部病变很快痊愈，全身性反应也会消失。糖尿病是一种全身糖代谢障碍性疾病，却可表现为局部的皮肤瘙痒、溃疡。此时若仅单纯的局部治疗，而不控制糖尿病，则不会达到预期效果。因此，应该充分认识到在每一个疾病发生发展过程中局部与整体之间的关系、两者各自的特征、随病程的发展彼此间联系的变化，对疾病的诊断、治疗和预后都具有十分重要的意义。另外，局部和整体之间还可以发生彼此间的因果转化，此时究竟是全身病变还是局部病变占主导地位，应做具体分析。

二、疾病发生发展的基本机制

疾病的基本机制是指参与很多疾病发病的共同机制。近年来由于医学基础理论的飞速发展，各种新方法新技术的应用，不同学科间的横向联系，使疾病基本机制的研究从整体水平、器官水平、细胞水平逐步深入到分子水平。

（一）神经机制

神经系统在调控人体生命活动中起重要作用。致病因素可以直接或间接影响神经系统的功能而影响疾病的发生和发展。如狂犬病，小儿麻痹症等。有些致病因素还可通过神经反射引起相应器官系统的病理改变。例如，严重烧伤引起的反射性交感神经兴奋，胃肠黏膜毛细血管收缩、缺血，导致应激性溃疡。

（二）体液机制

有的致病原因是通过体液机制引起疾病的，即致病因素引起体液量和质的变化，导致内环境的紊乱和疾病的发生。体液因子通过内分泌（endocrine）、旁分泌（paracrine）和自分泌（autocrine）的方式作用于局部或全身，影响细胞的代谢与功能。

实际上，神经机制和体液机制是密不可分的，二者常常共同参与疾病的发生，被称为"神经体液机制"。如长期精神紧张引起交感神经兴奋，而后者可激活肾上腺髓质系统导致儿茶酚胺释放、血管收缩，最终导致高血压的发生。

（三）细胞机制

指致病因素直接或间接作用于组织细胞，导致细胞的功能代谢障碍，从而引起细胞的自稳调节紊乱。如机械力、高温、肝炎病毒等。致病因素引起的细胞损伤除直接破坏细胞外，主要引起细胞膜和细胞器功能障碍。如细胞膜的各种离子泵功能失调，造成细胞内外离子失衡，细胞内 Na^+、Ca^{2+} 积聚，细胞水肿甚至死亡。细胞器功能异常主要表现为线粒体功能障碍，能量生成不足。认识细胞功能、代谢和结构的损伤及其机制从细胞水平上解释了疾病发生的原理。

（四）分子机制

即从分子水平来研究生命现象和解释疾病的发生机制。各种致病因素无论通过何种途径引起疾病，都会以某种形式表现出分子水平上的异常。例如，由于低密度脂蛋白受体减少引起家族性高胆固醇血症，肾小管上皮细胞转运氨基酸的载体蛋白发生遗传性缺陷形成的胱氨酸尿症。

知 识 链 接

分子病是任何由于遗传的原因而引起的蛋白质分子结构或合成量的异常所引起的疾病。蛋白质分子是由 DNA 上的碱基顺序指导合成的。如果该碱基种类或顺序发生变化，那么由它所编码的蛋白质分子的结构和功能也就发生了相应的变化。严重的蛋白质分子异常可导致疾病的发生。

三、疾病转归的一般规律

疾病的发生发展是一个连续的过程。疾病的最后结局取决于机体受到致病因素作用后所发生的损伤与抗损伤的斗争，及时的诊断和适当的治疗对疾病的转归有重要影响。疾病的转归有康复和死亡两种形式。

（一）康复

1. 完全康复（complete recovery）　亦称痊愈，是指致病因素已经清除或不起作用；疾病时所发生的损伤性变化完全消失，各种症状和体征消失；机体的自稳调节能力、对外界的适应能力、社会行为完全恢复正常。完全康复是疾病常见也是最好的结局。

2. 不完全康复（incomplete recovery）　是指疾病的损伤性变化得到控制，主要的症状、体征或行为异常消失，但基本病理变化尚未完全消失，甚至持续终生，需通过机体的代偿来维持内环境的相对稳定。

（二）死亡

1. 死亡的分类　死亡（death）是机体生命活动的终止，也是不可避免的自然规律。死亡可以分为生理性死亡和病理性死亡。生理性死亡是指生命的自然终止，是因各器官的老化而发生的死亡。根据比较生物学研究，推算人的自然寿命为140~160岁。但绝大多数人都是因为疾病而造成的病理性死亡。

2. 死亡及脑死亡的概念　临床传统判定死亡的标志是心脏停搏、呼吸停止和各种反射消失。近年来由于社会、法律及医学的需要，特别是复苏技术的提高和器官移植的开展，人们对死亡的概念及判定死亡的标准提出了新认识。目前，一般认为死亡是指机体作为一个整体的功能永久性停止。整体死亡的判定标志是脑死亡（brain death），是指全脑功能（包括大脑皮质和脑干）的永久性停止。脑死亡并不意味着各组织器官同时均死亡。

3. 脑死亡的判定标准

（1）不可逆昏迷和大脑无反应性：前者指不能逆转的意识丧失，后者指对外界刺激不发生应有的反应。

（2）呼吸停止：进行 15 分钟人工呼吸后仍无自主呼吸。

（3）脑干神经反射消失：如瞳孔散大或固定，对光反射、角膜反射、咳嗽反射、吞咽反射等脑干反射消失。

（4）无自主运动。

（5）脑电波消失。

（6）脑血液循环完全停止：经脑血管造影证实脑循环停止是确诊脑死亡的最可靠指征。

对判定是否发生脑死亡，心脏停搏不再是一个必备条件。因为在已确诊脑死亡而用人工呼吸机维持呼吸的条件下，血液循环还可能维持数周，但作为一个整体的生命已不可能复苏。

认识脑死亡的意义在于：①有利于判定死亡时间，对可能涉及的一些法律问题提供依据；②确定终止复苏抢救的界线，停止不必要的无效抢救，减少经济和人力的消耗；③为器官移植创造了良好的时机和合法的依据。

知识链接

　　脑死亡与植物人的区别：脑死亡是全部脑组织的所有功能永远不能恢复，脑神经反射都不复存在，其心肺功能的存在需要复苏机械来维持，否则将随后丧失。而植物人则是大脑皮质的部分或全部损伤，表现为智能、情感、思想、意志等活动和随意运动丧失，部分皮质下以及延髓生命中枢的功能仍然存在，植物人一般有着正常的心肺功能，而且某些患者在一定情况下还有可能苏醒。

案例 2-2

　　男性患者，61 岁，因在看电视时突感头晕、冒冷汗，不久昏迷而急诊入院。患者既往有高血压病 20 余年。经体检和 CT 诊断为脑干大出血，给予药物治疗。第 2 天呼吸、心脏突然停搏，深度昏迷，用呼吸机和药物抢救后心搏恢复到 130~140 次/分，但瞳孔始终散大，经检查脑电波消失，脑血流停止。

　　问题与思考：该患者尚有心搏，是否发生了死亡？

 思考题

1. 简述病因、条件、诱因在疾病发生中的作用关系。
2. 疾病发生发展过程中有哪些规律和机制？
3. 脑死亡的判断标准有哪些？

（李瑞香）

第三章

水和电解质代谢紊乱

 内容提要

　　水和电解质分布于细胞内外，是构成机体的主要成分，参与许多重要的功能和代谢活动，机体通过神经-体液调节维持水和电解质的相对平衡。外环境的变化、致病因素和神经-体液调节异常都可以引起水和电解质代谢紊乱，破坏内环境恒定，使机体各器官系统的功能与代谢发生障碍，特别是对心血管系统和中枢神经系统的危害最严重。本章重点介绍临床上常见的水和电解质代谢紊乱的类型，包括低渗性脱水、高渗性脱水、等渗性脱水、水中毒、水肿和钾代谢紊乱。

学习目标

掌握：

1. 细胞内、外液主要电解质的分布特点。
2. ADH 和醛固酮调节细胞外液渗透压、血容量和电解质成分的机制。
3. 低渗性脱水、高渗性脱水和等渗性脱水的概念及对机体的影响。
4. 水中毒的概念和对机体的影响。
5. 水肿的概念和发生机制。
6. 低钾血症和高钾血症的概念及其对神经肌肉、心肌特性和心电图的影响。

熟悉：

1. 正常成人体液的容量和分布规律。
2. 引起各种类型脱水的主要原因。
3. 引起水中毒的主要原因。
4. 影响组织液生成与回流的因素。
5. 引起钾代谢紊乱的常见原因。

了解：

1. 防治各种类型脱水的病理生理基础。
2. 防治低钾血症和高钾血症的病理生理基础。
3. 低镁血症和高镁血症的基本概念。

第一节　水和电解质的正常代谢

一、体液的容量和分布

体液由水和溶解于其中的电解质、低分子有机化合物及蛋白质等组成，广泛分布于细胞内外。成年男性体液总量约占体重的 60%，其中细胞内液占 40%，细胞外液占 20%。在细胞外液中，血浆约占体重的 5%，组织间液约占 15%。细胞外液还包括一些特殊的分布于一些密闭腔隙的分泌液，如脑脊液、腹腔液和关节囊液等，称为跨细胞液或第三间隙液。

体液的容量和分布因年龄、性别和胖瘦程度而不同。新生儿体液占体重的百分比最高，可达 75%~80%，学龄前儿童约占 65%，老年人体液只占体重的 45% 左右。脂肪组织含水量较少，而肌肉组织含水量较多，因此，肥胖者体液总量低于肌肉发达者。成年女性体内脂肪含量多于男性，故女性体液总量低于男性。由于肥胖者和老年患者体液总量相对较少，故对失水性疾病的耐受性也较低。

二、体液的电解质成分

人体中的各种无机盐和一些低分子有机物以离子状态溶于体液中，称为电解质。由于电解质不能随意穿越细胞膜，故细胞内、外液中电解质成分有很大的差异。细胞内液的主要阳离子是 K^+，其次是 Mg^{2+} 和 Na^+；主要阴离子是磷酸盐（HPO_4^{2-}）和蛋白质。细胞外液的主要阳离子是 Na^+，正常范围是 135~145mmol/L，平均值为 140mmol/L；其次是 K^+、Ca^{2+}、Mg^{2+} 等；主要阴离子是 Cl^-，正常范围是 98~108mmol/L，平均值为 104mmol/L；其次是 HCO_3^-。细胞内液和细胞外液中所含阳离子和阴离子的总量是相等的，故维持体液的电中性。

由于电解质能自由通过毛细血管壁，所以，血浆和组织间液的电解质成分基本相同，但蛋白质不能通过毛细血管壁，故血浆中蛋白质含量高于组织间液。

三、体液的渗透压

溶液渗透压的高低取决于溶质分子或离子的数目，体液中起渗透作用的溶质主要是电解质。血浆和组织间液的渗透压主要由单价离子 Na^+、Cl^- 和 HCO_3^- 产生。正常血浆渗透压约 280~310mmol/L（1mmol/L=1mOsm/L），血 Na^+ 产生的渗透压约占血浆总渗透压的 45%~50%，故临床上常用血 Na^+ 浓度来估计血浆渗透压的变化。血浆蛋白质所产生的胶体渗透压极小，但对维持血管内、外液体交换和血容量具有十分重要的作用。维持细胞内液渗透压的离子主要是 K^+ 和 HPO_4^{2-}。正常时细胞内液与细胞外液的渗透压是相等的。当一侧渗透压改变时，主要靠水的转移来维持细胞内外渗透压的相对平衡。即细胞外液渗透压升高时，水就从细胞内转向细胞外，反之亦然，直至细胞内、外渗透压相等。

四、人体水的出入量

正常人每天水的摄入和排出处于动态平衡之中（表 3-1）。正常成人每日从尿中排出代谢废物约 35g，尿液中溶质的最大浓度为 6%~8%，故每天至少排出 500ml 尿液，才能将体内代谢废物完全排出，再加上皮肤非显性出汗、粪便水及呼吸蒸发的水分，每天至少需要补充

1500ml 水才能维持水平衡。

表 3-1　人体每天水的出入量

摄入量（ml/d）		排出量（ml/d）	
	1000~1500	尿液	1000~1500
食物含水	700	皮肤蒸发	500
代谢生水	300	呼吸蒸发	400
		粪便	100
合计	2000~2500	合计	2000~2500

知识链接

汗液为低渗溶液，约含 NaCl 0.2%，并含有少量的 K^+。在高温环境下活动导致大量出汗时，会导致较多的水分和少量电解质的排出。因此，应注意在补充水的同时补充 Na^+ 和 K^+。

五、水和电解质平衡的调节

水和电解质平衡是指体液的容量、电解质浓度和渗透压保持在相对恒定的范围内，这是通过神经 - 内分泌系统的调节实现的。其中，水平衡主要受口渴中枢和抗利尿激素的调节，在维持体液等渗方面起重要作用；而钠平衡主要受醛固酮和心房钠尿肽的调节，在维持细胞外液的容量和组织灌流方面起重要作用。

（一）口渴中枢

渴感机制是机体调节体液容量和渗透压相对稳定的重要机制之一，控制着机体水的摄入。口渴中枢位于下丘脑视上核的侧面，血浆晶体渗透压升高可以兴奋口渴中枢，引起口渴的感觉，使机体主动饮水。饮水后血浆晶体渗透压回降，渴感消失。血浆渗透压降低和细胞外液容量增加能抑制渴感。

（二）抗利尿激素

抗利尿激素（antidiuretic hormone，ADH）在下丘脑的视上核合成，贮存于神经垂体，它控制着水的排出，其释放主要受细胞外液渗透压的影响。当细胞外液渗透压升高时，可刺激渗透压感受器，使 ADH 释放入血增加。ADH 作用于肾远曲小管和集合管上皮细胞，增加对水的重吸收，使细胞外液渗透压降低。反之，当细胞外液渗透压降低时，可抑制 ADH 分泌，减少肾对水的重吸收。

ADH 也受非渗透压因素的调节。当血容量减少和血压降低时，可通过位于左心房和胸腔大静脉处的容量感受器和位于颈动脉窦和主动脉弓的压力感受器反射性地刺激 ADH 分泌，增加水的重吸收，补充血容量。此外，疼痛、情绪紧张和血管紧张素 II 也可刺激 ADH 释放。

（三）醛固酮

醛固酮（aldosterone）是肾上腺皮质球状带分泌的盐皮质激素，它主要作用于肾远曲小管和集合管上皮细胞，增加 Na^+ 和水的重吸收，补充循环血量，同时，也促进 K^+ 和 H^+ 的排出。醛固酮的分泌主要受肾素 - 血管紧张素系统和血浆 Na^+、K^+ 浓度的调控。当循环血量减少时，肾血流量不足，肾动脉压下降可刺激肾小球旁细胞产生肾素，进而激活肾素 - 血管紧张素系统，增加醛固酮的分泌。此外，血 Na^+ 浓度降低和血 K^+ 浓度升高，都可以直接刺激肾上腺皮质球状带，使醛固酮分泌增加，促进肾保 Na^+ 排 K^+，使血 Na^+ 浓度升高而血 K^+ 浓度降低。

（四）心房钠尿肽

心房钠尿肽（atrial natriuretic peptide，ANP）是一类由心房肌细胞合成和分泌的肽类激素，它具有强烈而短暂的利尿、排钠及松弛血管平滑肌的作用，在调节肾和心血管功能中起着重要的作用。急性血容量增加可能通过增高右心房压力、牵张心房肌而使 ANP 释放，从而起到利钠、利尿功能；而限制水钠的摄入或减少静脉回心血量则会抑制 ANP 的释放。

第二节　水钠代谢紊乱

水、钠代谢紊乱是临床上常见的病理过程，常影响疾病的发生发展及治疗效果。由于二者往往同时发生或先后出现，并相互影响，故临床上常将二者同时考虑。其一般根据体液容量、渗透压和血钠浓度来分类，具体见表 3-2。

表 3-2　水钠代谢紊乱的分类

	血钠浓度（mmol/L）	血浆渗透压（mmol/L）	体液分布特点
脱水			
低渗性脱水	<130	<280	主要以细胞外液丢失为主
高渗性脱水	>150	>310	细胞内外液均减少，以细胞内液减少为主
等渗性脱水	130~150	280~310	以细胞外液减少为主，细胞内液变化不大
水过多			
低渗性水过多	<130	<280	细胞内外液均增加，以细胞内液增加为主
高渗性水过多	>150	>310	细胞外液容量增加，细胞内液容量减少
等渗性水过多	130~150	280~310	过多的液体聚积在组织间隙

此外，在发生恶性肿瘤、中枢神经系统疾病时，患者还可出现等容量性低钠血症和等容量性高钠血症，由于这两种情况在临床上较为少见，因此本章内容中不再详述。

一、脱水

脱水（dyhydration）是指体液容量明显减少，根据细胞外液的渗透压可分为以下三种类型。

（一）低渗性脱水

低渗性脱水（hypotonic dehydration）是指失钠多于失水，血 Na^+ 浓度 <130mmol/L，血

浆渗透压 <280mmol/L 的脱水，又称低容量性低钠血症（hypovolemic hyponatremia）。

1．原因和机制　由于机体调节钠平衡的机制较为完善，单纯的摄入不足不易引起机体缺钠。发生失钠多于失水的情况主要见于细胞外液丢失后，补水的同时钠的补充量不足。

（1）经肾丢失

1）长期使用呋塞米（速尿）、依他尼酸（利尿酸）和噻嗪类利尿剂，可抑制髓襻升支对 Na^+ 的重吸收而导致钠水丢失。

2）慢性间质性肾疾患使肾髓质结构破坏、髓袢功能受损，Na^+ 的重吸收减少，随尿液排出增加。

3）肾上腺皮质功能不全时，由于醛固酮分泌减少，使肾小管重吸收钠减少。

（2）肾外丢失

1）丢失大量消化液而只补充水分：这是最常见的原因。呕吐和腹泻可导致大量含 Na^+ 消化液丢失。

2）经皮肤丢失：大面积烧伤可使血浆从体表渗出。

3）大汗后只补充水分：大量出汗时不仅有显著的水丢失，也可有部分钠丢失。

2．对机体的影响

（1）细胞外液渗透压降低：由于细胞外液渗透压降低可抑制口渴中枢，故轻症或早期患者不会出现渴感；重症或晚期患者由于血容量明显减少，可引起口渴中枢兴奋产生轻度渴感。

（2）细胞外液向细胞内转移：由于细胞外液低渗，水分从渗透压相对较低的细胞外向细胞内转移，可引起细胞肿胀，严重时可因脑细胞肿胀而导致中枢神经系统功能障碍。

（3）细胞外液容量减少：低渗性脱水时细胞外液容量减少，加之细胞外液水分向细胞内转移，进一步加重了细胞外液的不足。

知识链接

低渗性脱水时由于血容量减少，血液浓缩，血浆胶体渗透压升高，使组织间液向血管内转移，组织间液量减少可比血容量减少更明显。患者可表现为皮肤弹性减退、眼窝及婴幼儿囟门凹陷等脱水征。有效循环血量不足严重时会发生低血容量性休克，表现为脉搏细速、静脉塌陷、直立性眩晕、动脉血压降低等。

（4）尿量与尿钠的变化：在低渗性脱水早期，细胞外液量虽有一定减少，但细胞外液渗透压降低可抑制 ADH 释放，肾远曲小管和集合管对水的重吸收减少，此时机体虽有缺水但尿量无明显减少。当细胞外液容量明显减少时，血容量不足可刺激 ADH 释放，肾小管对水的重吸收增加，尿量减少。

经肾失钠的低渗性脱水患者，尿钠含量较多（>20mmol/L）。如果是肾外因素引起的低渗性脱水，因细胞外液减少、肾血流量不足而激活肾素 - 血管紧张素系统，刺激醛固酮分泌，肾小管对 Na^+ 重吸收增加，尿钠含量降低（<10mmol/L）。

3．防治的病理生理基础

积极防治原发病。对轻度和中度低容量性低钠血症患者可补充等渗盐水以恢复细胞外液容量和渗透压；对休克患者应积极抢救。对细胞外液渗透压明显降低而出现脑细胞水肿的患者，可给予小剂量高渗盐水促进水分向细胞外转移。

案例 3-1

患者，男，40岁，呕吐、腹泻伴发热4天，并伴有口渴、尿少。体检：体温38.2℃，血压110/80mmHg，口唇干裂。实验室检查：血清[Na$^+$]155mmol/L。立即给予静脉滴注5%葡萄糖溶液和抗生素等。2天后情况不见好转，反而出现肌肉软弱无力，肠鸣音减弱，腹壁反射消失。浅表静脉萎陷，脉搏加快，血压72/50mmHg，血清[Na$^+$]122mmol/L，血清[K$^+$]3.0mmol/L。

问题与思考：

1．患者在治疗前和治疗后发生了何种水、电解质代谢紊乱？

2．解释患者临床表现的病理生理基础。

（二）高渗性脱水

高渗性脱水（hypertonic dehydration）是指失水多于失钠，血 Na$^+$ 浓度 >150mmol/L，血浆渗透压 >310mmol/L 的脱水，又称低容量性高钠血症（hypovolemic hypernatremia）。

1．原因和机制

（1）摄水减少

1）水源断绝：如沙漠迷路及海上航行途中淡水用尽等。

2）因疾病不能饮水：如因口腔、咽喉或食管疾患导致吞咽困难；中枢神经系统损伤、精神病、昏迷及极度衰弱的患者，因渴感丧失、不愿饮水或自己不能饮水而导致进水量不足。

（2）失水过多

1）单纯失水：①经肺失水。发热、代谢性酸中毒或精神性过度通气都会使呼吸道黏膜水分蒸发增加，丢失大量水分；②经皮肤失水。发热或甲状腺功能亢进时，通过皮肤的不感蒸发可大量失水。

2）失水大于失钠：①低渗液的丧失。部分婴幼儿腹泻时可能会丧失含钠量低的消化液；②大量出汗。在高温环境下工作大量出汗时，可经皮肤丢失大量低渗液体。此外，发热时体温每升高 1℃，皮肤不显性蒸发每天增加 200~300ml；③经肾丢失低渗尿。尿崩症患者因 ADH 生成和释放减少或肾小管对 ADH 的反应性降低，肾远曲小管和集合管对水的重吸收减少，排出大量水分。因治疗需要静脉注入甘露醇、高渗葡萄糖或鼻饲高蛋白质饮食时，肾小管内渗透压升高，可因渗透性利尿而导致失水过多。

2．对机体的影响　当机体出现高渗性脱水时，由于失水多于失钠，血钠浓度和细胞外液渗透压升高，引起体内发生一系列变化。

（1）口渴：细胞外液渗透压升高刺激口渴中枢，引起渴感。口渴是轻度高渗性脱水患者的早期表现。

（2）尿少：细胞外液渗透压升高可刺激渗透压感受器，引起 ADH 分泌增加，使肾小管对水的重吸收增强，因而尿量减少而尿比重增高。

（3）细胞内液向细胞外转移：由于细胞外液高渗，水分从渗透压相对较低的细胞内向细胞外转移，这在一定程度上减轻了细胞外液的不足，但同时也引起细胞脱水，致使细胞皱缩。因此，高渗性脱水时细胞内外液均减少，但以细胞内液减少为主。

（4）中枢神经系统功能障碍：重度高渗性脱水患者，因细胞外液高渗使脑细胞严重脱水时，可引起中枢神经系统功能障碍，如出现幻觉、躁动、甚至昏迷。脑体积因脱水而显著缩小时，颅骨与脑皮质之间的血管张力增大，可导致静脉破裂，出现局部脑出血和蛛网膜下腔出血。

（5）尿钠的变化：早期患者由于血容量减少不明显，醛固酮分泌增加不显著，因此，在尿中仍有少量的钠排出，其浓度还可因水重吸收增多而增加；晚期患者，由于血容量的减少，醛固酮分泌增多而导致尿钠含量下降。

（6）细胞外液容量减少：水丢失使细胞外液容量不足，血液浓缩。由于细胞内液向细胞外液转移可部分代偿细胞外液的减少，故轻度和中度高渗性脱水患者不易出现血压下降等表现，氮质血症也比较轻。在重度高渗性脱水患者，因细胞外液量明显减少，可出现循环衰竭。

（7）脱水热：因脱水使皮肤蒸发水分减少，机体散热障碍导致的体温升高称为脱水热。这在体温调节功能不完善的婴幼儿较常见。

3. 防治的病理生理基础 防治原发病。在治疗时应补充水分，不能口服者可由静脉输入 5%~10% 葡萄糖溶液。但高渗性脱水也有钠的丢失，故应适当补充钠盐，以免细胞外液转为低渗。

案例 3-2

患者男性，43岁，因车祸引起脑外伤急诊住院。立即手术清除颅内血肿。术后第二天行气管切开术，并连续应用20%的甘露醇7天，750~1000ml/d。患者术后第三天开始出现高热，体温最高达39.4℃，血压95/60mmHg，并伴有口渴、肌肉抽搐，尿量减少。

实验室检查：血清[Na^+]157mmol/L，血浆渗透压360mmol/L，尿比重1.038，红细胞计数$6.5×10^{12}$/L，血糖23.1mmol/L。

问题与思考：患者出现了何种水钠代谢紊乱？

（三）等渗性脱水

等渗性脱水（isotonic dehydration），是指水钠等比例丢失，血 Na^+ 浓度在 130~150mmol/L，血浆渗透压在 280~310mmol/L 的脱水。

1. 原因和机制 任何等渗性体液大量丢失所引起的脱水在短期内均属于等渗性脱水。如所有肠分泌液以及胆汁和胰液的钠浓度约在 140mmol/L，因此，呕吐、腹泻、肠梗阻、肠引流等肠液丢失都可引起等渗性脱水。此外，大量胸腔积液或腹水形成或反复抽放时，以及血浆从烧伤的皮肤大量渗出时，均可引起等渗性脱水。新生儿消化道先天畸形如幽门狭窄、胃肠瘘管等引起的消化液丧失等也可以引起等渗性脱水。

2. 对机体的影响

（1）口渴感：由于细胞外液渗透压正常，轻症或早期患者口渴感不明显，重症或晚期患者因血容量明显减少可产生渴感。

（2）尿液的改变：细胞外液容量减少可刺激醛固酮和 ADH 分泌增加，促进肾小管对钠和水的重吸收，对细胞外液容量不足进行代偿。患者尿量减少，尿钠含量降低，尿比重增高。

（3）细胞外液容量减少：等渗性脱水使细胞外液容量减少，但由于渗透压正常，对细胞内液影响不大。由于组织间液量减少，患者可表现为皮肤弹性减退、眼窝凹陷及婴幼儿囟门凹陷等脱水征，严重时发生低血容量性休克。

3．防治的病理生理基础

防治原发病。补液时应适当搭配生理盐水和5%葡萄糖液，生理盐水的比例为1/2~2/3。

应该指出，脱水的性质不是固定不变的。它一方面取决于引起脱水的原因和水与电解质丧失的情况，另一方面也与脱水后水分的补充情况有关。例如，在高温环境下大量出汗最易引起高渗性脱水，如只补充水分而不补充电解质，就可能转变成为等渗性脱水甚至低渗性脱水。呕吐、腹泻使消化液丢失可引起等渗性脱水，若等渗性脱水治疗不及时，经皮肤和肺继续丢失水分，可转变为高渗性脱水；或因处理不当，只补充水分，不补充钠盐，可转变为低渗性脱水（表3-3）。

表 3-3　低渗性脱水、高渗性脱水、等渗性脱水的比较

	低渗性脱水	高渗性脱水	等渗性脱水
发病原因	体液丢失而单纯补水	水摄入不足或丢失过多	水和钠等比例丢失而未补充
血清钠（mmol/L）	<130	>150	130~150
脱水部位	细胞外液丢失为主	细胞内液丢失为主	细胞外液丢失为主
主要表现	脱水体征、休克、脑细胞水肿	口渴、尿少、脑细胞脱水	口渴、尿少、脱水体征、休克
治疗	生理盐水或高盐溶液	葡萄糖液＋生理盐水	生理盐水＋葡萄糖液

案例 3-3

女性患者，38岁，因感虚弱乏力2天入院，偶有直立性眩晕。既往史：长期服用泻药。体检：T 36.7℃，血压从入院时的110/60mmHg很快降至80/50mmHg，心率100 次/分，皮肤弹性差，黏膜干燥，尿量120ml/24h。实验室检查：血清 $[Na^+]$ 140mmol/L，尿比重1.038。

问题与思考：

1．患者发生了何种水钠代谢紊乱？

2．解释患者临床表现的病理生理基础。

二、水过多

水过多是指体液容量增多，按细胞外液渗透压不同可分为以下三种类型。

（一）低渗性水过多

低渗性水过多（hypotonic water excess）是指体液量明显增多，血 Na^+ 浓度 <130mmol/L，血浆渗透压 <280mmol/L，又称为水中毒（water intoxication）或高容量性低钠血症

（hypervolemic hyponatremia）。

1．原因和机制

（1）肾排水功能降低：急性肾衰竭少尿期以及慢性肾衰竭晚期，肾排水量明显减少。

（2）ADH 分泌过多：疼痛、恐惧、情绪激动、失血等刺激可以促进 ADH 分泌。某些恶性肿瘤可能因肿瘤组织合成并释放 ADH 样多肽，或者中枢神经系统病变直接刺激下丘脑，使 ADH 分泌增加。

（3）水输入过多：静脉输入含钠少或不含钠的液体过多过快，超过肾的排水能力，可引起水潴留。

2．对机体的影响

（1）细胞外液容量增多：水潴留使细胞外液容量增加，血液稀释，血浆蛋白质、血红蛋白浓度和红细胞比容降低。Na^+ 被稀释引起血钠浓度降低、渗透压下降。

（2）细胞内液增多：细胞外液低渗使水分向细胞内转移，造成细胞内水肿。由于细胞内液的容量大于细胞外液，潴留的水分约 2/3 积聚在细胞内，细胞间隙中水潴留的程度不足以引起明显的凹陷性水肿。

（3）中枢神经系统功能障碍：轻症和慢性水中毒时，临床表现常不明显。重症和急性水中毒时，由于脑细胞肿胀和脑组织水肿使颅内压升高，可引起中枢神经系统功能障碍，如头痛、恶心、呕吐等，严重者可发生脑疝而导致呼吸、心脏停搏。

3．防治的病理生理基础　防治原发病。轻症水中毒患者通过停止或限制水分输入可自行恢复；重症和急症患者除限水外，还可给予利尿剂促进水排出或给予少量高渗盐水，迅速缓解体液的低渗状态。

（二）高渗性水过多

高渗性水过多（hypertonic water excess）是指血 Na^+ 浓度 >150mmol/L，血浆渗透压 >310mmol/L，同时伴有细胞外液容量的增加，又称为高容量性高钠血症（hypervolemic hypernatremia）。

1．原因和机制

（1）盐摄入增加：一般是由医源性的原因造成。在治疗低渗性脱水的患者时，输入了过多的高渗盐溶液，造成高容量性高钠血症。

（2）原发性的钠潴留：原发性醛固酮增多症和 Cushing 综合征的患者，由于醛固酮持续过量分泌，造成肾对钠水的重吸收增加，造成高容量性高钠血症。

2．对机体的影响　高容量性高钠血症由于细胞外液高渗，体液由细胞内转移至细胞外，造成脑细胞脱水，严重时会造成中枢神经系统功能障碍。

3．防治的病理生理基础　积极防治原发疾病；当患者肾功能正常时，可采用利尿剂去除过量的钠；当肾功能降低时，可采用高渗葡萄糖溶液进行腹膜透析。

（三）等渗性水过多

等渗性水过多（isotonic water excess）是指水钠等比例增多，血 Na^+ 浓度在 130~150mmol/L，血浆渗透压在 280~310mmol/L 的水增多。其分为两种情况：过量的体液潴留在血管内称为高容量血症（hypervolemia），见于容量依赖性高血压；过多的体液潴留在组织间隙称水肿（edema）。本章内容主要讨论水肿。

水肿是指过多的体液在组织间隙或体腔内积聚。一般将过多的体液积聚在体腔内称为积水（hydrops），如腹腔积水、胸腔积水、心包积水和脑积水等。水肿不是独立的疾病，而是一种常见的病理过程。

1．水肿的分类　按发生原因，水肿可分为心性水肿、肾性水肿、肝性水肿、炎性水肿、淋巴性水肿和营养不良性水肿等；按波及范围，水肿可分为全身性水肿和局部性水肿；按发生的组织器官，水肿可分为皮下水肿、肺水肿、脑水肿、视乳头水肿等。

2．水肿的发病机制　正常人组织间液的总量是相对恒定的，这主要依赖于血管内、外液体交换的平衡和体内、外液体交换的平衡。当这种动态平衡被打破，导致组织液生成大于回流和（或）钠水潴留时，可引起水肿的发生。

（1）血管内外液体交换失衡——组织液生成大于回流：正常情况下组织间液和血浆之间不断进行液体交换（图 3-1），使组织液的生成和回流保持动态平衡。

影响组织液生成与回流的主要因素有：①毛细血管血压和组织液的胶体渗透压，它们是

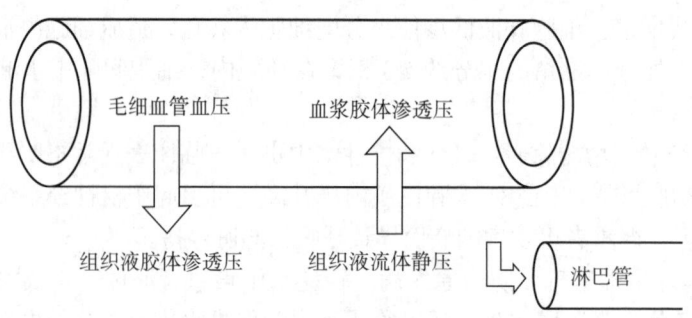

图 3-1　组织液的生成与回流

推动血管内液体向组织间隙滤出的力量；②血浆胶体渗透压和组织间液的流体静压，它们是推动组织间液回吸收至血管的力量。这两对力量之差称为有效滤过压，即有效滤过压 =（毛细血管血压 + 组织液胶体渗透压）-（血浆胶体渗透压 + 组织间液流体静压）。在毛细血管动脉端，滤出的力量大于回吸收的力量，因此液体从动脉端滤出。而在毛细血管静脉端，回吸收的力量大于滤出的力量，组织间液回流到血管内；③淋巴回流：在正常情况下，组织液的生成略大于回流，约有 10% 的组织间液经由淋巴管回流到血液中。另外，淋巴管壁的通透性较高，蛋白质易于通过。因此，淋巴回流不仅可把生成的组织液送回体循环，还可把组织间液的少量蛋白质回吸收入静脉。上述一个或多个因素同时或先后失调，都可能导致组织液生成大于回流，形成水肿。

1）毛细血管血压增高：毛细血管血压升高可使有效滤过压增大，血管内液体滤出增多，而组织间液回流减少。当过多的组织间液超过淋巴回流的代偿限度时，便积聚于组织间隙引起水肿。引起毛细血管血压增高的常见原因是静脉压增高，如充血性心力衰竭时静脉回流受阻，使静脉压增高，成为全身性水肿的重要原因。

2）血浆胶体渗透压降低：血浆胶体渗透压的高低主要取决于血浆白蛋白的含量。正常血浆白蛋白的含量为 35~55g/L，当血浆白蛋白含量减少时，血浆胶体渗透压降低，一方面使毛细血管静脉端的有效胶体渗透压与该处的流体静压压差减少，导致组织间液的回流量减少；另一方面毛细血管动脉端的流体静压与该处的有效胶体渗透压压差增大，组织液生成增加，可发生水肿。

引起血浆白蛋白含量下降的主要因素有：①蛋白质摄入不足及合成障碍，见于胃肠道疾患或营养不良时蛋白质摄入量不足，以及肝功能障碍时血浆白蛋白的合成减少；②蛋白质分解代谢增强，见于慢性感染、恶性肿瘤等慢性消耗性疾病，蛋白质的分解及消耗明显增多；③蛋白质丢失过多，如肾病综合征时，由于肾小球滤过膜的通透性增高，造成大量蛋白质从尿中丢失。

3）微血管壁通透性增高：正常时，仅有微量蛋白质经毛细血管滤出，毛细血管内外胶体渗透压梯度较大。当微血管通透性增高时，血浆蛋白从毛细血管滤出，造成组织间液的胶体渗透压升高，促进血管内溶质和水分滤出。常见于炎症和过敏反应，这类水肿液的特点是蛋白含量较高，可达 25g/L 以上；比重大，超过 1.018；细胞计数大于 500 个 /mm³。

4）淋巴回流受阻：正常的淋巴回流不仅能把组织液及所含的蛋白质回流到血液循环，还能在组织液生成增多时代偿回流，起到抗水肿的作用。当淋巴回流受阻时，不但使组织液不能经淋巴管返回血液，而且使从微血管滤出的少量蛋白质积存于组织间隙，增加了组织间液的胶体渗透压，促进液体在组织间隙的积聚。

临床造成淋巴回流受阻的常见原因有：恶性肿瘤侵入并阻塞淋巴管；乳腺癌根治术等摘除主要的淋巴结，可引起相应部位水肿；丝虫病时常引起腹腔主干淋巴管被成虫和虫卵阻塞，造成下肢和阴囊的慢性水肿。

(2) 体内外液体交换失衡——钠水潴留：正常人钠、水的摄入量和排出量处于动态平衡，从而保持体液量的相对恒定。肾在调节钠水动态平衡中起重要作用。肾的这一功能受神经 - 内分泌的影响，以及肾的血流量、血液分布等因素的影响，通过肾小球对钠水的滤过和肾小管对其重吸收相配合实现的，从而保证体内的钠水含量动态平衡。故可将钠水潴留的发生机制分为肾小球滤过率降低和（或）肾小管重吸收钠水增多两个方面。

1）肾小球滤过率降低：肾小球滤过率是指单位时间内两肾生成的肾小球滤液量，主要取决于肾小球的有效滤过压、滤过膜的通透性和滤过面积。任何一方面发生障碍，都可导致肾小球滤过率降低。当肾小球滤过率降低而不伴有肾小管重吸收相应减少时，会出现钠水潴留。引起肾小球滤过率降低的常见原因有：①广泛的肾小球病变。如急性肾小球肾炎时，毛细血管内皮细胞肿胀及炎性渗出物的挤压使肾小球滤过面积明显减少；②有效循环血量减少。如充血性心力衰竭或肝硬化腹水时，有效循环血量减少，肾血流量下降，使交感 - 肾上腺髓质系统兴奋和肾素 - 血管紧张素系统活性增强，入球小动脉收缩，肾血流量进一步减少，造成肾小球滤过率降低，钠水潴留。

2）肾小管重吸收钠水增多：①肾血流重分布。正常情况下，约90%的肾血流流经皮质肾单位，其余分布在肾髓质。皮质肾单位约占肾单位总数的85%，其髓袢短、不进入髓质高渗区，对钠水的重吸收能力较弱。近髓肾单位约占15%，其髓袢长，深入髓质高渗区，重吸收钠水的能力强。当有效循环血量减少时，可发生肾血流重分布现象，即通过皮质肾单位的血流明显减少，较多的血流转入近髓肾单位，从而使钠水的重吸收增加；②近曲小管重吸收钠水增加。无论肾小球滤过率或增或减，近曲小管的重吸收率始终占肾小球滤过率的65%~70%，这种定比例重吸收现象称为球-管平衡。当发生心力衰竭或肾病综合征时，有效循环血量的减少，使肾小球滤过率降低，此时，近曲小管对钠水的重吸收不仅没有相应减少，反而增加，出现球-管平衡失调。引起球-管平衡失调的机制是：有效循环血量减少，使肾血流量和肾灌注压下降，肾内的自身调节使出球小动脉比入球小动脉收缩得更明显，肾血浆流量的减少比肾小球滤过率的下降更显著，肾小球滤过率相对增高，血浆中非胶体成分滤出较多。因此，通过肾小球后，流经近曲小管周围毛细血管中的血液，其蛋白质含量和胶体渗透压增高，同时，由于血流量减少，流体静压下降，这均使近曲小管重吸收钠水增多，导致钠水潴留；此外，循环血容量的减少也能使心房利钠肽的分泌减少，促进近曲小管对钠水的重吸收；③远曲小管和集合管重吸收钠水增加：远曲小管和集合管重吸收钠水的功能受激素的调节。醛固酮分泌增加使远曲小管对钠水的重吸收增加，抗利尿激素促进远曲小管和集合管对水的重吸收，从而引起钠水潴留。有效循环血量减少可激活肾素-血管紧张素系统和容量感受器，使醛固酮和ADH分泌增加；肝硬化患者肝细胞灭活激素的能力减弱，也是血中醛固酮和ADH含量增高的原因。

钠水潴留引起机体水肿的机制是多方面的：①钠水可以自由地通过毛细血管壁至组织间隙，使组织间隙液体增加，但不会进入细胞内；②由于血浆量增加，使受重力大的部位毛细血管流体静压升高；③血浆量增加，血浆蛋白质被稀释，有效胶体渗透压下降；④血浆量增大引起心脏负担加大，影响静脉回流，进一步促进水肿的发生。

3．水肿的特点

(1) 水肿液的性状特点：根据蛋白含量的不同可将水肿液分为分为渗出液和漏出液。因微血管壁通透性增高而引起的水肿，水肿液蛋白质含量较高，可超过25g/L，比重高于1.018，白细胞数大于 $500/mm^3$，称为渗出液（exudate），常见于因炎症引起的水肿。而由于毛细血管血压增高和血浆胶体渗透压降低而引起的水肿，水肿液蛋白质含量低于25g/L，比重低于1.018，细胞数较少，称为漏出液（transudate）。

(2) 水肿的皮肤特点：皮下水肿是全身或躯体局部水肿的重要特征。皮下水肿可分为隐性水肿和显性水肿。正常情况下，分布在组织间隙中的胶体网状物（化学成分是透明质酸胶原及黏多糖等）对液体有强大的吸附能力和膨胀性，组织间隙中的液体与胶体网状物结合，形成凝胶态液，不能自由流动。当皮下组织有过多的液体积聚时，水肿液首先与胶体网状物呈凝胶态结合，不能自由移动，无肉眼可见的凹陷性水肿，此为隐性水肿。当水肿液继续增多，超过了胶体网状物的吸附能力时，才出现游离液体。在水肿部位用手指按压使游离液体向按压点周围散开，形成凹陷且不能立即平复，此为显性水肿，又称凹陷性水肿。

(3) 全身性水肿的分布特点：常见的全身性水肿是心性水肿、肾性水肿和肝性水肿，水肿最先出现的部位是不同的。毛细血管流体静压受重力的影响，距心脏水平面垂直距离越远的部位，流体静压越高。因此，右心衰竭时首先表现为低垂部位的水肿，肾性水肿则首先发生在组织疏松的眼睑部，而肝硬化则首先出现腹水。

4．水肿对机体的影响　水肿对组织器官功能活动的影响视水肿发生部位、发展的速度及程度而定。水肿发生在四肢和体表时影响较小，而发生在重要部位的水肿影响较大，如喉头水肿会引起窒息，肺水肿会引起严重缺氧，脑水肿会引起颅内压增高和脑功能障碍，甚至呼吸、心搏骤停。炎性水肿对机体有一定抗损伤作用，如稀释毒素、运送抗体等。

第三节 钾代谢紊乱

一、正常钾代谢及钾的生理功能

（一）正常钾代谢

钾是体内最重要的无机阳离子之一，在机体电解质中的含量仅次于钠，其中 98% 存在于细胞内，存在于细胞外液的仅占 2%，血清钾浓度为 3.5~5.5mmol/L。细胞内外钾浓度相差悬殊是靠细胞膜 Na^+-K^+-ATP 酶耗能转运来维持的。

正常人体钾的摄入和排出处于动态平衡。钾的主要来源是食物，经小肠吸收入血。钾的排泄途径有尿、汗液和粪便，其中 80% 经肾随尿液排出体外。即使在钾摄入很少或无钾盐摄入时，肾仍会排出一定量的钾，出现钾的负平衡。

（二）钾的生理功能

钾是生命活动必需的电解质之一，其主要的生理功能是：

1. 维持细胞新陈代谢　钾参与多种新陈代谢过程，与糖原和蛋白质合成密切相关，细胞内一些酶活性的维持必须要有一定浓度的钾存在。

2. 维持细胞膜静息电位　钾是维持细胞膜静息电位的重要离子。由于静息状态下细胞膜只对 K^+ 有通透性，随着细胞内 K^+ 向细胞外的被动扩散，使细胞膜形成内负外正的极化状态，产生静息电位。静息膜电位主要取决于细胞膜对 K^+ 的通透性和细胞膜内外 K^+ 的浓度差。

3. 维持细胞内液的渗透压和调节酸碱平衡　钾是细胞内含量最高的阳离子，是维持细胞内液容量和渗透压的基础。K^+ 还可以通过与细胞内外的 H^+ 进行交换，参与体内酸碱平衡的调节。

二、低钾血症

低钾血症（hypokalemia）是指血清钾浓度低于 3.5mmol/L。

（一）原因和机制

1. 钾摄入不足　见于长期不能进食或进食较少的各种疾病，如胃肠道手术后、肠梗阻或昏迷、恶性肿瘤等。通常因单纯摄食减少造成的低钾血症程度较轻。

2. 钾向细胞内转移

（1）碱中毒：细胞外液 pH 增高使 H^+ 从细胞内向细胞外转移，以缓解细胞外液碱中毒，同时，细胞外 K^+ 进入细胞内以维持细胞内外的电荷平衡，引起暂时性的低钾血症。同时，肾小管上皮细胞排 H^+ 减少，使 H^+-Na^+ 交换减少而 Na^+-K^+ 交换增加，导致尿排钾增加，加重低钾血症。

（2）胰岛素应用过多：临床上应用胰岛素治疗糖尿病时，大量血钾随葡萄糖进入细胞内以合成糖原，进而造成血钾浓度降低。

3. 钾丢失过多

（1）经消化道丢失：消化液中含钾量高于或等于血钾浓度，呕吐、腹泻及胃肠减压等造成的大量消化液丢失是经胃肠道失钾的常见原因。此外，剧烈呕吐所致的代谢性碱中毒及严重脱水时血容量减少所致的醛固酮增多症，均可以使肾排钾增多；呕吐所致的碱中毒使 H^+ 转入细胞外液，使细胞外液中的 K^+ 进入细胞内，进一步加重低钾血症，因此，呕吐所致的低钾血症是多种因素的综合结果。

（2）经肾丢失：临床上使用呋塞米、噻嗪类排钾性利尿剂可以造成肾排 K^+ 增多；原发性或继发性醛固酮增多可促进远曲小管和集合管排 K^+，使钾丢失过多；由高血糖或注射高渗葡萄糖液及甘露醇所致的利尿增加会伴有尿排钾增加，引起低钾血症。

（二）对机体的影响

1．对神经肌肉的影响　急性低钾血症时，细胞外 K^+ 浓度快速降低而细胞内 K^+ 浓度变化不大，使细胞内外 K^+ 浓度差增大。静息状态下细胞内 K^+ 外流增多，静息电位负值加大，静息电位与阈电位之间的距离增大。肌细胞兴奋性的高低是由静息电位与阈电位之间的距离决定的。距离越大，引起细胞兴奋所需的刺激强度越大，即兴奋性降低（图 3-2）。严重低血钾时甚至不能兴奋，即兴奋性消失。通常把这种因静息电位和阈电位之间距离增大而导致肌细胞兴奋性降低的情况称为超极化阻滞。临床上表现为肌肉无力，以下肢肌肉最为明显，腱反射减弱甚至消失，严重时出现肌肉麻痹，呼吸肌麻痹是重要的死亡原因。胃肠道平滑肌兴奋性降低，表现为胃肠道运动减弱，出现腹胀、肠鸣音减弱或消失，甚至麻痹性肠梗阻。慢性低钾血症时，由于细胞内 K^+ 逐渐移向细胞外，细胞内外 K^+ 浓度差与正常相似，静息

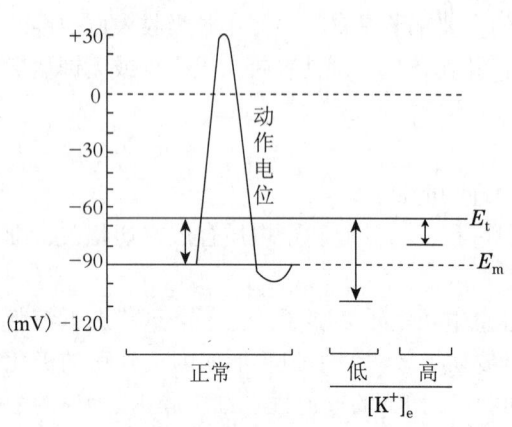

图 3-2　细胞外液钾浓度与骨骼肌静息膜电位（ E_m ）、阈电位（ E_t ）的关系

电位变化不大，对肌细胞兴奋性无明显影响。

2．对心脏的影响

（1）对心肌电生理特性的影响：①心肌兴奋性增高：急性低钾血症时，虽然心肌细胞内外 K^+ 浓度差加大，但由于低血钾使心肌细胞膜对 K^+ 的通透性降低，细胞内 K^+ 外流减少，心肌静息电位负值减小，静息电位与阈电位之间的距离接近，引起兴奋所需要的刺激减少，心肌兴奋性增高；②心肌传导性降低：心肌传导性与动作电位 0 期除极化的速度和幅度有关。低血钾时，由于静息电位与阈电位接近，吸引细胞外 Na^+ 进入细胞内的电动势有所降低，Na^+ 由细胞外进入细胞内的数量及速度下降，导致 0 期 Na^+ 通道开放减慢，使除极的速度和幅度变小，冲动传导速度减慢，心肌传导性降低；③心肌自律性升高：自律性的产生依赖于自律细胞在舒张期的自动除极化，即在动作电位第 4 期，Na^+ 内向电流大于 K^+ 外向电流，使细胞逐渐去极化，直到阈电位。低钾血症时，膜对钾的通透性降低，钾外流减少，使 Na^+ 内向电流相对加大，自动除极速度加快，自律性升高；④心肌收缩性先高后低：急性低钾血症时，膜对 Ca^{2+} 的通透性升高，Ca^{2+} 内流加速，兴奋 - 收缩耦联增强，心肌收缩性增强。严重慢性低钾血症时，心肌细胞内缺钾，细胞代谢障碍可引起心肌细胞变性、坏死，导致收缩性减弱。

（2）对心电图的影响：低钾血症使细胞膜对 K^+ 的通透性降低，K^+ 外流减少使心室复极

速率减慢。心电图显示 ST 段压低、T 波低平、T 波后出现 U 波（图 3-3）。严重低血钾还可出现 P 波增宽、P-R 间期延长及 QRS 综合波增宽等传导阻滞的心电图变化。

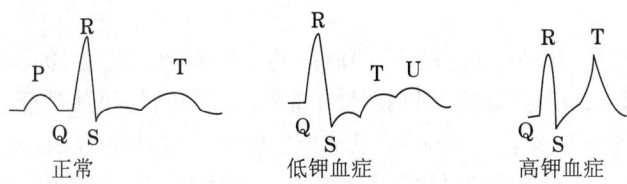

图 3-3　血钾浓度对心电图的影响

3．对肾的影响　慢性缺钾时，肾对尿的浓缩功能发生障碍，出现多尿、低比重尿。其机制是远曲小管和集合管上皮细胞受损，对 ADH 的反应性降低，水的重吸收减少。

4．对骨骼肌的影响　严重低血钾时，骨骼肌细胞可发生坏死，称为横纹肌溶解，在肌肉剧烈活动的缺钾患者较易出现。这是因为缺钾使运动引起的舒血管反应丧失，造成肌肉缺血。

5．对酸碱平衡的影响

（1）细胞内 K^+ 与细胞外 H^+ 交换：血钾降低，细胞内 K^+ 移到细胞外，而细胞外 H^+ 移向细胞内，造成细胞外 H^+ 浓度降低，发生碱中毒。

（2）肾小管上皮细胞排 H^+ 增加：低钾血症时，肾小管上皮细胞内 K^+ 浓度降低，导致肾小管 K^+-Na^+ 交换减弱、H^+-Na^+ 交换增强，随尿排出的 H^+ 增多。此时血液 pH 呈碱性，而尿液却呈酸性，称为反常性酸性尿。

（三）防治的病理生理基础

治疗原发病，去除失钾的原因。如果低钾血症严重或出现明显的临床症状，应及时补钾。补钾途径首选口服，不能口服者才考虑静脉滴注补钾。补钾应掌握"见尿补钾"的原则，即每日尿量在 500ml 以上才能从静脉补钾。静脉点滴的速度要慢，严禁静脉注射钾，防止高钾血症的发生。细胞内缺钾恢复较慢，有时需补钾 4~6 天后细胞内外的钾才能达到平衡，因此，治疗时勿操之过急。

案例 3-4

　　男性患者，5岁，因腹泻7天，近3天来加重入院。患者因7天前饮食不当出现腹泻，为水样便，每日5~6次，近3天来加重，每日大便10余次，伴有呕吐，每日2~3次，不能进食，并出现尿少。体检：血压80/56mmHg，皮肤呈大理石花纹，全身肌肉软弱无力，皮肤弹性下降，腹胀，肠鸣音减弱，腱反射减弱，四肢发凉。实验室检查：pH7.20，血清[K^+]3.0mmol/L，[Na^+]140mmol/L，尿量400ml/24h。

　　问题与思考：患者出现了何种类型的水、电解质代谢紊乱？

三、高钾血症

高钾血症（hyperkalemia）是指血清钾浓度高于 5.5mmol/L。

（一）原因和机制

1. 肾排钾减少 肾排钾减少是引起高钾血症的主要原因。急性肾衰竭少尿期或慢性肾衰竭终末期，肾小球滤过率明显降低，钾在体内潴留。醛固酮是保钠排钾的重要激素，当醛固酮分泌减少时，远曲小管和集合管排 K^+ 量降低。临床上使用的螺内酯（安体舒通）和氨苯蝶啶等保钾性利尿剂，前者通过对抗醛固酮的作用，后者通过抑制远曲小管泌钾，造成高钾血症。

醛固酮的主要作用是促进钠从远曲小管及集合管的重吸收和 K^+、H^+ 的排泌，醛固酮的分泌减少必然会导致肾排钾减少，产生高钾血症。

2. 细胞内钾向细胞外转移

（1）酸中毒：细胞外液 pH 降低使细胞外 H^+ 向细胞内转移，以缓解细胞外液酸中毒，同时细胞内 K^+ 移出细胞外以维持细胞内外的电荷平衡，所以，酸中毒常伴有高钾血症。

（2）细胞分解破坏：缺氧、溶血和严重创伤时，细胞膜钠泵功能损伤和细胞破坏可使细胞内 K^+ 移向细胞外，使血钾浓度升高。

（3）药物的作用：急性洋地黄中毒可以通过抑制细胞膜 Na^+-K^+-ATP 酶活性，抑制细胞外的 K^+ 向细胞内转运，提高血清 K^+ 水平。

3. 钾入量过多 静脉输钾过多、过快，或输入大量库存血。如输入库存 2 周的血，血清钾浓度可增加 4~5 倍。

（二）对机体的影响

1. 对神经肌肉的影响 急性轻度高钾血症，即血清钾浓度 5.5~7.0mmol/L。细胞外 K^+ 浓度增加而细胞内 K^+ 浓度变化不大，使细胞内外 K^+ 浓度差减小，静息状态下细胞内 K^+ 外流减少，静息电位负值变小，与阈电位之间的距离接近，神经肌肉兴奋性增高。临床上会出现肌肉轻度震颤等症状，表现为感觉异常、肌肉疼痛、肌束震颤等。血清钾浓度达到 7.0mmol/L 以上为急性重度高钾血症，此时，细胞内外 K^+ 浓度差更小，静息电位负值接近甚至超过阈电位水平，细胞膜快钠通道失活，不易形成动作电位，神经肌肉组织不能兴奋，临床上出现肌肉软弱无力、肌肉麻痹。这种因静息电位和阈电位之间距离过小而导致肌细胞兴奋性降低的情况称为去极化阻滞。慢性高钾血症时，由于细胞外增多的 K^+ 逐渐移入细胞内，细胞内外 K^+ 浓度差与正常相似，静息电位变化不大，多无神经肌肉症状。

2. 对心脏的影响

（1）对心肌电生理特性的影响：①心肌兴奋性先高后低：急性高钾血症对心肌细胞膜电位的影响与对骨骼肌细胞膜电位的影响相同，故急性轻度高钾血症，心肌兴奋性增高；急性重度高钾血症，心肌兴奋性降低；②心肌传导性降低：心肌细胞静息电位减小，Na^+ 内流不足，动作电位 0 期去极化的速度和幅度变小，心肌传导性降低；③心肌自律性降低：高钾血症时，膜对钾的通透性增高，自律细胞复极 4 期 K^+ 外流加速，Na^+ 内向电流相对减小，自动除极速度减慢，自律性降低；④心肌收缩性降低：细胞外液 K^+ 浓度升高，对 Ca^{2+} 内流的抑制作用加强，动作电位 2 期 Ca^{2+} 内流减少，胞质 Ca^{2+} 浓度降低，心肌收缩性降低。

（2）对心电图的影响：高钾血症使细胞膜对 K^+ 的通透性升高，K^+ 外流加速，心电图显示 T 波高尖。心肌传导性降低使 P 波和 QRS 波变低和增宽。还可因传导阻滞、兴奋折返等出现多种类型的心律失常甚至心室颤动。

3. 对酸碱平衡的影响

（1）细胞外 K^+ 与细胞内 H^+ 交换：血钾升高，细胞外 K^+ 移到细胞内，而细胞内 H^+ 移向细胞外，造成细胞外 H^+ 浓度升高而发生酸中毒。

（2）肾小管上皮细胞泌 H^+ 减少：高血钾使肾小管上皮细胞内 K^+ 浓度增高，以致肾小管 K^+-Na^+ 交换增强，H^+-Na^+ 交换减弱，随尿排出的 H^+ 减少。此时，血液 pH 呈酸性，而尿液却呈碱性，称为反常性碱性尿。

（三）防治的病理生理基础

治疗原发病，去除引起高钾的原因。减少钾的摄入，禁食含钾高的食物。给予葡萄糖和胰岛素促进钾向细胞内转移。静脉给予钠盐和钙制剂，对抗 K^+ 对心肌的毒性作用。口服阳离子交换树脂、腹膜透析或血液透析加速钾的排泄。

第四节　镁代谢紊乱

镁是机体内具有重要生理功能的阳离子，在含量上仅次于钙、钠、钾等阳离子。人体镁主要来自食物，99% 从肾排出。血清镁正常浓度 0.75~1.25mmol/L。

镁的主要生理功能是：①维持酶的活性：镁是许多酶系的辅助因子或激动剂，可以激活体内多种酶，参与许多重要代谢过程；②抑制可兴奋细胞的兴奋性：镁离子对中枢神经系统、神经肌肉和心肌等均起抑制作用；③维持细胞的稳定遗传性：镁离子是 DNA 相关酶系中的主要辅助因子和决定细胞周期与凋亡的细胞内调节者。

一、低镁血症

血清镁低于 0.75mmol/L 称为低镁血症（hypomagnesemia）。

（一）原因

1. 摄入不足　见于长期营养不良、禁食、厌食等。

2. 经消化道丢失　见于小肠病变，对镁的吸收不良，粪便中镁增多。

3. 经肾丢失　长期使用呋塞米等利尿剂可抑制髓袢对镁的重吸收；钙和镁在肾小管被重吸收时有相互竞争作用，高钙血症使原尿中钙增多，肾小管重吸收镁减少；严重甲状旁腺功能减退的患者，甲状旁腺激素减少，肾小管对镁和磷的重吸收减少。

（二）对机体的影响

1. 对神经肌肉的影响　镁对运动神经末梢与肌肉接头处乙酰胆碱的释放有抑制作用，低镁血症时乙酰胆碱释放增多，神经肌肉兴奋性增强；镁能抑制中枢神经系统突触传递，对中枢神经系统有抑制作用，低镁血症时对中枢神经的抑制作用减弱，患者可表现为：四肢肌肉震颤、抽搐；反射亢进、对声光反应过强、焦虑易激动；平滑肌兴奋导致呕吐或腹泻。

2. 对心血管的影响　患者常表现出心律失常、血压升高。

（三）防治的病理生理基础

采用肌肉或静脉补镁。静脉补镁应缓慢、谨慎。给药前应先检查肾功能，治疗期间应对血清镁水平进行检测。

二、高镁血症

血清镁高于 1.25mmol/L 称为高镁血症（hypermagnesemia）。

（一）原因

急、慢性肾衰竭少尿或无尿时，镁不能从肾排出；甲状腺素及醛固酮可抑制肾小管重吸收镁，促进尿镁排出。因此，甲状腺功能减退及醛固酮分泌减少可导致高镁血症。糖尿病酮症酸中毒时，由于缺乏胰岛素致使分解代谢亢进，细胞内大量镁离子外流，导致高镁血症。

（二）对机体的影响

1. 对神经肌肉的影响　镁过多可抑制神经肌肉接头处乙酰胆碱的释放，兴奋传导障碍，表现为肌肉无力甚至弛缓性麻痹，严重时呼吸肌麻痹。镁过多对中枢神经系统的抑制作用增强，可引起嗜睡及昏迷。高浓度镁可抑制内脏平滑肌，引起嗳气、腹胀、尿潴留、便秘。

2. 对心血管的影响　高浓度镁能抑制房室及室内传导，降低心肌兴奋性，引起传导阻滞、心动过缓，严重时导致心搏停止。高浓度镁可引起血管扩张、血压下降。

（三）防治的病理生理基础

防治原发病。紧急治疗措施是静脉输入葡萄糖酸钙拮抗镁，应用利尿药或透析疗法排出镁。

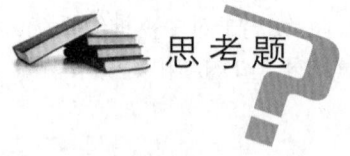 思 考 题

1. 机体是如何调节水、钠代谢平衡的？
2. 低渗性脱水患者的机体会出现哪些表现？其机制是什么？
3. 水肿的发生机制。
4. 高钾血症与低钾血症对心肌电生理特性的影响有何异同？

（窦　豆）

第四章

酸碱平衡紊乱

内容提要

　　缓冲系统、肺和肾是机体调节酸碱平衡的三个主要系统。血液 pH 的高低主要取决于血浆 HCO_3^- 与 H_2CO_3 的浓度比。体内酸碱物质的含量变化或调节机制障碍可以引起体液酸碱度发生改变，出现酸碱平衡紊乱。因血浆 HCO_3^- 浓度原发性降低或升高引起的酸碱平衡紊乱称为代谢性酸中毒或代谢性碱中毒；因血浆 H_2CO_3 浓度原发性升高或降低引起的酸碱平衡紊乱称为呼吸性酸中毒或呼吸性碱中毒。本章在介绍正常机体酸碱平衡调节机制的基础上，着重介绍单纯型酸碱中毒的概念和常见原因、机体的代偿调节以及酸碱中毒对机体的损害。

学习目标

掌握：

1. pH、动脉血二氧化碳分压、标准碳酸氢盐、实际碳酸氢盐和碱剩余的概念、正常范围及其变化的意义。
2. 代谢性酸中毒、呼吸性酸中毒、代谢性碱中毒和呼吸性碱中毒的概念及机体的代偿调节反应。
3. 酸中毒对心血管系统及中枢神经系统的损伤作用及其机制。

熟悉：

1. 酸碱中毒与血钾变化的相互关系。
2. 缓冲系统的组成及其调节酸碱平衡的原理及特点。
3. 引起单纯型酸碱平衡紊乱的常见原因。
4. 肺在酸碱平衡调节中的作用。
5. 肾排酸保碱的三种调节机制。
6. 碱中毒对神经肌肉的影响及原理。

了解：

1. 体内挥发酸与固定酸的来源及排泄途径。
2. 阴离子间隙的概念和计算方法。

生理状态下，动脉血 pH 保持在 7.35~7.45，为一变动范围狭窄的弱碱性环境，这是保证细胞进行正常代谢和功能活动的基本条件。在疾病过程中，多种原因可以引起体内酸碱物质的含量变化或调节机制障碍，导致体液酸碱度的稳定性破坏，称为酸碱平衡紊乱（acid-base balance disturbance）。

第一节　酸碱平衡及其调节机制

在生命活动的过程中，体内不断生成酸性或碱性物质，亦从体外摄入酸性或碱性食物，通过机体多方面的调节将过多的酸碱物质排出体外，使血液 pH 稳定在正常范围内。

一、体液酸碱物质的来源

在一个化学反应中，凡是能释放出 H^+ 的化学物质称为酸，例如盐酸（HCl）、硫酸（H_2SO_4）和碳酸（H_2CO_3）等；反之，凡是能接受 H^+ 的化学物质称为碱，例如氢氧根（OH^-）、氨（NH_3）和碳酸氢根（HCO_3^-）等。根据释放 H^+ 的难易程度又可将酸性物质分为强酸和弱酸；根据接受 H^+ 的难易程度将碱性物质分为强碱和弱碱。

（一）酸性物质的来源
体内的酸性物质主要是细胞在物质代谢的过程中产生的，少量来自食物。在普通膳食的条件下，正常人体内酸性物质的生成量远远超过碱性物质的生成量。

1. 挥发酸（volatile acid）　糖、脂肪和蛋白质氧化分解产生二氧化碳（CO_2），在碳酸酐酶催化下与 H_2O 生成 H_2CO_3。正常人在静息状态下 CO_2 生成量约 300~400 升／天，如全部转变成 H_2CO_3 可释放出 15mol H^+，这是体内酸性物质的最主要来源。H_2CO_3 转变成 CO_2 气体经肺排出体外，故称为挥发酸。

2. 固定酸（fixed acid）　主要包括由含磷化合物如磷脂及核酸等分解生成的磷酸；由含硫氨基酸如胱氨酸及半胱氨酸等分解生成的硫酸；精氨酸和赖氨酸分解产生的盐酸，代谢过程中产生的有机酸（丙酮酸、乳酸、β-羟丁酸和乙酰乙酸）。正常成人每日由固定酸释放出的 H^+ 为 50~100mmol。一般情况下，蛋白质分解是固定酸的主要来源。因此，体内固定酸的生成量与食物中蛋白质的摄入量成正比。此类酸性物质需经肾随尿排出，故称为固定酸或非挥发酸。

（二）碱性物质的来源
体液中的碱性物质主要来源于摄入的蔬菜和瓜果等。果菜类含有丰富的有机酸盐，如苹果酸盐和柠檬酸盐等，在体内可转变为弱碱性的碳酸氢钠。体内产生的碱性物质很少，主要是氨基酸代谢时脱氨基产生的氨。

二、酸碱平衡的调节机制

机体酸碱平衡的维持是通过体液缓冲系统以及肺和肾对酸碱平衡的调节实现的。
（一）体液缓冲系统
1. 体液缓冲系统的组成　缓冲系统是由一种弱酸和它的弱酸盐构成的具有缓冲酸或碱能力的缓冲对（表 4-1）。
（1）碳酸氢盐缓冲系统：在细胞外液由 $NaHCO_3/H_2CO_3$ 构成，在细胞内液由 $KHCO_3/$

H_2CO_3 构成。$NaHCO_3$ 缓冲固定酸的能力占全血缓冲总量的 53%，是细胞外液含量最高的缓冲碱，其含量被视为人体碱储备。血浆 $NaHCO_3$ 与 H_2CO_3 的浓度比决定血液 pH 的高低。

表 4-1 体液缓冲系统

缓冲系统	构成	主要存在部位	缓冲特点
碳酸氢盐缓冲系统	HCO_3^-/H_2CO_3	细胞内、外液	血浆缓冲固定酸的主要系统，不能缓冲挥发酸，决定血液 pH 的高低
磷酸盐缓冲系统	$HPO_4^{2-}/H_2PO_4^-$	细胞内、外液	在细胞内和肾小管发挥缓冲作用
蛋白质缓冲系统	Pr^-/HPr	血浆及细胞内	主要在细胞内发挥缓冲作用
血红蛋白缓冲系统	Hb^-/HHb $HbO_2^-/HHbO_2$	红细胞内	缓冲挥发酸的主要系统

知识链接

正常人血浆 $NaHCO_3$ 浓度为 24mmol/L，血浆 H_2CO_3 浓度为 1.2mmol/L，两者浓度比 20/1。该比值是决定动脉血 pH 保持 7.4 的关键。当两者的绝对浓度发生变化时，如血浆 $NaHCO_3$ 浓度减少到 18mmol/L，只要机体通过代偿调节使血浆 H_2CO_3 浓度降到 0.9mmol/L，两者浓度比仍能维持在 20/1，血浆 pH 就不会发生明显变动。

（2）磷酸盐缓冲系统：由 $HPO_4^{2-}/H_2PO_4^-$ 构成。存在于细胞内、外液，主要在细胞内和肾小管发挥缓冲作用。

（3）蛋白质缓冲系统：由 Pr^-/HPr 缓冲对构成。蛋白质缓冲系统存在于细胞内及血浆，特别是在细胞内含量丰富，因此主要在细胞内发挥缓冲作用。

（4）血红蛋白缓冲系统：由 Hb^-/HHb 和 $HbO_2^-/HHbO_2$ 组成，是红细胞特有的缓冲系统，在缓冲挥发酸中发挥主要作用。

2．缓冲系统的作用机制 现以碳酸氢盐缓冲系统为例，说明缓冲系统在酸碱平衡调节中的作用。

$$HCl+NaHCO_3 \rightarrow NaCl+H_2CO_3$$

盐酸（强酸）进入血浆后首先与碳酸氢钠发生反应，生成中性的氯化钠和碳酸（弱酸），进而通过肺将碳酸分解为二氧化碳排出，血液 pH 不会发生明显变化。

$$NaOH+H_2CO_3 \rightarrow H_2O+NaHCO_3$$

氢氧化钠（强碱）入血与碳酸发生反应，生成水和碳酸氢钠（弱碱），再经肾排出。

由上述反应可知，缓冲系统在调节酸碱平衡中的作用是当体液酸碱物质含量发生改变时，通过接受 H^+ 或释放 H^+ 来减少体液 pH 变动的程度。

缓冲系统存在于细胞内液和细胞外液，细胞外缓冲系统可直接与进入血液的酸碱物质发生作用，反应迅速，但随着缓冲物质的消耗，作用不易持久。细胞内缓冲系统通过与细胞外离子进行交换来调节酸碱平衡，如 H^+ 与 K^+ 和 HCO_3^- 与 Cl^- 的交换，故易引起血钾和血氯的浓度改变。由于细胞膜对离子转运的限制，细胞内液的缓冲作用迟于血浆的缓冲调节，但细

胞内液缓冲 H^+ 的总量大于细胞外液。

（二）肺在酸碱平衡中的调节作用

肺通过改变 CO_2 排出量，调节血浆碳酸浓度而维持血浆 pH 相对恒定。

1. **呼吸运动的中枢调节** 延髓中枢化学感受器对动脉血二氧化碳分压（$PaCO_2$）的变化非常敏感。$PaCO_2$ 升高可以增加脑脊液 H^+ 的含量，兴奋呼吸中枢使肺泡通气量增加。但是，当 $PaCO_2$ 超过 80mmHg 时可造成中枢神经系统功能损伤，如呼吸中枢抑制等，称为二氧化碳麻醉（CO_2 narcosis）。

2. **呼吸运动的外周调节** 主动脉体和颈动脉体的外周化学感受器可感受动脉血氧分压（PaO_2）、血 pH 和 $PaCO_2$ 的刺激。当 PaO_2 降低、pH 降低或 $PaCO_2$ 升高时，通过外周化学感受器反射性兴奋呼吸中枢，增加 CO_2 排出。

正常情况下，中枢化学感受器的调节作用强于外周化学感受器的调节作用。通过中枢或外周的神经反射，改变呼吸的频率和幅度，可以迅速地调节血浆碳酸的浓度，以维持血浆 pH 相对恒定。

（三）肾对酸碱平衡的调节

机体代谢过程中产生大量的 H^+，需不断消耗 $NaHCO_3$ 和其他碱性物质来中和。如果不能及时补充碱性物质和排出多余的 H^+，血液 pH 就会发生变动。肾通过泌 H^+ 和维持血浆 $NaHCO_3$ 的浓度（排酸保碱）在调节酸碱平衡中发挥重要的作用，其主要的作用机制是：

1. **肾小球滤液中 $NaHCO_3$ 的重吸收** 血浆中 $NaHCO_3$ 可自由通过肾小球，其中 85%~90% 在近曲小管被重吸收，其余部分在远曲小管和集合管被重吸收。正常情况下，随尿液排出体外的 $NaHCO_3$ 仅为滤出量的 0.1%，由此保证血液中最重要的缓冲碱不随尿液丢失。

肾小管上皮细胞内 CO_2 和 H_2O 在碳酸酐酶催化下生成 H_2CO_3，H_2CO_3 解离成 H^+ 和 HCO_3^-，细胞内 H^+ 排入肾小管腔，与肾小球滤过的 Na^+ 进行交换，H^+ 与滤过的 HCO_3^- 结合成 H_2CO_3，再分解为 H_2O 和 CO_2，水随尿排出，CO_2 又弥散回肾小管上皮细胞。重吸收入肾小管上皮细胞的 Na^+ 与 HCO_3^- 回流入血（图 4-1）。

2. **磷酸盐酸化** 正常人血浆中 Na_2HPO_4/NaH_2PO_4 的浓度比为 4:1，近曲小管滤液中主要为碱性磷酸盐。当尿液流经远曲小管和集合管时，肾小管上皮细胞向管腔内泌 H^+，H^+ 与滤液中的 Na^+ 交换，将碱性 Na_2HPO_4 转变成酸性 NaH_2PO_4，并随尿液排出体外。回吸收的 Na^+ 与远曲小管上皮细胞内的 HCO_3^- 生成新的 $NaHCO_3$ 回流入血（图 4-2）。磷酸盐酸化是肾

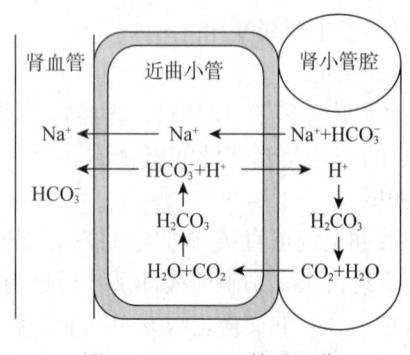

图 4-1　$NaHCO_3$ 的重吸收

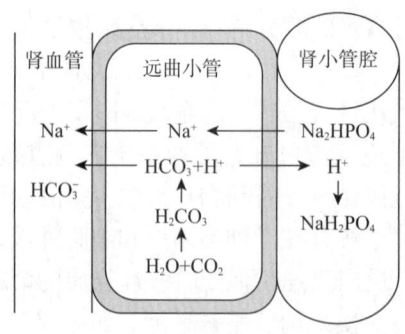

图 4-2　磷酸盐的酸化

小管排 H^+ 的重要方式，但当尿液 pH 低于 5.0 时，尿中所有碱性磷酸盐几乎都已转变为酸性磷酸盐，很难再进一步增加 H^+ 的排泄。

3. 氯化铵的排泄　在肾小管上皮细胞内谷氨酰胺在谷氨酰胺酶催化下生成谷氨酸，再产生氨（NH_3）。进入管腔内的 NH_3 与上皮细胞生成的 H^+ 结合成铵（NH_4^+），最终以氯化铵（NH_4Cl）的形式排出体外。而肾小管上皮细胞内生成的 H_2CO_3 解离成 H^+ 和 HCO_3^-，HCO_3^- 与来自管腔的 Na^+ 回流入血（图 4-3）。NH_4^+ 的生成和排出是 pH 依赖性的，pH 降低时，NH_4^+ 的产生速率和排泄量增加。

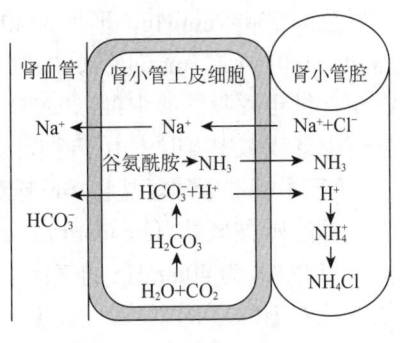

图 4-3　氯化铵的排泄

综上所述，肾小管上皮细胞生成碳酸，解离出 H^+ 与管腔中 Na^+ 交换是肾调节体液酸碱平衡的主要方式。肾小球滤过的 $NaHCO_3$ 重吸收入血，防止细胞外液 $NaHCO_3$ 的丢失。磷酸盐酸化和泌氨过程生成新的 $NaHCO_3$ 回流入血，以补充机体的消耗。肾排酸保碱能力在排泄固定酸和维持血浆 $NaHCO_3$ 浓度中发挥重要的作用。如果体内 $NaHCO_3$ 含量过高，肾可减少 $NaHCO_3$ 的生成和重吸收，从而维持血液 $NaHCO_3$ 浓度的相对恒定。

第二节　酸碱平衡紊乱的分类及常用检测指标

一、酸碱平衡紊乱的类型

尽管机体对酸碱负荷有强大的缓冲能力和有效的调节作用，但许多因素可以引起酸碱物质含量变化或调节机制障碍导致体液酸碱度稳定性的破坏。根据血液 pH 的高低，可以将酸碱平衡紊乱分为两大类，pH 降低称为酸中毒；pH 升高称为碱中毒。体内 $NaHCO_3$ 的浓度变化主要受代谢性因素的影响，由于 $NaHCO_3$ 浓度原发性降低或增高引起的酸碱平衡紊乱类型，称为代谢性酸中毒或代谢性碱中毒。H_2CO_3 浓度变化主要受呼吸性因素的影响，由于 H_2CO_3 浓度原发性增高或降低引起的酸碱平衡紊乱类型，称为呼吸性酸中毒或呼吸性碱中毒。当体内酸碱物质的含量已经发生改变，但是血液 pH 尚在正常范围之内的称为代偿性酸中毒或碱中毒。如果血液 pH 低于或高于正常范围，则称为失代偿性酸中毒或碱中毒。

二、反映血液酸碱平衡的常用指标及其意义

（一）pH

溶液的酸碱度取决于所含 H^+ 的浓度。由于血液 H^+ 浓度很低，故采用溶液中氢离子浓度的负对数 pH 表示。正常人动脉血 pH 7.35~7.45，平均为 7.4。pH 的变化反映了酸碱平衡紊乱的性质及严重程度。pH 降低为失代偿性酸中毒；pH 升高为失代偿性碱中毒。但 pH 的变化不能区分引起酸碱平衡紊乱的原因是呼吸性还是代谢性。pH 在正常范围内，可以表示酸碱平衡正常，亦可以表示代偿性酸碱平衡紊乱或酸碱中毒相互抵消的混合型酸碱平衡紊乱。

（二）动脉血二氧化碳分压

动脉血二氧化碳分压（$PaCO_2$）是指物理溶解于动脉血浆中的 CO_2 分子所产生的张力，

正常范围 33~47mmHg，平均为 40mmHg。$PaCO_2$ 乘以 CO_2 的溶解系数等于血浆 H_2CO_3 浓度，即 $40 \times 0.03=1.2$（mmol/L）。$PaCO_2$ 的高低受呼吸功能的影响，$PaCO_2$ 原发性增多表示有 CO_2 潴留，见于呼吸性酸中毒；$PaCO_2$ 原发性降低表示肺通气过度，见于呼吸性碱中毒。在代谢性酸中毒或碱中毒时，由于呼吸的代偿，$PaCO_2$ 可发生继发性降低或升高。

（三）标准碳酸氢盐和实际碳酸氢盐

标准碳酸氢盐（standard bicarbonate，SB）是指血液在 38℃，血红蛋白完全氧合的条件下，与 PCO_2 为 40mmHg 的气体平衡后测得的血浆 HCO_3^- 含量。因检测时已排除血液 CO_2 含量变化对 HCO_3^- 的影响，故 SB 是判断代谢因素的指标。实际碳酸氢盐（actual bicarbonate，AB）是指隔绝空气的动脉血液标本，在患者实际血氧饱和度和 $PaCO_2$ 条件下测得的血浆 HCO_3^- 浓度，受代谢和呼吸因素的双重影响。正常人 SB 与 AB 相等，为 22~27mmol/L，平均为 24mmol/L。代谢性酸中毒时，两者都降低；代谢性碱中毒时，两者都升高。

> **知识链接**
>
> 在呼吸性酸碱平衡紊乱时，SB 与 AB 可不相等。AB>SB 提示有 CO_2 潴留，可见于呼吸性酸中毒或代偿后的代谢性碱中毒；AB<SB 提示有 CO_2 排出过多，可见于呼吸性碱中毒或代偿后的代谢性酸中毒。

（四）碱剩余

碱剩余（base excess，BE）是指在 38℃，血红蛋白完全氧合，PCO_2 40mmHg 的条件下，将 1 升全血或血浆滴定到 pH7.4 所需要的酸或碱量，正常值为 0 ± 3mmol/L。代谢性酸中毒时，体内缓冲碱减少，须用碱将血液滴定到 pH7.4，BE 用负值表示；代谢性碱中毒时，体内缓冲碱增多，需用酸将血液滴定到 pH7.4，BE 用正值表示。当慢性呼吸性酸中毒或碱中毒时，由于肾的代偿调节，碱剩余可发生继发性升高或降低。

> **知识链接**
>
> 血浆中未测定阴离子量与未测定阳离子量的差值称为阴离子间隙（anion gap，AG），由血 Na^+ 浓度减去 Cl^- 和 HCO_3^- 浓度而获得，正常范围为 10~14mmol/L。AG 可间接反映血浆中固定酸的含量，帮助区分引起代谢性酸中毒的原因和诊断混合型酸碱平衡紊乱。

在上述指标中，pH 是反映体液酸碱平衡紊乱的性质和程度的指标；$PaCO_2$ 是反映血浆 H_2CO_3 含量的指标；碳酸氢盐浓度反映血中最主要的碱储备；碱剩余反映的是血中碱性物质的总量。综合分析血浆 pH、H_2CO_3 及 $NaHCO_3$ 的变化，可以判断酸碱平衡紊乱的原因和类型。

第三节 单纯型酸碱平衡紊乱

一、代谢性酸中毒

（一）概念

代谢性酸中毒（metabolic acidosis）是以血浆 $NaHCO_3$ 浓度原发性减少和 pH 降低为特征的酸碱平衡紊乱类型，临床上最为常见。

（二）原因与机制

引起代谢性酸中毒的原因可分为入酸增加、产酸增加、排酸减少和 $NaHCO_3$ 丢失过多（表 4-2），其中后 3 类在临床上较为常见。由于体内代谢紊乱引起固定酸产生过多是引起代谢性酸中毒的常见原因。当各种原因引起的组织低灌注或缺氧时，如休克、心力衰竭、缺氧、严重贫血等，供氧不足使葡萄糖有氧氧化障碍而无氧酵解增强，导致乳酸生成增加造成乳酸酸中毒。糖尿病、严重饥饿及酒精中毒时，因葡萄糖利用减少或糖原储备不足，使脂肪分解加速，产生大量酮体（β-羟丁酸和乙酰乙酸等），当其量超过外周组织的氧化能力及肾排出能力时，便可发生酮症酸中毒。

表 4-2　代谢性酸中毒的原因

分类	原因
入酸过多	过量服用含氯或有机酸的药物
产酸过多	无氧酵解引起乳酸增加，糖代谢紊乱时酮体增加
排酸减少	肾功能不全时肾小管泌 H^+ 功能障碍以及肾小球滤过率减少导致固定酸排泄障碍
$NaHCO_3$ 丢失过多	腹泻、肠液引流时下消化道液体丢失

肾功能不全时其排酸保碱的能力减弱，可因肾小管泌 H^+ 和重吸收 HCO_3^- 减少而引起代谢性酸中毒。当肾小球功能严重受损时，机体在代谢过程中生成的固定酸不能充分滤过，造成血中固定酸增加，加重代谢性酸中毒。

胰液、肠液和胆汁中含有较多的碳酸氢钠。严重腹泻、小肠及胆道瘘管、肠吸引术等均可造成下消化道液体中的 $NaHCO_3$ 大量丢失，血浆中 $NaHCO_3$ 减少。

（三）机体的代偿调节

体液缓冲系统、肺和肾的调节是维持酸碱平衡的重要机制，亦是发生酸碱平衡紊乱后机体进行代偿的重要环节。代谢性酸中毒时，机体的代偿调节主要表现为：

1. 细胞外缓冲　代谢性酸中毒时，细胞外液中 $NaHCO_3$ 与增多的 H^+ 发生中和反应，缓解血液 pH 降低，但也使血浆 $NaHCO_3$ 含量减少。

2. 肺的调节　血液中 H^+ 浓度增加或 pH 降低，可通过刺激外周化学感受器反射性兴奋呼吸中枢，增加呼吸的深度和频率。肺的代偿反应迅速，在数分钟内可使肺通气量明显增加，CO_2 排出增多，$PaCO_2$ 代偿性降低，其意义在于当代谢性酸中毒使 HCO_3^- 浓度原发性减少后，H_2CO_3 继发性降低，两者浓度比接近 20/1，血液 pH 变化不明显。

　　严重代谢性酸中毒时，如糖尿病酮症酸中毒时，患者可出现规则的、慢而深长的呼吸，称为库斯毛（Kussmaul）呼吸。

　　3. 细胞内缓冲　细胞内缓冲多在酸中毒2~4小时后发生，通过细胞内外离子交换降低血液 H^+ 浓度。细胞外液中增多的 H^+ 向细胞内转移，与细胞内缓冲碱（Pr^-、Hb^-、HPO_4^{2-} 等）结合，而细胞内 K^+ 向细胞外转移，使血 K^+ 浓度升高。在肾小管上皮细胞内，由于 H^+ 升高，H^+ 与管腔内 Na^+ 交换增加，而 K^+ 与管腔内 Na^+ 交换减少，故酸中毒易引起血钾增高（图4-4）。

　　4. 肾的调节　除肾功能异常引起的代谢性酸中毒外，在其他原因引起的代谢性酸中毒，肾通过增加排酸保碱量来发挥重要的代偿作用。酸中毒时，肾的代偿机制是肾小管上皮细胞中碳酸酐酶和谷氨酰胺酶活性增高，H_2CO_3 生成增加，肾小管泌 H^+ 增加、泌氨增加，重吸收 $NaHCO_3$ 增加。通过以上反应，肾加速酸性物质的排泄和碱性物质的补充。由于从尿中排出的 H^+ 增多，尿液呈酸性。但高血钾引起的酸中毒时，由于肾小管细胞 K^+-Na^+ 交换增强，H^+-Na^+ 交换减弱，随尿排出的 H^+ 减少，酸中毒患者排出碱性尿，称为反常性碱性尿（图4-5）。

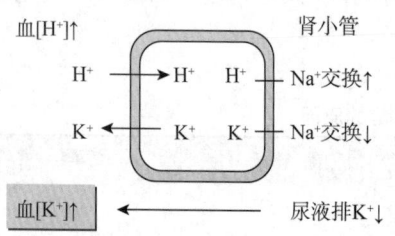

图 4-4　酸中毒引起血钾升高的机制

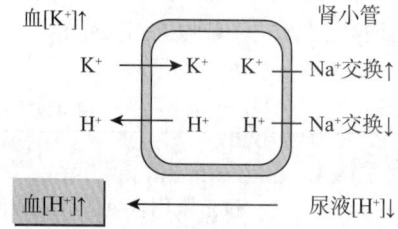

图 4-5　高血钾性酸中毒时反常性碱性尿产生的机制

（四）对机体的影响

　　除引起酸碱平衡紊乱的原发疾病和机体的代偿调节对各系统的影响外，酸碱平衡紊乱对机体的影响主要是 pH 改变对机体的损害。代谢性酸中毒时主要表现为心血管系统和中枢神经系统的功能障碍。

　　1. 心血管系统　血浆 H^+ 浓度增高对心脏和血管的损伤作用主要表现在：①心肌收缩力降低。H^+ 浓度升高除使心肌代谢障碍外，还可通过减少心肌 Ca^{2+} 内流、减少肌浆网 Ca^{2+} 释放和竞争性抑制 Ca^{2+} 与肌钙蛋白结合使心肌收缩力减弱；②心律失常。酸中毒使血钾升高，高血钾易引起心律失常，严重时可发生心脏传导阻滞或心室纤颤；③血管对儿茶酚胺的敏感性降低。H^+ 增高可使毛细血管前括约肌及微动脉平滑肌对儿茶酚胺类药物的反应性降低。

　　休克时，组织缺血缺氧引起的酸中毒可使毛细血管前括约肌及微动脉平滑肌对儿茶酚胺的反应性降低，缩血管药物的升压反应不良。如果先纠正酸中毒，会增加缩血管药物的疗效。但单纯酸中毒本身不至于造成明显的血压下降。

　　2. 中枢神经系统　代谢性酸中毒时中枢神经系统功能障碍的主要表现是抑制，如反应迟钝、嗜睡等，严重者可出现昏迷。其发生机制是：①脑组织能量供应不足：H^+ 增多抑制生物氧化酶的活性，使氧化磷酸化过程减弱，ATP 生成减少；②抑制性神经递质增加：酸中毒使脑内谷氨酸脱羧酶活性增高，γ - 氨基丁酸生成增多。

3．反映酸碱平衡的常用指标的变化趋势　通过上述各种代偿调节，若能使 $NaHCO_3$/H_2CO_3 的浓度比接近 20/1，血液 pH 可在正常范围内，称为代偿性代谢性酸中毒；如经机体的代偿调节，血浆 $NaHCO_3$/H_2CO_3 的浓度比仍降低，血浆 pH 下降，称为失代偿性代谢性酸中毒。血浆 $NaHCO_3$ 浓度原发性降低，BE 负值增大；$PaCO_2$ 继发性降低，血 K^+ 升高。

（五）防治的病理生理基础

首先要去除引起代谢性酸中毒的病因，如纠正水和电解质紊乱，恢复有效循环血量和改善肾功能。

对严重的代谢性酸中毒患者可给予一定量的碱性药物对症治疗。碱性药物治疗虽不能从根本上纠正导致代谢性酸中毒的原发疾病，但可较快地补充缓冲碱，使血液 pH 调整到正常。碳酸氢钠因直接补充血浆中减少的缓冲碱，作用迅速，为临床治疗所常用。乳酸钠可经肝有氧代谢生成乳酸和 $NaHCO_3$，是作用较为缓慢的碱性药物，但对肝疾患、缺氧和乳酸酸中毒患者慎用。

案例 4 - 1

一糖尿病患者，因血糖控制不稳定就诊。血气分析显示：血 pH7.30，$PaCO_2$ 32mmHg，血浆 $NaHCO_3$ 16mmol/L，血清 Na^+ 139mmol/L，血 Cl^- 103mmol/L。

问题与思考：

1．该患者发生了哪种类型的酸碱平衡紊乱？

2．试分析其产生的原因。

二、呼吸性酸中毒

（一）概念

呼吸性酸中毒（respiratory acidosis）是以血浆 H_2CO_3 浓度原发性增高和 pH 降低为特征的酸碱平衡紊乱类型。

（二）原因与机制

1．CO_2 排出减少　多种原因均可导致肺泡通气量减少，CO_2 排出受阻，这是引起呼吸性酸中毒的常见原因（表4-3）。

表4-3　呼吸性酸中毒的常见原因

原因	常见疾病
CO_2 排出减少	呼吸中枢抑制：颅脑损伤、脑血管意外、麻醉镇静药过量
	呼吸肌麻痹：重症肌无力
	呼吸道阻塞：喉头痉挛、气管异物
	胸部疾病：胸部创伤、胸腔积液、胸廓畸形
	肺部疾病：肺气肿、支气管哮喘、肺炎
CO_2 吸入过多	通气不良

2. CO_2吸入过多　较为少见。在通气不良的环境中因空气中CO_2增多，使机体吸入过多CO_2。

（三）机体的代偿调节

当血中H_2CO_3增多时，由于血浆碳酸氢盐缓冲系统不能缓冲挥发酸，血浆其他缓冲碱含量较低，缓冲H_2CO_3的能力极为有限。而且呼吸性酸中毒发生的最主要环节是肺通气功能障碍，故呼吸系统难以发挥代偿作用。呼吸性酸中毒时，机体的主要代偿调节方式是：

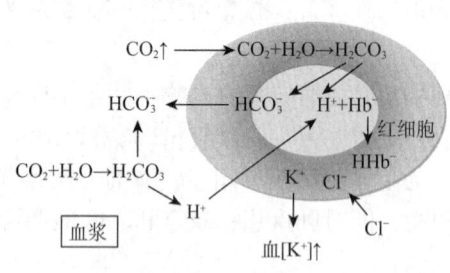

图4-6　急性呼吸性酸中毒时机体的代偿调节

1. 细胞内缓冲　这是急性呼吸性酸中毒的主要代偿方式。当血浆CO_2不断升高时可迅速弥散入红细胞，在碳酸酐酶作用下CO_2和H_2O生成H_2CO_3，再进一步解离成H^+和HCO_3^-，H^+被Hb^-所缓冲，HCO_3^-与血浆中Cl^-交换释放入血，使血浆HCO_3^-轻度升高，血Cl^-降低。血浆中CO_2和H_2O结合也可生成少量H_2CO_3，解离出H^+和HCO_3^-，HCO_3^-留在血浆中，而H^+与细胞内K^+交换，进入细胞内的H^+可被蛋白质阴离子缓冲，K^+外移使血K^+浓度升高（图4-6）。

知识链接

急性呼吸性酸中毒时，尽管有细胞内外离子交换的代偿，但由于其反应速度慢，离子交换的量有限，故急性呼吸性酸中毒时血pH降低较慢性呼吸性酸中毒更为明显。

2. 肾的代偿　由于肾对酸碱平衡的调节较为缓慢，在急性呼吸性酸中毒时往往来不及发挥代偿作用，故肾的代偿是慢性呼吸性酸中毒的主要代偿方式。慢性呼吸性酸中毒一般是指持续24小时以上的CO_2潴留。$PaCO_2$升高和H^+浓度增加可刺激肾小管上皮细胞的碳酸酐酶和谷氨酰胺酶活性，表现为泌H^+、泌NH_3和重吸收HCO_3^-增加，H^+随尿排出，血浆HCO_3^-浓度代偿性增加。

（四）对机体的影响

1. 中枢神经系统功能紊乱　呼吸性酸中毒对心血管系统的影响与代谢性酸中毒相似，对中枢神经系统的影响取决于CO_2潴留的程度、速度、酸中毒的严重性以及伴发的低氧血症的程度。呼吸性酸中毒引起的中枢神经系统功能紊乱往往比代谢性酸中毒更为明显，这是因为：①中枢酸中毒更明显：CO_2为脂溶性，急性呼吸性酸中毒时，血液中积聚的大量CO_2可迅速通过血脑屏障，使脑内H_2CO_3含量明显升高；而HCO_3^-为水溶性，通过血脑屏障较为缓慢，脑脊液内HCO_3^-含量代偿性升高需要较长时间。因此，急性呼吸性酸中毒时，脑脊液pH的降低较血液pH降低更为明显；②颅内压升高：CO_2潴留可使脑血管扩张，脑血流量增加，引起颅内压升高；③CO_2潴留往往伴有不同程度的缺氧，故患者中枢神经系统功能紊乱的表现更为突出。

2. 反映酸碱平衡的常用指标的变化趋势　急性呼吸性酸中毒时，因CO_2急剧潴留，肾尚来不及发挥代偿作用，故$NaHCO_3/H_2CO_3$的浓度比减小，血pH降低。$PaCO_2$原发性升高，

$NaHCO_3$ 含量变化不明显，通常 $PaCO_2$ 每升高 10mmHg，$NaHCO_3$ 可代偿性升高 1mmol/L。

慢性呼吸性酸中毒时，虽然亦有 CO_2 大量潴留，但由于肾发挥了强大的代偿作用，$PaCO_2$ 原发性升高，$NaHCO_3$ 代偿性升高，通常 $PaCO_2$ 每升高 10mmHg，HCO_3^- 可升高 3.5mmol/L，两者比值可接近 20/1，血 pH 略降低，BE 为正值。

（五）防治的病理生理基础

尽快改善肺泡通气功能是防治呼吸性酸中毒的根本措施。例如排除呼吸道异物、控制感染、解除支气管平滑肌痉挛以及使用呼吸机等。对 pH 降低较为明显的呼吸性酸中毒患者可适当给予碱性药物。

知识链接

呼吸性酸中毒患者使用 $NaHCO_3$ 治疗时应注意给药的速度。因为 HCO_3^- 与 H^+ 结合后生成的 H_2CO_3 必须经肺排出体外。在通气功能障碍时，H_2CO_3 释放出的 CO_2 不能及时排出体外，可能引起血浆 $PaCO_2$ 进一步升高。

案例 4-2

某慢性支气管炎反复发作10余年的男性患者，因上呼吸道感染，咳喘加重入院。血气及电解质检查为：pH7.32，$PaCO_2$ 61mmHg，HCO_3^- 33mmol/L，Na^+ 140mmol/L，Cl^- 94mmol/L，K^+ 4.5mmol/L。

问题与思考：

1. 该患者发生了哪种类型的酸碱平衡紊乱？
2. 试分析其产生的原因。

三、代谢性碱中毒

（一）概念

代谢性碱中毒（metabolic alkalosis）是以血浆 $NaHCO_3$ 浓度原发性增加和 pH 升高为特征的酸碱平衡紊乱类型。

（二）原因与机制

引起代谢性碱中毒的常见原因是经消化道或肾丢失 H^+ 过多（表4-4）。

表4-4　代谢性碱中毒的原因

原因	常见疾病
消化道失 H^+	频繁呕吐、胃液引流
肾失 H^+	低氯性碱中毒：应用利尿剂（如噻嗪类、呋塞米等）
	缺钾性碱中毒：摄钾减少、呕吐、腹泻、胃肠液引流
	高醛固酮：肾上腺皮质增生或肿瘤、脱水等
HCO_3^- 摄入过多	输入过量 $NaHCO_3$、大量输入库存血等

频繁呕吐以及胃液引流时，含丰富 H^+ 的酸性胃液大量丢失，以致血浆 HCO_3^- 浓度升高，发生代谢性碱中毒。此外，大量丢失胃液造成缺氯、缺钾和细胞外液容量减少亦是引起代谢性碱中毒的因素。

氢氯噻嗪及呋塞米等利尿剂可抑制肾髓袢升支对 NaCl 和水的重吸收，使到达远曲小管的尿液增加，尿液流速加快可促进远曲小管细胞泌 H^+ 和泌 K^+ 增加，Na^+ 和 HCO_3^- 重吸收增加，引起低氯性碱中毒。

机体缺钾时，细胞内 K^+ 外移以代偿血 K^+ 降低，细胞外液 H^+ 移入细胞，造成细胞外液碱中毒。同时，因肾小管上皮细胞缺钾，使 K^+-Na^+ 交换减少，代之以 H^+-Na^+ 交换增强，H^+ 排出增多，HCO_3^- 重吸收增多，造成低钾性碱中毒。

肾上腺皮质增生或肿瘤可引起原发性醛固酮分泌增多；细胞外液容量减少、创伤等刺激可引起继发性醛固酮分泌增多。肾上腺皮质激素过多促使肾远曲小管和集合管 H^+-Na^+ 交换和 K^+-Na^+ 交换增加，HCO_3^- 重吸收增加，导致代谢性碱中毒及低钾血症，低钾血症又促进碱中毒的发展与维持。

此外，输入过量 $NaHCO_3$ 可引起代谢性碱中毒。大量输入库存血，抗凝所用枸橼酸钠在体内氧化可产生碳酸氢钠，尤其是在肾的排泄能力减退时，可引起代谢性碱中毒。

（三）机体的代偿调节

1. 血浆缓冲系统　细胞外液 HCO_3^- 过多可与 H^+ 反应，生成 H_2CO_3。但在大多数缓冲对的组成成分中，碱性成分远多于酸性成分，故机体缓冲酸性物质的能力强，对碱中毒的缓冲能力较弱。

2. 肺的代偿　血浆 H^+ 浓度降低和 pH 升高可抑制呼吸中枢，肺泡通气量降低，$PaCO_2$ 代偿性升高，其代偿意义是使 $NaHCO_3/H_2CO_3$ 的浓度比接近 20/1。

3. 细胞内缓冲　碱中毒时，细胞外液 H^+ 浓度降低，细胞内 H^+ 外移而细胞外 K^+ 内移，使血 K^+ 浓度降低。同时肾小管上皮细胞排 H^+ 减少，H^+-Na^+ 交换减少，而 K^+-Na^+ 交换增强，肾排 K^+ 增加，故碱中毒常伴有低血钾（图4-7）。

4. 肾的代偿　血浆 H^+ 降低和 pH 升高抑制肾小管上皮细胞内碳酸酐酶与谷氨酰胺酶活性，肾泌 H^+、泌 NH_3 减少，重吸收 HCO_3^- 减少，从而使血浆 HCO_3^- 浓度降低。由于随尿排出的 H^+ 减少而 HCO_3^- 增加，尿液呈碱性。但在缺钾性碱中毒时，因肾小管上皮细胞缺钾使 K^+-Na^+ 交换减少，H^+-Na^+ 交换增强，尿液中 H^+ 增多，尿呈酸性，称为反常性酸性尿，这是低钾性碱中毒的一个特征（图4-8）。

（四）对机体的影响

代谢性碱中毒时的临床表现往往被原发疾病所掩盖，缺乏特有的症状或体征。在急性或严重代谢性碱中毒时，主要的功能与代谢障碍为：

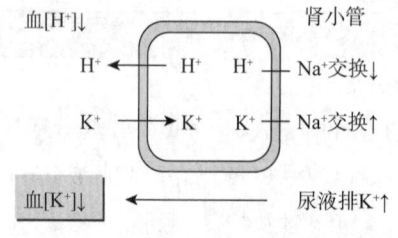

图4-7　碱中毒引起血钾降低的机制

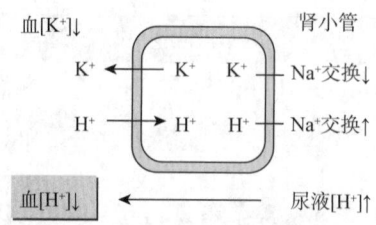

图4-8　缺钾性碱中毒引起反常性酸性尿的机制

1. 中枢神经系统功能改变　血浆 pH 升高时，脑内 γ-氨基丁酸转氨酶活性增高而谷氨酸脱羧酶活性降低，使 γ-氨基丁酸分解增强而生成减少，γ-氨基丁酸含量降低，对中枢神经系统的抑制作用降低，出现烦躁不安、精神错乱、谵妄等中枢神经系统兴奋的表现。

2. 神经肌肉兴奋性增高　Ca^{2+} 能稳定细胞膜电位，对神经肌肉细胞的兴奋性有抑制作用。正常情况下，血清钙是以游离钙与结合钙的形式存在的，pH 可影响两者之间的相互转变。代谢性碱中毒时，血清总钙量可无变化，但游离钙减少，神经肌肉兴奋性增高，可有四肢感觉异常、腱反射亢进及手足搐搦等临床表现。

此外，代谢性碱中毒可使氧解离曲线左移，血红蛋白和氧的亲和力增加，在组织内氧合血红蛋白不易释放氧。碱中毒也可引起血钾降低。

3. 反映酸碱平衡常用指标的变化趋势　根据原发疾病的程度和机体的代偿，血浆 $NaHCO_3/H_2CO_3$ 的浓度比可正常或升高，出现代偿性或失代偿性代谢性碱中毒。$NaHCO_3$ 含量原发性升高，BE 正值加大；$PaCO_2$ 继发性上升，血钾降低。

（五）防治的病理生理基础

积极去除引起代谢性碱中毒的原因及维持因素，例如补充细胞外液容量，纠正低血钾、低血氯等。代谢性碱中毒通常可以给予生理盐水治疗，原理是生理盐水含 Cl^- 量高于血浆，通过提高血 Cl^- 含量使肾小管重吸收 Cl^- 增加，而重吸收 HCO_3^- 减少，达到治疗碱中毒的目的。但对缺钾性碱中毒，在补充生理盐水的同时，应补充氯化钾。对于严重的代谢性碱中毒患者，可给予少量含氯酸性药物。

案例 4-3

男性患者，45岁，因阑尾脓肿破裂造成化脓性腹膜炎。手术切除阑尾并做腹腔引流，因术后肠功能恢复不好，一直未能进食，静脉输入葡萄糖液和生理盐水治疗并进行胃肠减压。5天后出现手麻，肌肉软弱无力。

化验：动脉血pH7.56，$PaCO_2$ 37.5mmHg，BE+10.6mmol/L，$NaHCO_3$ 38.2mmol/L，K^+3.2mmol/L，Na^+140mmol/L，Cl^-105mmol/L。

问题与思考：分析该患者水、电解质和酸碱平衡紊乱的类型及其发生的机制。

四、呼吸性碱中毒

（一）概念

呼吸性碱中毒（respiratory alkalosis）是以血浆 H_2CO_3 浓度原发性减少和 pH 升高为特征的酸碱平衡紊乱类型。

（二）原因与机制

呼吸性碱中毒主要见于各种原因引起的肺通气过度（表 4-5）。

表 4-5　呼吸性碱中毒的原因

原因	常见疾病
低氧血症	高原性缺氧、肺炎、肺水肿
呼吸中枢兴奋	中枢神经系统疾患：脑血管意外、脑炎、颅脑损伤及脑肿瘤等
	精神性通气过度：癔症
	代谢亢进：高热、甲状腺功能亢进
	感染：革兰阴性杆菌感染
	药物刺激：水杨酸、氨
呼吸机使用不当	通气量过大

（三）机体的代偿调节

呼吸性碱中毒时，虽然 $PaCO_2$ 降低对呼吸中枢有抑制作用，但只要刺激肺通气过度的原因持续存在，肺的代偿调节作用就不明显。

1. 细胞内缓冲　这是急性呼吸性碱中毒时机体的主要代偿方式。肺泡通气过度，血浆 H_2CO_3 迅速降低，HCO_3^- 浓度相对升高。此时机体的代偿调节表现为：①H^+ 逸出细胞。细胞内血红蛋白等缓冲物释放 H^+ 出细胞外，与细胞外液中的 HCO_3^- 结合形成 H_2CO_3，使血浆 HCO_3^- 浓度有所下降。细胞外 K^+ 进入细胞内以维持电平衡，故血 K^+ 浓度降低；②血浆 HCO_3^- 进入红细胞。部分血浆 HCO_3^- 可进入红细胞，与红细胞内的 H^+ 生成 H_2CO_3，再分解成 CO_2 和 H_2O，CO_2 逸出红细胞以提高 $PaCO_2$，在 HCO_3^- 进入红细胞时，有等量 Cl^- 从红细胞进入血浆，故血 Cl^- 浓度可增高（图 4-9）。但是，上述代偿作用是较为有限的。

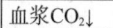
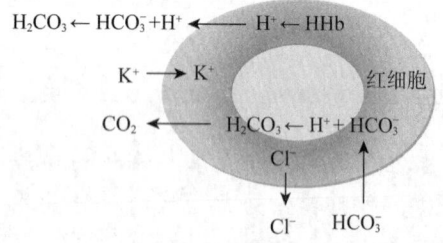

图 4-9　急性呼吸性碱中毒时机体的代偿调节

2. 肾的代偿　急性呼吸性碱中毒时，肾来不及发挥代偿调节作用。慢性呼吸性碱中毒时，肾充分发挥其调节能力，表现为肾小管上皮细胞泌 H^+ 减少，泌 NH_3 减少，重吸收 HCO_3^- 减少，尿液的酸化能力降低。

3. 酸碱平衡的常用指标及变化趋势　由于血液和细胞缓冲系统代偿能力较弱，而肾来不及发挥代偿作用，急性呼吸性碱中毒常为失代偿性，血 pH 升高，$PaCO_2$ 原发性降低，$NaHCO_3$ 无明显变化。通常 $PaCO_2$ 每降低 10mmHg，血浆 $NaHCO_3$ 下降 2mmol/L。

慢性呼吸性碱中毒时，根据肾的代偿程度，血 pH 可在正常范围的上限或升高，表现为代偿性或失代偿性呼吸性碱中毒。$PaCO_2$ 原发性降低，$NaHCO_3$ 代偿性降低。通常 $PaCO_2$ 每降低 10mmHg，$NaHCO_3$ 下降 5mmol/L，BE 为负值。

（四）对机体的影响作用

呼吸性碱中毒对机体的损伤作用与代谢性碱中毒相似，亦可引起感觉异常、意识障碍、抽搐、低钾血症及组织缺氧。此外，$PaCO_2$ 降低可使脑血管收缩痉挛，减少脑血流量。

（五）防治的病理生理基础

首先应积极治疗原发病和去除引起通气过度的原因，大多数呼吸性碱中毒可自行缓解。对发病原因不易很快去除或者呼吸性碱中毒比较严重者，可用纸袋罩于患者口鼻，令其再吸入呼出的气体（含 CO_2 较多），以提高血浆 H_2CO_3 浓度。对精神性通气过度患者可用镇静剂。

案例 4-4

男性患者，58岁，因胃溃疡出血入院，做胃大部切除术。术后患者担心自己的预后，情绪非常紧张，感觉切口疼痛，手足发麻。查体：体温36.8℃，心率92次/分，呼吸27次/分，呼吸浅快，血压100/60mmHg。腹部伤口无异常。实验室检查：Na^+140mmol/L，K^+4.5mmol/L，Cl^-103mmol/L，动脉血pH7.52，$PaCO_2$ 22.1mmHg，BE+4.9mmol/L，$NaHCO_3$ 21.2mmol/L。

问题与思考：该患者是否发生了酸碱平衡紊乱？其产生的机制是什么？

除单纯型酸碱平衡紊乱外，在同一患者体内还可以有两种或两种以上的酸碱平衡紊乱类型同时存在，称为混合型酸碱平衡紊乱。混合型酸碱平衡紊乱在临床上以呼吸性酸中毒合并代谢性酸中毒和呼吸性酸中毒合并代谢性碱中毒较为常见。因为在同一患者体内不可能同时发生 CO_2 过多又过少，故呼吸性酸中毒和呼吸性碱中毒不会同时发生。

需要指出的是，无论是单纯型还是混合型酸碱平衡紊乱，都不是一成不变的，随着疾病的发展，治疗措施的影响，原有的酸碱失衡可被纠正，也可能转变成或合并其他类型的酸碱平衡紊乱。因此，在诊断和治疗酸碱平衡紊乱时，一定要密切结合患者的病史，观测血 pH、$PaCO_2$ 及 $NaHCO_3$ 的动态变化，综合分析病情，及时做出正确诊断和适当治疗。

 思考题

1. 简述肾对酸碱平衡调节的机制。
2. 失血性休克患者易产生哪种类型的酸碱平衡紊乱，分析其发生机制。
3. 分析呕吐患者最易发生的酸碱平衡紊乱类型及其机制。

（吴立玲）

第五章

缺 氧

内容提要

  人体从空气中摄取氧，在肺部进行气体交换后，经血液运输到组织细胞，被组织细胞利用，其中任何一个环节发生障碍均可导致缺氧。当氧的供给或利用障碍时，机体的功能、代谢甚至形态、结构发生异常改变的病理过程称为缺氧。

  本章主要介绍缺氧的概念、反映血氧变化的常用指标、缺氧的原因、类型和血氧变化特点、缺氧时机体的功能代谢变化及其机制、缺氧防治的病理生理基础。

学习目标

掌握：

1. 缺氧和发绀的概念。
2. 常用血氧指标的概念及其主要影响因素。
3. 四种类型缺氧的概念、常见原因及其血氧变化特点。
4. 缺氧时呼吸系统和心血管系统的变化及其机制。

熟悉：

1. 氧解离曲线的特点及其主要影响因素。
2. 缺氧时红细胞和血红蛋白增多的机制。
3. 缺氧对中枢神经系统的影响和缺氧时组织细胞的代谢变化。

了解：

1. P_{50} 的概念。
2. 吸氧疗法的病理生理基础。

第一节　缺氧的概念和常用的血氧指标

一、缺氧的概念

  氧是维持正常生命活动的必需物质之一。机体内氧的储备非常有限，在心跳、呼吸停

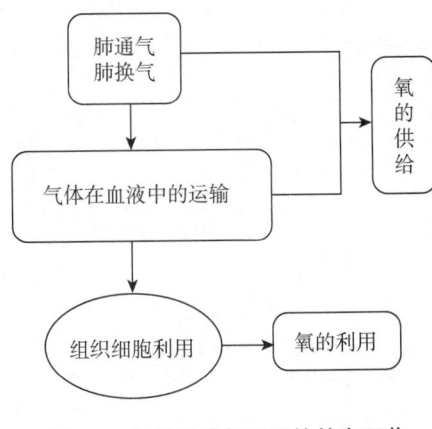

图 5-1 氧的供给与利用的基本环节

止后组织细胞数分钟就可因缺氧而死亡。氧的获得和利用是个复杂的过程，需要多个系统的共同协调来完成。氧从外界进入到组织细胞被利用可分成四个基本环节（图 5-1）。其中肺通气、肺换气及气体在血液中的运输称氧的供给，组织换气称氧的利用，其中任何一个环节发生障碍均可导致缺氧。当氧的供给或利用障碍时，机体的功能、代谢甚至形态、结构发生异常改变的病理过程称为缺氧（hypoxia）。缺氧是造成细胞损伤的最常见原因，也是存在于多种疾病中的基本病理过程之一。临床上可通过测定血氧指标反映组织供氧和耗氧量的变化。

二、反映血氧状态的有关指标

（一）血氧分压

血氧分压为溶解在血液中的氧分子所产生的张力。正常人动脉血氧分压（arterial partial pressure of oxygen，PaO_2）约为 100mmHg，PaO_2 的高低主要取决于吸入气体的氧分压和外呼吸功能；静脉血氧分压（venous partial pressure of oxygen，PvO_2）为 40mmHg，主要取决于组织摄取和利用氧的能力。

（二）血氧容量

血氧容量（oxygen capacity）指在氧分压 150mmHg，二氧化碳分压 40mmHg 和温度 38℃ 的条件下，100ml 血液中的血红蛋白（hemoglobin，Hb）被氧充分饱和时的最大带氧量，取决于血红蛋白的质和量。血氧容量正常值约为 20ml/dl。血氧容量的高低反映血液携带氧的能力。

（三）血氧含量

血氧含量（oxygen content）100ml 血液的实际带氧量，包括血浆中溶解的氧和结合于血红蛋白中的氧量。但由于溶解氧仅有 0.3ml/dl，故血氧含量主要是指 100ml 血液中的血红蛋白结合的氧，取决于血氧分压和血红蛋白的质和量。动脉血氧含量约为 19ml/dl，静脉血氧含量约为 14ml/dl。动脉血氧含量与静脉血氧含量的差值称为动 - 静脉血氧含量差，它反映组织的摄氧量。由于各组织器官耗氧量不同，各器官动 - 静脉血氧含量差存在差异，平均为 6~8ml/dl。

（四）血氧饱和度

血氧饱和度（oxygen saturation，SO_2）是指血液中 HbO_2 的量与血红蛋白总量之比，即 $HbO_2/(HbO_2+Hb)$。血氧饱和度反映 Hb 与 O_2 的结合程度。近似等于血氧含量与血氧容量的百分比，正常动脉血氧饱和度（SaO_2）为 95%~97%；静脉血氧饱和度（SvO_2）为 70%~75%，其影响因素为血氧分压。描述血氧饱和度和血氧分压之间关系的曲线称为氧合血红蛋白解离曲线，简称氧离曲线（图 5-2）。氧离曲线呈近似 S 形，曲线上段，当 PaO_2 在 60~100mmHg 之间时，曲线较平坦，表明在此范围内 PaO_2 的变化对血氧饱和度的影响不大，有利于肺泡气中的氧与 Hb 结合。曲线下段，当 PaO_2 在 15~60mmHg 之间时，曲线较陡直，PaO_2 稍有变化，血氧饱和度就有明显改变，利于处在低氧环境的组织细胞摄取氧。SO_2 与红细胞内 2，3- 二磷酸甘油酸（2，3-diphosphoglyceric acid，2，3-DPG）、血液 pH、CO_2 分压及温度有关，

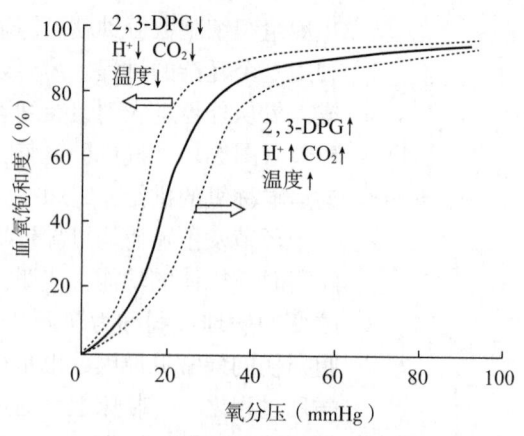

图 5-2 氧解离曲线及其影响因素

当血液 pH 降低、CO_2 分压升高温度升高及红细胞内 2，3-DPG 含量增加时，氧离曲线右移，Hb 与氧的亲和力降低。反之，氧离曲线左移，说明 Hb 与氧的亲和力增加。P_{50} 指血氧饱和度为 50% 时的血氧分压，正常为 26~27mmHg。它是反映 Hb 与氧亲和力的指标。P_{50} 增加时，血氧饱和度降低；反之则升高。

第二节　缺氧的类型、原因和发病机制

按照发病环节可将缺氧分为乏氧性缺氧、血液性缺氧、循环性缺氧和组织性缺氧四种类型。

一、乏氧性缺氧

乏氧性缺氧（hypoxic hypoxia）主要指肺泡氧分压降低或静脉血分流入动脉引起的缺氧。其基本特征是动脉血氧分压降低，血氧含量减少，组织供氧不足，又称低张性低氧血症。

（一）原因与机制

1. 吸入气 PO_2 过低　多见于海拔 3000~4000m 以上的高原或高空，随着海拔的升高，吸入气中的 PO_2 降低。另外，在通气不良的矿井和坑道吸入气中 PO_2 也降低。因吸入气 PO_2 过低，导致肺泡气体交换的氧不足，进而使血液向组织弥散氧的速度减慢，最终造成氧的利用障碍。因吸入氧气不足而引起的缺氧又称为大气性缺氧。

2. 外呼吸功能障碍　外呼吸包括肺通气和肺换气两个环节。肺通气障碍可引起肺泡气 PO_2 降低；肺换气障碍使肺泡扩散到血液中的氧减少，造成动脉血氧分压和血氧含量不足，导致组织细胞利用氧障碍。因肺通气和肺换气障碍引起的缺氧又称为呼吸性缺氧。

3. 静脉血分流入动脉血　某些先天性心脏病患者，如 Fallot 四联症，因室间隔缺损伴有肺动脉狭窄或肺动脉高压，右心的压力高于左心，未经氧合的静脉血可直接掺入左心的动脉血，导致 PaO_2 降低。

（二）血氧变化的特点

因 PaO_2 降低，使动脉血氧含量减少，血氧饱和度降低，导致组织供氧不足，动 - 静脉血氧含量差降低。但慢性缺氧患者，组织对氧的利用代偿性增强，故动 - 静脉血氧含量差相对增加，静脉血氧分压、血氧饱和度和血氧含量降低。因血红蛋白与氧结合能力未改变，故血氧容量正常。若是慢性缺氧，可因单位容积血液内红细胞和血红蛋白代偿性增加，使血氧容量增加。

正常情况下，毛细血管中脱氧血红蛋白的平均浓度为 26g/L。乏氧性缺氧时，动脉血和静脉血中氧合血红蛋白含量降低，脱氧血红蛋白增多。当毛细血管血液中脱氧血红蛋白的平均浓度超过 50g/L 时，皮肤和黏膜呈青紫色，称为发绀（cyanosis）。

案例 5-1

某患者，咳嗽、痰多、喘憋加重伴发热入院。体检：体温38.9℃，脉搏120次/分，呼吸28次/分。口唇、指尖部皮肤发绀。胸廓略呈桶状，肋间隙稍增宽，双肺呼吸音粗并可闻及大量痰鸣音，右下肺呼吸音低。

问题与思考：

1. 根据病例描述分析患者出现哪种类型缺氧？
2. 此型缺氧的血氧变化特点有哪些？

二、血液性缺氧

氧与血红蛋白结合是血液携带氧的主要形式。由于血红蛋白质或量的改变，以致血液携带氧的能力降低而引起的缺氧称为血液性缺氧（hemic hypoxia）。因血氧分压正常，故又称为等张性低氧血症。

（一）原因与机制

1. 贫血　严重贫血时血红蛋白含量减少，血液携带氧量降低，供给细胞的氧不足，又称为贫血性缺氧。

2. 一氧化碳中毒　一氧化碳（carbon monoxide，CO）是含碳物质不完全燃烧产生的一种气体，CO 可与血红蛋白结合成为碳氧血红蛋白，而且 CO 与血红蛋白的亲和力是氧的 210 倍。当吸入气中含 0.1% 的 CO 时，约 50% 的血红蛋白与 CO 形成碳氧血红蛋白而失去携带氧的能力。另外，当 CO 与血红蛋白分子中某个血红素结合后，将增加其余 3 个血红素对氧的亲和力，使氧离曲线左移，血红蛋白中已结合的氧释放减少。CO 还能抑制红细胞内糖酵解，使 2，3-DPG 生成减少，氧离曲线左移，进一步加重组织缺氧。

3. 高铁血红蛋白血症　血红素中的二价铁在氧化剂的催化下可氧化成三价铁，形成高铁血红蛋白。高铁血红蛋白中的三价铁与羟基牢固结合而失去携带氧的能力，并且增强剩余的二价铁与氧的亲和力，促使氧离曲线左移，减少氧的释放，导致组织细胞缺氧。生理状态

案例 5-2

某公司96名员工在内部食堂午餐后出现不同程度的头胀、头晕、恶心、呕吐、腹泻、腹痛伴皮肤青紫等症状，经调查确认是因食物受到亚硝酸盐污染而引起的中毒事件。

问题与思考：

1. 进食含亚硝酸盐的食品会造成中毒，它引起的缺氧属于哪种类型？
2. 亚硝酸盐中毒引起缺氧的机制是什么？
3. 案例中是否存在肠源性发绀？有何表现？

下，血液中的还原剂如维生素 C 和还原型谷胱甘肽等不断将高铁血红蛋白还原成二价铁的血红蛋白，使高铁血红蛋白含量仅占血红蛋白总量的 1%~2%。当大量进食含硝酸盐的腌菜后，硝酸盐被肠道细菌还原为亚硝酸盐。亚硝酸盐可使血红蛋白氧化形成大量高铁血红蛋白，称为高铁血红蛋白血症。因进食亚硝酸盐发生高铁血红蛋白血症的患者皮肤呈现类似发绀的咖啡色，称为肠源性发绀（enterogenous cyanosis）。

（二）血氧变化的特点

因外呼吸功能和吸入气体氧分压正常，故 PaO_2 及血氧饱和度正常。因血红蛋白的质或量改变，造成血氧容量和动脉血氧含量降低。贫血性缺氧时，虽然 PaO_2 正常，但毛细血管内氧分压降低较快，造成毛细血管和组织细胞之间的氧分压梯度降低，使弥散入细胞的氧减少，动 - 静脉血氧含量差减小。当一氧化碳中毒和高铁血红蛋白血症时，由于血红蛋白和氧的亲和力增加，结合的氧释放到细胞减少，动 - 静脉血氧含量差也减小。

严重贫血患者面色苍白，即使合并乏氧性缺氧，其脱氧血红蛋白也不易达到 50g/L，所以不易出现发绀。碳氧血红蛋白颜色鲜红，故一氧化碳中毒的患者皮肤和黏膜呈现樱桃红色。高铁血红蛋白呈棕褐色，患者皮肤和黏膜呈咖啡色或类似发绀。

三、循环性缺氧

循环性缺氧（circulatory hypoxia）是指因组织血流量减少引起的组织供氧不足，又称为低动力性缺氧。

（一）病因与机制

1. 全身性血液循环障碍　　心力衰竭患者因心输出量减少可造成全身组织供血不足，使组织的供氧量减少而产生缺血性缺氧；也可造成静脉回流障碍而引起淤血性缺氧。

2. 局部血液循环障碍　　动脉栓塞往往造成局部组织缺血性缺氧；而静脉栓塞或静脉炎可引起某支静脉回流障碍，造成局部组织淤血性缺氧。

（二）血氧变化的特点

不累及肺血流的循环性缺氧，PaO_2、血氧容量、动脉血氧含量和血氧饱和度均正常。因缺血或淤血造成血流缓慢，使血液流经毛细血管时间延长，细胞从单位容量血液中摄取的氧量增多，造成静脉血氧含量降低，动 - 静脉血氧含量差增大。当左心衰竭或肺动脉栓塞引起广泛的肺淤血或缺氧时，因合并呼吸性缺氧，患者 PaO_2、动脉血氧含量和血氧饱和度可降低。

循环性缺氧因供应组织的血液总量降低，弥散到组织细胞的总氧量仍不能满足细胞的需要而发生缺氧。缺血性缺氧的患者，因供应组织的血量不足，皮肤可苍白。淤血性缺氧的患者，毛细血管床淤滞的血液中包含更多的脱氧血红蛋白，可出现发绀。

知识链接

休克时，酸性代谢产物堆积，氧离曲线右移，血红蛋白结合的氧易于释放到组织，使组织摄氧量增加。若氧离曲线过度右移，血红蛋白与氧的亲和力降低，导致肺毛细血管中的血红蛋白结合氧减少，反而加重组织缺氧。

四、组织性缺氧

在组织供氧正常的情况下，因组织细胞不能利用氧进行新陈代谢，使生物氧化过程受阻所引起的缺氧称为组织性缺氧（histogenous hypoxia）或氧利用障碍性缺氧。

（一）病因与机制

1．抑制细胞氧化磷酸化　各种氰化物如 HCN、KCN 等可经消化道、呼吸道或皮肤进入人体，分解出 CN^-。CN^- 迅速与氧化型细胞色素氧化酶的 Fe^{3+} 结合成氰化高铁细胞色素氧化酶，阻碍其还原为 Fe^{2+} 的还原型细胞色素氧化酶，使呼吸链的电子无法传递。砒霜、甲醛、许多药物等，主要通过抑制呼吸链的酶类或与其结合，导致呼吸链受阻，影响氧化磷酸化过程。因毒性物质抑制细胞生物氧化引起的缺氧又称为组织中毒性缺氧。

2．线粒体损伤　细菌毒素、严重缺氧、钙超载、大剂量放射线照射等均可抑制线粒体呼吸功能或造成线粒体结构损伤，引起细胞生物氧化障碍。

3．维生素缺乏　维生素 B_1 是丙酮酸脱氢酶的辅酶成分，脚气病患者可因丙酮酸氧化脱羧障碍，影响细胞有氧氧化过程。维生素 PP 是辅酶Ⅰ和辅酶Ⅱ的组成成分，均参与氧化还原反应。维生素严重缺乏，可抑制细胞生物氧化，引起组织利用氧障碍。

（二）血氧变化的特点

组织性缺氧时，PaO_2、动脉血氧含量、动脉血氧容量和血氧饱和度均正常。由于细胞生物氧化过程受损，不能充分利用氧，故静脉血氧分压和血氧含量均高于正常，动 - 静脉血氧含量差减小。因细胞利用氧障碍，使氧合血红蛋白增多，患者皮肤和黏膜呈现玫瑰红色。

各型缺氧的血氧变化特点见表 5-1。在临床上有些患者还可发生混合性缺氧。例如，心力衰竭时主要表现为循环性缺氧，若合并肺水肿，又可发生乏氧性缺氧。

表 5-1　各型缺氧的血氧变化特点

缺氧类型	动脉血氧分压	血氧容量	动脉血氧含量	动脉血氧饱和度	动 - 静脉血氧含量差
低张性缺氧	↓	N 或↑	↓	↓	↓或 N
血液性缺氧	N	↓或 N	↓	N	↓
循环性缺氧	N	N	N	N	↑
组织性缺氧	N	N	N	N	N

↓降低　↑升高　N 不变

第三节　缺氧对机体的影响

缺氧对机体的影响因缺氧的原因、速度和患者的反应性而不同。机体在不同的条件下对缺氧的耐受性不同，机体代谢率高或活动增加者对缺氧的耐受性差；而低温和适度锻炼可增强机体对缺氧的耐受性。不同类型缺氧对机体影响既有相似之处又各具特点。轻度缺氧机体以代偿反应为主，而重度缺氧则造成机体的功能和代谢障碍，甚至形态、结构损伤。急性缺氧时机体往往来不及充分发挥代偿作用，以损伤表现为主；而慢性缺氧时机体的代偿反应和缺氧的损伤作用并存。下面以低张性缺氧为例，介绍缺氧对机体的影响。

一、呼吸系统的变化

（一）代偿性反应

当 PaO_2 低于 60mmHg 时，可刺激颈动脉体和主动脉体外周化学感受器，反射兴奋呼吸中枢，使肺通气量增加。如果同时伴有 pH 降低和高碳酸血症，则呼吸运动加强更明显。呼吸运动增强的代偿意义在于：①增加肺泡通气量和肺泡气 PO_2，进而增加 PaO_2。同时，增加 CO_2 的排出，降低 $PaCO_2$；②胸廓运动增强使胸腔负压增大，可增加回心血量，进而增加心输出量和肺血流量，有利于血液摄取和运输更多的氧。

呼吸的改变与缺氧持续的时间有关。短时间缺氧可即刻增加肺通气量，同时 CO_2 排出过多，引起低碳酸血症和呼吸性碱中毒，这对呼吸中枢有抑制作用，限制了肺通气量的明显增加。如缺氧时间过长，致使外周化学感受器的敏感性降低，呼吸运动减弱，肺通气量降低。血液性缺氧、循环性缺氧和组织性缺氧的患者，若不合并 PaO_2 降低，呼吸系统的代偿不明显。

（二）损伤性变化

1. 高原肺水肿　高原肺水肿是指进入 3000m 以上高原后，出现头痛、胸闷、咳嗽、发绀、呼吸困难、血性（或白色）泡沫痰，甚至神志不清，肺部听诊有湿性啰音。高原肺水肿的发病机制尚不清楚，可能与缺氧引起肺血管及外周血管收缩，进而造成肺动脉高压有关。

2. 中枢性呼吸衰竭　当 PaO_2 低于 30mmHg 时，发生中枢性呼吸衰竭。表现为呼吸抑制，呼吸节律和频率不规则，肺通气量减少，最终可因呼吸中枢麻痹导致呼吸停止或死亡。

二、循环系统的变化

（一）代偿性反应

低张性缺氧引起的循环系统的代偿反应主要表现在心输出量增加、血流重新分布、肺血管收缩和毛细血管增生。

1. 心输出量增加　心输出量增多主要由于：①心率加快：PaO_2 轻度或重度降低，引起呼吸运动增强，刺激肺牵张感受器，反射性地兴奋交感神经，造成心率加快；②心肌收缩力增加：PaO_2 降低引起交感神经兴奋，儿茶酚胺释放增多，作用于心肌细胞 β - 肾上腺素能受体，引起正性肌力作用；③回心血量增多：乏氧性缺氧时，胸廓运动度增大也有利于增加回心血量，进而增加心输出量。通过增加心输出量，使供应组织细胞的血量增多，可提高组织的供氧量，对急性缺氧有一定的代偿意义。

2. 血流重新分布　缺氧时心和脑供血量有所增多，而皮肤、内脏、骨骼肌和肾组织血流量减少。血流重新分布的机制是：①心和脑组织缺氧时生成了大量的乳酸、腺苷和 PGI_2 等扩血管物质，从而增加了心、脑重要生命器官的供血供氧量；②与肺血管不同，缺氧引起心、脑血管平滑肌细胞膜的钾通道开放，钾外向电流增加，细胞膜超极化，Ca^{2+} 进入细胞内减少，血管平滑肌松弛，血管扩张；③不同器官的血管对儿茶酚胺的反应性不同。皮肤、内脏、骨骼肌和肾的血管 α - 受体密度高，对儿茶酚胺的敏感性较高，收缩明显，供血量减少。

3. 组织毛细血管增生　长期缺氧时，促使缺氧组织内毛细血管增生，尤其是脑、心和骨骼肌的毛细血管增生明显。氧从血管内向组织细胞弥散的距离缩短，从而增加了对组织的供氧量。

（二）损伤性变化

慢性缺氧引起肺血管收缩和肺血管结构改建，导致肺动脉高压。

1. **肺血管收缩** 肺泡气氧分压降低时，可引起肺小动脉收缩，肺循环阻力增加，肺动脉高压。缺氧引起肺小动脉收缩机制尚不完全清楚，主要涉及下列调节机制：①胞质钙增加：急性缺氧可抑制电压依赖性钾通道，使钾离子外流减少，膜电位降低，引起细胞膜去极化，从而激活电压依赖性钙通道开放，Ca^{2+} 内流增加，缺氧时活性氧增加也可以使 Ca^{2+} 内流增加，亦可促进肌浆网释放钙，从而使胞质中钙浓度增加，引起肺血管收缩；②缩血管物质作用增强：缺氧时肺血管内皮细胞、肺泡巨噬细胞等合成和释放多种血管活性物质，其中包括血管紧张素 II（AngII）、内皮素（endothelin，ET）等缩血管物质和一氧化氮（nitric oxide，NO）、前列环素（prostacyclin，PGI_2）等扩血管物质。缺氧时以缩血管物质增多占优势，使肺小动脉收缩；③交感神经兴奋：肺血管 α - 肾上腺素受体密度较高，对儿茶酚胺的敏感性较高，交感神经兴奋时肺小动脉收缩明显。

2. **肺动脉高压** 慢性缺氧可使肺小动脉持续收缩，导致肺循环阻力增加，右心室后负荷增加。长期肺血管收缩，将导致肺血管重塑，主要表现为血管平滑肌细胞和成纤维细胞的肥大和增生，血管壁中胶原和弹性纤维沉积，使血管壁增厚变硬，形成持续的肺动脉高压，久之造成右心肥大甚至右心衰竭。

3. **心肌舒缩功能降低** 严重缺氧可损伤心肌的收缩和舒张功能，因同时存在的肺动脉高压，患者首先表现为右心衰竭，严重时出现全心衰竭。缺氧时心肌舒缩功能障碍的发生机制：①缺氧使心肌 ATP 生成减少，引起心肌细胞膜和肌浆网钙转运功能障碍，心肌钙转运和分布异常；②慢性缺氧时，红细胞代偿性增多，血液黏滞度增高，心肌射血阻力增大；③严重的心肌缺氧可造成心肌收缩蛋白的破环，使心肌舒缩功能降低；④缺氧所致的酸中毒和高血钾，导致心肌收缩力降低。

4. **心律失常** 严重缺氧可引起窦性心动过缓、期前收缩，甚至发生心室纤颤。严重的 PO_2 降低可经颈动脉体反射性地兴奋迷走神经，导致窦性心动过缓。缺氧使细胞内外离子分布异常，心肌内 K^+ 减少，Na^+ 增加，静息膜电位降低，心肌兴奋性和自律性增高，传导性降低，易发生异位心律和传导阻滞。

三、血液系统的变化

血液系统的代偿反应主要是通过增加红细胞数量和氧离曲线右移实现的。但是，红细胞数量增加及氧离曲线右移也会给机体造成损伤，加重缺氧。

1. **红细胞和血红蛋白增多** 慢性缺氧时红细胞增多，主要是由于肾生成和释放促红细胞生成素增加。促红细胞生成素加速血红蛋白合成，使骨髓中的网织红细胞和红细胞释放入血。红细胞增加可升高动脉血氧容量和血氧含量，提高血液的携氧能力，增加组织供氧。如果血液中红细胞过度增加，会引起血液黏滞度增高，血流阻力增大，心脏的后负荷增高，这是缺氧时发生心力衰竭的重要原因之一。

2. **氧离曲线右移** 2，3-DPG 是红细胞内糖酵解过程的中间产物，其主要功能是调节血红蛋白的运氧功能。缺氧时 2，3-DPG 增多，氧离曲线右移。一方面，Hb 与 2，3-DPG 结合后分子构型稳定，使 Hb 不易与氧结合。另一方面，2，3-DPG 是一种不能透出红细胞膜的有机酸，它的增加可使红细胞内 pH 降低，导致血红蛋白与氧的亲和力降低，使红细胞向组织释放更多的氧。在吸入气 PO_2 明显降低的情况下，红细胞内过多的 2，3-DPG 将妨碍 Hb 与氧结合，使动脉血氧含量过低，供应组织的氧严重不足。

四、中枢神经系统的变化

脑重仅为体重的 2% 左右，而脑血流量约占心输出量的 15%。脑所需能量主要是来自葡萄糖的有氧氧化，脑耗氧量约为总耗氧量的 23%，而脑内葡萄糖和氧的贮备很少，所以脑对缺氧十分敏感。脑灰质比白质的耗氧量多 5 倍，对缺氧的耐受性更差。缺氧直接损害中枢神经系统的功能，急性缺氧可出现头痛、情绪激动、思维力、记忆力、判断力降低或丧失以及运动不协调，严重者可出现惊厥和昏迷。当 PaO_2 降至 20mmHg 达几分钟后患者将死亡。慢性缺氧时精神神经症状比较缓和，表现有注意力不集中、易疲劳、嗜睡及精神抑郁等症状。

缺氧致中枢神经系统功能障碍与脑水肿和脑细胞受损有关。脑水肿的发生机制是：①缺氧直接扩张脑血管，增加脑血流量和脑毛细血管内压，组织液生成增多；②缺氧致代谢性酸中毒可增加毛细血管壁通透性，造成间质性脑水肿；③缺氧致 ATP 生成减少，细胞膜钠泵功能障碍，细胞内钠水潴留；④脑充血和脑水肿使颅内压增高，颅内压增高又可压迫脑血管，加重脑缺血和脑缺氧，形成恶性循环。缺氧时神经细胞膜电位降低，神经介质合成减少以及能量代谢障碍等均可引起神经系统功能紊乱。

五、组织细胞的变化

（一）代偿性反应

在供氧不足的情况下，有氧氧化过程障碍，组织细胞可通过增强无氧酵解过程和提高利用氧的能力来获取维持生命活动所需的能量。

1. 线粒体数目增多　慢性缺氧时，细胞内线粒体的数目和膜的表面积增加，呼吸链中酶活性增高，使细胞利用氧的能力增强。

2. 糖无氧酵解增强　磷酸果糖激酶是糖酵解的限速酶。缺氧时，ATP 生成减少，可激活磷酸果糖激酶，使糖酵解增强，在一定程度上补偿能量的不足。

3. 肌红蛋白增加　久居高原的人骨骼肌内肌红蛋白含量增多。肌红蛋白与氧的亲和力明显高于血红蛋白与氧的亲和力。因此，肌红蛋白可从血液中摄取更多的氧，增加氧在体内的贮存。在 PaO_2 降低时，肌红蛋白可释放出一定量的氧供细胞利用。

4. 低代谢状态　缺氧可使细胞的耗能过程减弱，表现为糖、蛋白质合成减少，离子泵功能抑制等，细胞处于低代谢状态，减少能量的消耗，有利于缺氧时细胞的生存。

（二）损伤性变化

缺氧性细胞损伤主要为细胞膜、线粒体及溶酶体的改变。

1. 细胞膜的损伤　细胞膜是细胞缺氧最早发生损伤的部位。主要是因为细胞膜离子泵功能障碍、膜通透性增加、膜流动性下降和膜受体功能障碍。

严重缺氧时，ATP 生成减少，使钠泵功能障碍，细胞内 Na^+ 增多，促进细胞内水、钠潴留，导致细胞内水肿；严重缺氧使细胞膜通透性增加，细胞内 K^+ 顺浓度差流出细胞，使细胞外 K^+ 浓度升高。细胞内 K^+ 缺乏，影响合成代谢和酶的功能，进一步影响离子泵的功能和 ATP 的生成。因细胞膜通透性增加，细胞外 Ca^{2+} 顺浓度差进入细胞内。缺氧时 Ca^{2+} 转运出细胞减少及被肌浆网摄取减少，均造成细胞内 Ca^{2+} 浓度升高，进而激活磷脂酶促进膜磷脂降解，损伤细胞膜和细胞器膜。线粒体过多摄入的 Ca^{2+} 与线粒体内含磷酸根的化合物结合，形成不溶性磷酸钙，加重 ATP 生成不足。细胞内 Ca^{2+} 增加还可以增强 Ca^{2+} 依赖性蛋白激酶的活性，促进氧自由基生成，进而引起自由基对细胞的损伤。

2．线粒体的损伤　轻度缺氧或缺氧早期，线粒体的呼吸功能是代偿性增强的。严重缺氧时，可抑制线粒体内脱氢酶的功能，ATP 生成进一步减少，造成线粒体的呼吸功能障碍，严重时引起结构损伤，表现为线粒体肿胀、嵴断裂崩解、钙盐沉积、外膜破裂和基质外溢。

3．溶酶体的损伤　缺氧引起的酸中毒和钙超载可激活磷脂酶，分解膜磷脂，使溶酶体膜的稳定性降低，通透性增高，严重时溶酶体膜可以破裂。溶酶体内蛋白水解酶逸出引起细胞自溶。

第四节　缺氧治疗的病理生理基础

防治缺氧应消除引起缺氧的原因。如改善肺的通气和换气功能；应用维生素 C 等还原剂促进高铁血红蛋白还原；对先天性心脏病患者，应及时进行手术治疗；对急性组织中毒性缺氧的患者，应及时解毒。

吸氧是治疗缺氧的基本方法，对各种类型的缺氧均有一定疗效，但因缺氧的类型不同，氧疗的效果有较大差异。吸氧对低张性缺氧最为有效。吸氧能提高肺泡气 PO_2，促进氧在肺中的弥散和交换，提高 PaO_2 和血氧饱和度，增加动脉血氧含量。高原肺水肿患者吸入纯氧具有特殊的疗效，吸氧后数小时至数日，肺水肿症状可显著缓解，肺部体征随之消失。但是对于有右至左分流的患者，因吸入的氧无法与流入左心的静脉血液起氧合作用，对改善缺氧的作用较小。

血液性缺氧、循环性缺氧和组织性缺氧的共同特点是 PaO_2 和动脉血氧饱和度正常。吸入高浓度氧可以提高 PaO_2，但与血红蛋白结合的氧增加很有限，而血浆内物理溶解的氧量可明显增加。高压氧治疗对 PaO_2 正常的缺氧患者可通过增加溶解氧量改善对组织的供氧。另外，对 CO 中毒患者，PaO_2 增高后，氧可与 CO 竞争结合于血红蛋白，从而加速 CO 与血红蛋白解离，有很好的疗效。组织性缺氧的主要问题是细胞利用氧障碍，组织供氧一般是正常的。氧疗可提高血液和组织之间 PO_2 梯度，增加氧向组织弥散，也可有一定治疗作用。

思考题

1．简述乏氧性缺氧的发病原因和血氧变化特点？
2．CO 中毒引起缺氧的机制和血氧变化特点？
3．乏氧性缺氧时，循环系统有哪些代偿性变化？

（王岩梅）

第六章

发　热

内容提要

　　发热是由于致热原的作用使体温调节中枢调定点上移而引起的以调节性体温升高（超过正常值0.5℃）为主要表现的全身性病理过程。发热的机制是由发热激活物刺激产致热原细胞，合成和释放内生致热原，经中枢发热介质的介导而引起体温调节中枢的"调定点"上移。发热的临床经过分为体温上升期、高热持续期、体温下降期三个时相，各期的热代谢特点及临床表现不同。发热过程中，机体物质代谢增强，中枢神经、循环、免疫、呼吸、消化等功能有明显变化。

学习目标

掌握：
1. 发热的概念及发热与过热的区别。
2. 发热激活物、内生致热原的概念。
3. 发热中枢正、负调节介质的种类。

熟悉：
1. 产内生致热原细胞的种类、体温调节中枢、内生致热原进入下丘脑的途径。
2. 发热的分期，各期热代谢特点。

了解：
发热的处理原则。

第一节　概述

　　人和哺乳动物等能在环境温度变化的情况下通过体内体温调节机制使产热和散热过程保持动态平衡，维持体温相对恒定。这是新陈代谢和生命活动的必要条件。

一、正常体温

　　正常人体温相当稳定，维持在37℃左右，一昼夜上下波动不超过1℃。清晨6点体温最低，下午4~6点体温最高。经测定，正常人体腋窝温度为36.0~37.4℃，舌下温度为

36.7~37.7℃，直肠温度为 36.9~37.9℃。女性平均体温（36.9℃）略高于男性（36.7℃），老人体温偏低，幼儿体温偏高，活动、进食、精神紧张时体温升高。

当体温超过正常值 0.5℃，人们往往称为发热（fever），其实这一概念不准确。体温升高可分为生理性体温升高和病理性体温升高（包括发热和过热）。

二、生理性体温升高

剧烈运动时体温可升高 0.5℃甚至更高，系产热过多所致；女性月经前期（排卵后）、妊娠期体温升高，可能与孕激素分泌增多有关。正常小儿体温一般为 36.4~37.4℃，哺乳或饭后、运动、哭闹、衣服过厚、室温过高等均可使小儿短时间内产热增加，散热减少，而使体温暂时升高，生理性体温升高随生理过程结束而自动恢复正常，不对机体产生危害，不需处理。

三、病理性体温升高

根据体温升高的发生机制，可将病理性体温升高分为两种类型（图 6-1）。

体温升高（超过正常体温 0.5℃）
- 生理性体温升高：月经前期、剧烈运动、心理应激
- 病理性体温升高
  - 发热（调节性体温升高，以适应上移的体温调定点）
  - 过热（被动性体温升高，超过体温调定点水平）

图 6-1 体温升高的类型

（一）发热

由于致热原的作用使体温调节中枢的调定点（set point）上移而引起的，以调节性体温升高为主要表现的全身性病理过程，当体温升高超过正常值 0.5℃称为发热。发热的概念包括：①体温升高超过正常值 0.5℃，将体温 > 37.5℃作为判断发热的标准；②体温升高是由于体温调节中枢的调定点上移引起的调节性体温升高；③发热是由于致热原所介导的机体一系列内分泌、免疫功能激活的综合性反应，体温升高只是发热反应的一部分。

知 识 链 接

发热不是独立的疾病，而是存在于许多疾病中的一个病理过程，由于常出现于多种疾病的早期，易被患者察觉，而且发热程度与体内病变多有依赖关系，因此常把发热看成是疾病的信号和判断病情、疗效和预后的重要临床表现。

（二）过热

过热（hyperthermia）是由于体温调节机构调节障碍或调节失调不能将体温控制在与调定点相适应的水平上，属病理性、非调节性体温升高。特点：①散热障碍：如先天性汗腺缺乏症、皮肤鱼鳞病或环境温度过高（中暑）；②产热过多：见于甲状腺功能亢进；③体温调节中枢损伤：如下丘脑退行性变。发热与过热是两个不同的概念（表 6-1）。

表 6-1　发热与过热的比较

	发热	过热
体温	调节性升高	被动性升高
体温调节功能	正常	障碍（体温调节中枢损伤、散热障碍、产热过多）
体温调定点水平	上移	未发生移动
体温与调定点的关系	相适应	体温高于调定点水平

第二节　发热的原因和发病机制

发热是由于某些外源性或内源性的物质刺激机体产生致热性细胞因子，后者直接或间接作用于体温中枢，使体温调节中枢调定点上移造成的。致热性细胞因子同时还作用于其他靶细胞，产生一系列内分泌、免疫和生理功能的改变。

一、发热激活物

发热激活物（pyrogenic activator）是指能激活产致热原细胞产生和释放内生致热原（又称为致热性细胞因子）的物质，又称内生致热原诱导物。包括外致热原和体内产物两大类。

（一）外致热原
来自体外的发热激活物称为外致热原。

1．细菌

（1）革兰阳性细菌：此类细菌感染是常见的发热原因。主要有葡萄球菌、链球菌、肺炎链球菌、白喉棒状杆菌和枯草杆菌等。这类细菌全菌体，菌体碎片及释放的外毒素均是重要的致热物质。此外，葡萄球菌和链球菌的细胞壁中的肽聚糖（peptidoglycan），具有致热性。

（2）革兰阴性细菌：常见的有大肠埃希菌、伤寒沙门菌等。其致热性除菌体外，主要致热物质是胞壁所含脂多糖（LPS），即内毒素（endotoxin，ET）。LPS 具有极强的致热性，其耐热性高，需干热 160℃ 2 小时才能灭活，一般灭菌方法不能清除，是血液制品和输液过程中的主要污染物，也是外环境中主要的致热物质。内毒素无论是体内注射或体外与产致热原细胞一起培养，都可刺激内生致热原（endogenous pyrogen，EP）的产生和释放。

> **知识链接**
>
> 人体对细菌内毒素极为敏感。极微量（1 ~ 5ng/kg）内毒素就能引起体温上升，发热反应持续约 4 小时后逐渐消退。自然感染时，因革兰阴性菌不断生长繁殖，同时伴有陆续死亡、释出内毒素，故发热反应将持续至体内病原菌完全消灭为止。

（3）分枝杆菌：如结核菌，其菌体及细胞壁所含成分都有致热作用。

2．病毒　常见的有流感病毒、SARS 病毒、麻疹病毒、柯萨奇病毒等。流感和 SARS 等病毒感染的最主要症状就是发热。其致热性在于病毒胞膜中的脂蛋白。

3. 真菌　真菌感染性疾病常伴有发热，如白色念珠菌感染所致的鹅口疮；组织胞浆菌、球孢子菌引起的深部感染。真菌的致热性在于全菌体和菌体内所含荚膜多糖和蛋白质。

4. 疟原虫　疟原虫感染人体后，其潜隐子进入红细胞并使其破裂，大量裂殖子和代谢产物释入血液，引起发热。

5. 螺旋体　常见的螺旋体有钩端螺旋体、回归热螺旋体和梅毒螺旋体。螺旋体致热性在于生物体本身及代谢产物。

此外，支原体、衣原体、立克次体等致病微生物，其胞壁中亦含有脂多糖，具有致热性。

（二）体内产物

一些机体自身产物也可成为发热激活物。

1. 抗原-抗体复合物　许多自身免疫性疾病都有顽固的发热，如系统性红斑狼疮、类风湿、皮肌炎等；某些药物引起的变态反应、异型输血或免疫注射等均可引起发热，循环中持续存在的抗原-抗体复合物可能是主要的发热激活物。

2. 类固醇　体内某些类固醇（steroid）产物有致热作用。睾酮的中间代谢产物本胆烷醇酮是典型代表，将人白细胞与本胆烷醇酮一起培养，几小时可产生和释放内生致热原。石胆酸也有类似的作用。

3. 体内组织的大量破坏　严重的心脏病急性发作、大手术后、X线或核辐射等导致机体组织大量破坏，均可引起发热，严重者可持续数天。

二、内生致热原

在发热激活物的作用下，机体某些细胞可以产生并释放能引起体温升高的物质，这些物质称为内生致热原。能够产生并释放内生致热原的细胞称为产内生致热原细胞（产EP细胞）。

（一）内生致热原的种类

1. 白细胞介素-1（interleukin-1，IL-1）是最早发现的EP。其受体分布于脑内，主要在下丘脑外侧。给鼠、家兔静脉注射IL-1，引起典型的发热反应；将IL-1导入大鼠下丘脑前部，引起热敏神经元放电频率下降，冷敏神经元放电频率增加，这些反应可被前列腺素合成抑制剂水杨酸钠阻断。

2. 肿瘤坏死因子（tumor necrosis factor，TNF）将TNF注入大鼠、家兔静脉可引起明显发热，可被环加氧酶抑制剂布洛芬阻断。TNF有 α、β 二种亚型，均已人工合成。在内毒素导致的发热及肿瘤患者的发热中，TNF可能是主要的内生致热原。

3. 干扰素（interferon，IFN）是一种具有抗病毒、抗肿瘤作用的蛋白质，有多种亚型。与发热有关的是 α、β 亚型，对人和动物都有一定的致热效应，该发热效应可被PG合成抑制剂阻断。IFN是病毒感染引起发热的主要EP。

4. 白细胞介素-6（interleukin-6，IL-6）能引起各种动物发热，但作用低于TNF和IL-1。给鼠、家兔静脉或脑内注射IL-6，可引起明显发热；反应可被布洛芬和吲哚美辛阻断。

5. 巨噬细胞炎症蛋白-1（macrophage inflammatory protein-1，MIP-1）是内毒素作用于巨噬细胞所诱生的肝素-结合蛋白质。它包括两种类型：MIP-1 α 和 MIP-1 β，二者同源性高。已证明给家兔静脉注射纯化的MIP-1引起剂量依赖性发热。

（二）内生致热原的生成和释放

产 EP 细胞包括单核细胞、巨噬细胞、淋巴细胞、内皮细胞、某些肿瘤细胞、星状细胞等。EP 的产生和释放过程是一个复杂的细胞信息传递和基因表达的调控过程。这一过程包括产 EP 细胞的激活、EP 的产生、EP 的释放。当发热激活物与产 EP 细胞膜的特异性受体结合后，产 EP 细胞即被激活，从而启动 EP 合成。

三、发热的体温调节机制

（一）体温调节中枢

体温调节中枢位于视前区 - 下丘脑前部（preoptic anterior hypotha lamus，POAH），该区含有温度敏感神经元，对来自外周和深部的温度信息起整合作用。损伤该区可导致体温调节障碍。此外在下丘脑还存在一些体温的负反馈调节核团，包括中杏仁核（MAN）、腹中隔（VSA）和弓状核等。这些核团对发热时的体温产生负性影响，避免发热时的体温过高。

体温"调定点（set point，SP）"学说认为，体温调节中枢内有一个调定点（如 37℃），体温调节机构围绕这个调定点调控体温。如果体温高于此数值，热敏神经元发放冲动增多，导致散热中枢兴奋，产热中枢受抑制，此时体温调节效应器的作用是散热增多，产热减少，使体温不至于升高；如果体温低于此数值，则抑制散热中枢，此时体温调节效应器的作用是产热增多，散热减少，使体温不至于降低。所以体温调节中枢一方面感受体温偏离"调定点"信息，另一方面整合信息，然后发放相应调节指令控制产热和散热过程，把体温维持在与"调定点"相适应的水平。

发热时体温调节由两部分组成，一是正调节中枢，主要是 POAH；一是负调节中枢，主要包括杏仁核、腹中隔和弓状核等。当外周致热信号进入中枢后，启动体温正负调节机制，一方面通过正调节介质使体温上升，另一方面通过负调节介质限制体温升高。正负调节相互作用的结果决定调定点上移的水平及发热的幅度。

（二）EP 信号传入中枢的途径

研究证明，血循环中的 EP 可能通过三种途径将信号传入体温调节中枢，引起发热中枢介质的释放，继而引起体温"调定点"上移。

1. 通过下丘脑终板血管器　终板血管器（OVLT）位于视上隐窝上方，紧靠 POAH，是血脑屏障的薄弱部位。此区毛细血管为有孔毛细血管，对大分子物质有较高的通透性，EP 可能由此入脑。此途径可能是 EP 进入体温调节中枢的主要途径。

2. 通过迷走神经　迷走神经的传入纤维可将外周的致热信号传入脑。实验表明，给大鼠腹腔注射 LPS 可在脑内检测到 IL-1 增多，切断膈下迷走神经传入纤维则可阻断脑内 IL-1mRNA 的转录和发热反应。

3. 通过血脑屏障转运入脑　研究表明，在血脑屏障毛细血管床部位分别存在有 IL-1、IL-6、TNF 的可饱和转运机制，正常情况下由该机制转运的 EP 量极微，不足以引起发热。但当血脑屏障的通透性异常增大时，如慢性感染、颅脑炎症、损伤等则可能使此途径成为 EP 进入脑的主要途径。

（三）EP 升高体温调定点的机制

EP 无论以何种方式入脑，它们仍然不是引起体温调定点上移的最终物质，EP 可能是通过刺激相应的神经元、神经胶质细胞或巨噬细胞，释放某些中枢调节介质，改变温度敏感神经元的功能状态，升高调定点。发热中枢调节介质包括正调节介质和负调节介质两类（表 6-2）。

表 6-2 中枢调节介质的分类

种类		作用
正调节介质	①前列腺素 E_2（PGE_2） ②促皮质激素释放激素（CRH） ③环磷酸腺苷（cAMP） ④ Na^+/Ca^{2+} 比值 ⑤一氧化氮（NO）	作用于 POAH 的温度敏感神经元使温度调定点上移
负调节介质	①精氨酸加压素（AVP） ② α 黑素细胞刺激素（α-MSH） ③膜联蛋白 A1（annexin A1）	使温度上升高度被限制在一定范围内

1．正调节介质

（1）前列腺素 E_2（PGE_2）：实验证实，用 EP 诱导动物发热，发热期间动物脑脊液中 PGE_2 水平明显升高。PGE_2 合成抑制剂阿司匹林、布洛芬等有解热作用，而且降温同时，脑脊液中 PGE_2 降低。

（2）促皮质激素释放激素（CRH）：CRH 主要由室旁核的小细胞神经元分泌，目前发现有些 EP 引起发热是通过 CRH 介导的，如 IL-1、IL-6。中枢注入 CRH 可引起动物脑温和结肠温度明显升高，用 CRH 受体拮抗剂阻断 CRH 的作用，可抑制 IL-1、IL-6 的致热性。而 TNFα、IL-1 引起的发热则是通过 PGE_2 介导的。

（3）环磷酸腺苷（cAMP）：cAMP 是细胞内的第二信使，是重要的发热介质。ET 和 EP 双相热期间，脑脊液中 cAMP 含量与体温呈同步性双相变化，下丘脑组织中的 cAMP 含量也在两个高峰期明显增多。

（4）Na^+/Ca^{2+} 比值：动物脑室内灌注 Na^+ 使体温很快升高，灌注 Ca^{2+} 则使体温很快下降；降钙剂（例如，EGTA）脑室内灌注也会引起体温升高。这些研究资料表明：Na^+/Ca^{2+} 比值改变在发热机制中可能负担着重要中介作用。

（5）一氧化氮（NO）：作为新型的神经递质，在大脑皮质、小脑、海马、下丘脑视上核、OVLT 和 POAH 等部位都有一氧化氮合酶（NOS）。NO 作用于 OVLT 和 POAH 等部位，介导发热时的体温上升；增加棕色脂肪组织的代谢活动导致产热增加；抑制发热时负调节介质的合成与释放。

2．负调节介质　各种感染性疾病引起发热极少超过 42℃，体内存在着发热的自我限制机制。发热时体温升高幅度被限制在特定范围内的现象称为热限（febrile ceiling）。热限是自我保护功能，可使脑细胞免受损伤。热限的形成可能与发热的负反馈调节有关。在负反馈调控中，脑内生成的内源性降温物质可能起主要作用，称为"中枢性负调节介质"，主要包括：

（1）精氨酸加压素（AVP）：AVP 又称抗利尿激素（ADH）。是由下丘脑视上核、室旁核和腹中膈的神经元合成，是一种与多种中枢神经功能有关的神经递质。研究发现，AVP 脑内微量注射或经其他途径注射具有解热作用。

（2）α- 黑素细胞刺激素（α-MSH）：黑素细胞刺激素是十三肽激素，由 ACTH 分解而来，具有极强的解热作用，其解热作用比对乙酰氨基酚（扑热息痛）大 25 000 倍。

（3）膜联蛋白 A_1（annexin A_1）：又称脂皮质蛋白 -1（lipocortin-1），主要存在于脑、肺

等器官中。研究发现，糖皮质激素发挥解热作用依赖于脑内膜蛋白 A_1 的释放。向大鼠中枢内注射膜联蛋白 A_1 可明显抑制 IL-1β、IL-6、IL-8、CRH 诱导的发热反应。

（4）白细胞介素 -10（interleukin-10，IL-10）：由 T 淋巴细胞、单核细胞、角质细胞和活化的 B 细胞产生。能抑制 LPS 诱导的各种动物的发热反应。

当致热信号从外周传入中枢后，一方面诱发正调节中枢释放介质使体温上升，另一方面启动负调节介质释放，使体温上升高度被限制在特定范围，使发热不至于过高（图 6-2）。

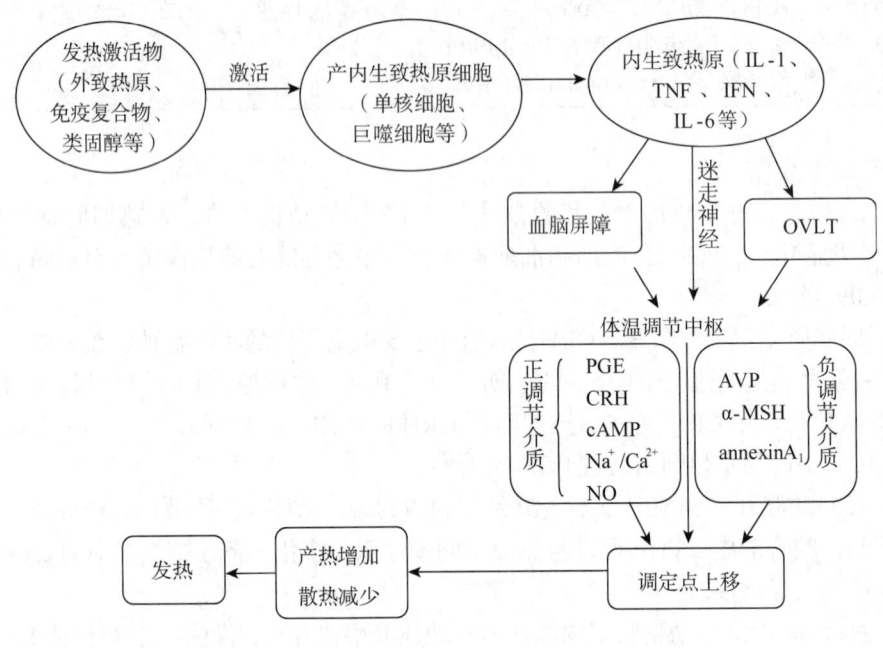

图 6-2　发热发病学示意图

第三节　发热的时相及热代谢特点

发热的临床过程分为三个时期，各期持续时间因病而异。

一、体温上升期

此期体温不断上升。热代谢特点：产热增多，散热减少。

产热增加来源于几条途径：①寒战：由体温调节中枢发出指令经运动神经到达骨骼肌引起骨骼肌紧张度升高和不随意收缩。此种方式可使产热量增加 4~5 倍。是此期热量增加的主要来源；②棕色脂肪组织分解：棕色脂肪组织是特殊分化的组织，有丰富的血液供应，线粒体大而多，呈浅棕色，该脂肪组织氧化所释放的能量基本转化为热量。新生儿棕色脂肪较多，基本无寒战；③代谢率增高。

知识链接

　　由于体温调节中枢调定点上移，原来正常体温成为"冷刺激"，中枢对"冷"信息起反应，中枢发出指令经交感神经到达散热器官，使皮肤血管收缩，血流减少，散热减少；同时体温中枢发出指令到达产热器官使产热增多。此期皮肤血管收缩，血流减少，皮肤温度下降，刺激冷感受器，信息传入中枢，患者感到发冷、畏寒，并出现皮肤苍白；经交感神经传出的冲动引起竖毛肌收缩，出现"鸡皮疙瘩"。

二、高热持续期

　　当体温升高到新调定点，便不再继续上升，而是在这个与新调定点相适应的高水平波动，称为高热持续期，也称为高峰期或稽留期。该期长者数天（如大叶性肺炎），短者数小时（如疟疾）。热代谢特点：产热与散热在高水平上平衡。

　　此时体温调节中枢在一个较高的水平上调节产热和散热。由于体温已与新的调定点水平相适应，下丘脑不再发放"冷反应"冲动，患者寒战消失。产热增加主要来源于升高的代谢率；因血温升高使皮肤温度升高，皮肤血管也扩张，散热也因此增加。因皮肤温度增加刺激温度感受器，患者自觉发热。由于血流量增加，皮肤温度上升，皮肤水分蒸发加强，皮肤、口唇比较干燥。

三、体温下降期

　　此期当发热激活物、EP 得到控制和清除，调定点恢复到正常水平，机体出现明显的散热反应。热代谢特点：散热增强，产热减少，体温逐渐恢复到正常调定点水平。

　　此时的血温高于体温调定点，POAH 的热敏神经元受刺激，发放冲动促进散热；而冷敏神经元受抑制，减少产热。皮肤血管进一步扩张，将深部的体热带到体表散发；汗腺分泌增加，引起大量出汗，严重者可导致脱水。

第四节　发热时机体的功能和代谢变化

　　发热时的体温升高、EP 的作用及体温调节效应可引起一系列代谢和功能的改变。

一、物质代谢的改变

　　发热时三大营养素分解代谢增强，这是体温升高的物质基础。体温每升高 1℃，基础代谢率提高 13%。这主要是由于致热性细胞因子（TNF-α、IL-1 等）可直接刺激外周组织，使蛋白质、脂肪和糖分解，所以发热患者物质消耗明显增多。

（一）糖代谢

　　发热时产热增加，能量消耗增加，对糖的需求增加。肝糖原、肌糖原分解和糖异生作用加强，引起血糖升高，可出现糖尿。由于葡萄糖分解增强，氧的供应相对不足，无氧酵解增强，血中乳酸增多而 ATP 生成减少。

知识链接

寒战时肌肉活动量加大，对氧的需求大幅度增加，超过机体的供氧能力，以致产生氧债（oxygen debt），此时肌肉活动所需的能量大部分依赖无氧代谢供给，因此产生大量乳酸。

（二）脂肪代谢

发热时脂肪分解增加。正常时脂肪分解供能只占总能量的 20%~25%。发热时，脂肪分解加强，可占总能量的 60%~80%。大量脂肪分解且氧化不全，患者可出现酮血症、酮尿。长期发热则日渐消瘦。

（三）蛋白质代谢

发热时组织蛋白也分解供能，长期发热可导致血浆蛋白降低，出现低蛋白血症、氮质血症。如果未能及时补充蛋白质，则呈负氮平衡状态，患者的抵抗力低下，组织修复能力降低。

（四）维生素代谢

发热时由于食欲不振及消化液分泌减少，可导致维生素摄取及吸收减少。而代谢增强使维生素消耗增多，患者易发生维生素特别是维生素 B 和维生素 C 缺乏，应注意补充。

（五）水、电解质代谢

体温上升期，由于肾血流量减少，尿量明显减少，Na^+ 和 Cl^- 排出减少，可引起水、Na^+ 和 Cl^- 潴留；而体温下降期由于皮肤和呼吸道水分蒸发增加及大量出汗，可引起脱水。发热时的组织分解加强，可使酸性代谢产物堆积，引起代谢性酸中毒。

二、生理功能的改变

（一）中枢神经系统

发热时的主要症状大部分集中在中枢神经系统。发热患者常感到不适、头晕、头痛、嗜睡等。由于交感神经兴奋，特别是高热（40~41℃）患者可能出现烦躁、谵妄、幻觉，持续高热还可出现昏迷。

热惊厥（febrile seizures）是小儿时期最常见的惊厥疾患，多发生在 6 个月至 3 岁的幼儿，通常在发热 24 小时内出现。常有家族史，热惊厥反复发作的患儿发生癫痫的危险性增加。

（二）循环系统

由于发热时交感神经和肾上腺素的作用及血温升高对窦房结的刺激，可使心率加快。体温每升高 1℃，心率增加 18 次 / 分，儿童增加的更多。心率加快可增加心输出量，但心率 > 150 次 / 分，心输出量反而下降，且可增加心脏负荷，如患者有心脏潜在病灶则可诱发心力衰竭。因此，发热患者应安静休息，尽量减少体力活动及情绪激动。少数患者在退热期可因出汗过多导致虚脱，甚至循环衰竭。

（三）消化系统

由于发热时交感神经活动增强，消化液分泌减少、胃肠蠕动减弱，引起食物在肠道中滞留、消化不良。患者食欲减退、厌食、恶心、呕吐、腹胀、便秘。由于唾液分泌减少，患者口干、口腔异味（因唾液对口腔有清洁、杀菌的作用）。由于患者对脂肪、蛋白质消化吸收差，应给予多糖、多维生素的清淡饮食。

（四）呼吸系统

发热时血温升高刺激呼吸中枢并提高呼吸中枢对 CO_2 的敏感性，加上代谢增强 CO_2 产生增多，共同促进呼吸加深加快。呼吸增快有利于散热，但呼吸过快，CO_2 排出过多，可导致 $PaCO_2$ 下降，引起呼吸性碱中毒。

（五）泌尿系统

体温上升期，患者尿量减少。可能与发热时抗利尿激素分泌增加、肾远曲小管和集合管对水的重吸收增加有关。持续性发热时，肾小管上皮细胞可发生营养不良，出现浑浊肿胀，尿中可出现蛋白质和管型。体温下降期，尿量可逐渐增加。

（六）免疫系统

EP 本身即是一些免疫调控因子，可刺激 T、B 淋巴细胞增殖和分化，增强吞噬细胞的吞噬杀菌活性；TNF 具有抗肿瘤活性，并增强吞噬细胞的杀菌活性等。一定程度的体温升高也可增强吞噬细胞的吞噬活力。IFN 是机体一种主要抗病毒体液因子，还能增强天然杀伤细胞（NK）与吞噬细胞的活性。所以发热时免疫功能总体表现是增强的。但持续高热也可造成免疫系统的功能紊乱，因各种细胞因子具有复杂的网络关系，过度激活将引起细胞因子的平衡紊乱。

第五节　发热防治的病理生理基础

一、治疗原发病

发热不是独立的疾病，而是疾病发展过程中的一个信号，多数发热与自限性感染有关，最常见的是病毒感染，病因一旦去除，发热就会停止。

二、解热原则

（一）对于一般发热又不伴有其他严重疾病者可不急于解热

发热是一个重要的疾病信号，体温曲线的变化有时可反映病情的变化，可作为诊断、评价疗效和估计预后的重要参考。且适度发热机体的防御功能增强，因此一般发热不必急于退热，以免延误病情或抑制免疫功能。

（二）由于发热而加重病情或威胁患者生命的病例，应及时退热

1. 体温过高（＞40℃）患者明显不适、意识障碍和惊厥者。
2. 心脏病患者　因发热加重心肌负荷，可诱发心力衰竭。
3. 妊娠期妇女　发热和人工过热（洗桑拿浴）有致畸胎的危险，并加重中、晚期妊娠妇女的心脏负担。

（三）解热措施

1. 药物解热　退热药应具备下述机制之一：①抑制 EP 产生：如糖皮质激素可抑制 TNF、IL-6 产生；②抑制 PGE 的合成：如 PGE_2 合成抑制剂阿司匹林、布洛芬等；③促进中枢性负调节介质的产生：如阿司匹林、水杨酸钠等；④清热解毒中草药也有很好的解热作用，

可适当选用。

2．物理降温　当过高的体温将损害中枢神经系统时，头部的局部物理性降温可能有助于保护大脑，如用冰帽、冰袋等冷敷头部。

（四）加强高热和长期发热患者的护理

1．注意纠正患者的水盐代谢和酸碱平衡紊乱，防止脱水。

2．给予高糖、多维生素的易消化清淡食物，以补充发热时物质的消耗。

3．监测心血管功能，尤其是心肌劳损者，在退热期开始或服用解热药物后而大量出汗者，要注意预防循环衰竭的发生。

4．解热剂使用时应注意其禁忌证及副作用。

案例 6-1

　　患儿，女，2岁。因咽痛、发热3天，全身抽搐0.5h入院。现病史：3天前出现畏寒，"鸡皮疙瘩"，皮肤苍白。当晚体温增高，烦躁。次日，思睡，偶有恶心、呕吐。尿少、色深。入院前0.5h突起全身抽搐急送入院。查体：T 41℃，P 116次/分，BP 100/60mmHg，R 26次/分。嗜睡，面红。口唇干燥，咽部明显充血，双侧扁桃体肿大（++），颈软。双肺呼吸音粗。实验室检查：WBC 17.4×10^9/L（N $4 \sim 10 \times 10^9$/L），分叶80%。HCO_3^- 17.94mmol/L。

　　问题与思考：

1．该患儿体温为什么升高，其机制是什么？

2．对该患儿应怎样处理和护理？

 思 考 题

1．以内毒素为代表，简述发热的过程。

2．发热时机体的主要功能变化有哪些？

（蔡晓莉）

第七章

弥散性血管内凝血

内容提要

　　血液在血管内循环流动，是维持机体各器官组织进行新陈代谢和保证正常生命活动的基本条件，这有赖于机体凝血系统和抗凝血系统的动态平衡。弥散性血管内凝血（DIC）是指在某些致病因子作用下，凝血因子或血小板被激活，大量促凝物质入血，凝血酶增加，从而引起一种以凝血功能紊乱为主要特征的复杂、危重的病理过程。基本特点是早期微循环中形成广泛的微血栓，这一过程使凝血因子和血小板大量消耗；继而引起纤维蛋白溶解功能亢进，使血液由高凝固状态转变为低凝固状态，出现出血、休克、微血管病性溶血性贫血和器官功能障碍等临床表现。本章着重介绍 DIC 的概念、原因、诱因、发病机制及主要临床表现，并简要介绍 DIC 的分期、分型以及诊治的病理生理学基础。

学习目标

掌握：
1. DIC 的概念、原因及影响因素。
2. DIC 的发病机制。
3. DIC 的主要临床表现及其发生机制。
4. 微血管病性溶血性贫血的概念。

熟悉：
DIC 的分期及各期的特点。

了解：
1. DIC 的分型。
2. DIC 的诊断原则及其相关化验指标的变化。
3. DIC 防治的病理生理学基础。

　　弥散性血管内凝血（disseminated intravascular coagulation，DIC）是在多种病因作用下，凝血过程被强烈激活，导致广泛的微血栓形成，继发纤维蛋白溶解功能亢进，以出血、休克、器官功能障碍和溶血性贫血为特征的临床综合征。DIC 发生的始动环节是机体凝血系统的异常激活，在微循环中广泛地形成纤维蛋白微血栓，造成凝血物质和血小板大量消耗，同时继发纤维蛋白溶解亢进，使血液由高凝固状态转变为低凝固状态的病理过程。

知识链接

　　DIC 过程变化复杂。国际血栓止血学会 DIC 专业委员会于 2001 年将 DIC 定义为："DIC 是指不同病因造成局部损害而出现的以血管内凝血为特征的继发性综合征。它既可由于微血管系统受损而致，又可导致微血管系统的损伤。如果这损伤严重，则导致器官功能衰竭。"

　　DIC 不是一个独立的疾病，而是许多疾病发展过程中的并发症。大多数发病急，预后差，是临床上一种危重综合征。其发病率约 0.02%~0.05%，死亡率高达 50%~60%。

第一节　弥散性血管内凝血的病因和发生机制

一、弥散性血管内凝血的病因

　　DIC 的发展速度及临床表现与进入血液促凝物质的数量、速度、性质有关。能引起 DIC 的常见病种类很多，临床上以感染性疾病最多见，其次为恶性肿瘤（包括血液病）、产科并发症、严重的组织损伤等（表 7-1）。产科意外并发急性 DIC 者其病情常十分凶险。

表 7-1　DIC 的常见病因

类型	所占比例	主要疾病
感染性疾病	31%~43%	革兰阴性或阳性菌感染、败血症等、病毒性肝炎、流行性出血热、病毒性心肌炎等
肿瘤性疾病	24%~34%	胰腺癌、结肠癌、食管癌、胆囊癌、肝癌、胃癌、白血病、前列腺癌、肾癌、膀胱癌、绒毛膜上皮癌、卵巢癌、子宫颈癌、恶性葡萄胎、多发性骨髓瘤等
妇产科疾病	4%~12%	流产、妊娠中毒症、子痫及先兆子痫、胎盘早期剥离、羊水栓塞、子宫破裂、宫内死胎、腹腔妊娠、剖宫产手术等
创伤/手术	1%~5%	严重软组织创伤，挤压伤综合征，大面积烧伤，前列腺、肝、脑、肺、胰腺等脏器大手术，器官移植术等
其他		严重的肝和肾疾病，肺心病，毒蛇咬伤，溶血，严重冻伤，溺水，电击伤，过敏，中毒反应，输血反应等

知识链接

抗生素、抗肿瘤药、抗纤溶药、解热镇痛药、催眠药等，是引起药源性DIC的常见药物。多发生在用药2~24h，病情急且凶险，出血明显。其发生机制涉及药物对机体的损伤作用、过敏反应、抑制血管活性、抑制纤维蛋白溶解等。

二、正常机体凝血与抗凝血系统概述

正常机体的血液在血管内维持循环流动，是由凝血和抗凝血功能处于动态平衡实现的。平衡的维持存在着复杂的调节机制。凝血功能确保机体在受损时，及时在损伤局部发生血液凝固，形成血栓止血；同时，抗凝血功能使血液凝固和血栓形成局限在一定范围，确保血液循环的畅通。

（一）机体的凝血功能

1．血管收缩的凝血功能　血管损伤时，神经反射可迅速引起血管收缩，从而使血流减慢，减少失血。同时，促使凝血因子和活化的血小板聚集在损伤部位，利于血凝块的形成。

2．凝血系统及其功能　凝血系统由多种凝血因子组成。凝血过程是一系列凝血因子相继酶解激活的过程。其启动有外源性和内源性凝血系统两条途径。其基本功能是在血管受损引起出血时，通过血液凝固的酶促反应，使可溶性的纤维蛋白原（fibrinogen，Fbg）变为不溶性的纤维蛋白（fibrin，Fbn），以达到止血的目的。凝血系统的激活过程可分为三个阶段。第一阶段凝血酶原酶形成：此酶的形成可经两条途径完成：①内源性凝血系统：由活化的 F Ⅻ 启动。血管内皮细胞损伤处暴露出的胶原纤维或其他表面带有负电荷的物质（如内毒素）等，激活凝血因子 F Ⅻ，F Ⅻa 依次激活因子 F Ⅺ、F Ⅸ和F Ⅹ，其中有 Ca^{2+}、F Ⅷ、F Ⅴ和血小板第三因子（PF3）参与。因为参与反应的各种因子都存在于血浆中，这一凝血活化途径被称为内源性凝血途径。②外源性凝血系统：由组织因子（tissue factor，TF）启动。组织细胞破坏后，释放组织因子入血，它与 F Ⅶ、Ca^{2+} 形成复合物，激活 F Ⅹ。这一途径的触发物质 TF 来源于组织，故这一途径被称为外源性凝血途径。外源性和内源性凝血系统均可激活 F Ⅹ，最终形成 FXa-Ca^{2+}-FVa-PF3 "凝血酶原激活物"。研究表明，在启动凝血过程中起主要作用的是外源性凝血系统的激活，当其启动后产生少量的凝血酶可激活 F Ⅸ、F Ⅺ、F Ⅻ 等，使内源性凝血系统激活。第二阶段凝血酶形成：凝血酶原激活物将凝血酶原（F Ⅱ）激活成凝血酶。第三阶段纤维蛋白形成：在凝血酶作用下，纤维蛋白原首先形成纤维蛋白单体（fibrin monomer，FM），并使 F ⅩⅢ 活化以介导纤维蛋白交联，形成稳定的纤维蛋白，导致血液凝固。

3．血小板在凝血中的作用　血小板通过活化、黏附、释放、收缩一系列功能直接参与凝血过程。当外伤等原因导致血管内皮细胞损伤，暴露出胶原后，血小板膜糖蛋白（glycoprotein，GP）GPIb/Ⅸ 与胶原结合，激活血小板，同时产生黏附作用。血液凝血机制见图7-1。

（二）机体的抗凝血功能

机体的抗凝血系统包括细胞抗凝和体液抗凝系统。细胞抗凝是指单核-吞噬细胞系统以

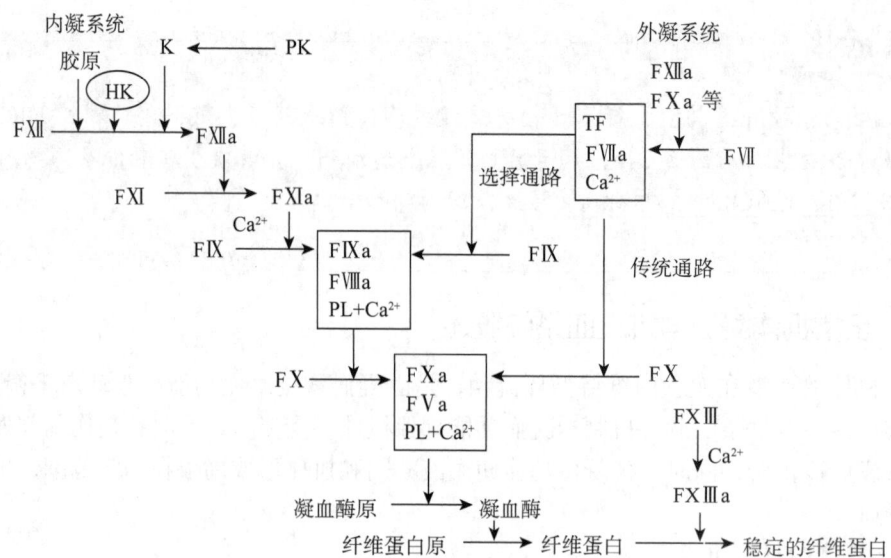

图 7-1　血液凝血机制

及肝细胞所具有的非特异性抗凝作用；体液抗凝是指血液的抗凝物质及系统，包括血浆中丝氨酸蛋白酶抑制物（如抗凝血酶Ⅲ）和肝素等；血栓调节蛋白 - 蛋白 C（protein C，PC）系统和纤维蛋白溶解系统。其中最为重要的是纤维蛋白溶解系统，它由纤溶酶原（plasminogen，PLg）、纤溶酶（plasmin，PLn）、纤溶酶原激活物（plasminogen activator，PA）、纤溶抑制物（plasminogen activator inhibitor，PAI）等因子组成，主要功能是使纤维蛋白凝块溶解，去除和防止血管内由于纤维蛋白沉着引起的阻塞。纤维蛋白溶解过程大致分为两个阶段：首先在组织细胞产生的 PA 或活化的因子 F Ⅻ（F Ⅻ a）、F Ⅺ（Ⅺ a）、凝血酶等作用下，纤溶酶原被激活，形成纤溶酶；随后纤溶酶分解纤维蛋白（原），形成纤维蛋白（原）降解产物（fibrin degradation product，FDP），同时水解凝血酶原、F Ⅹ等多种与凝血 - 抗凝相关的蛋白因子。

三、弥散性血管内凝血的触发机制

DIC 的发病机制复杂，涉及凝血、抗凝、激肽、补体系统之间以及细胞（血小板、白细胞、血管内皮细胞等）之间的相互作用，DIC 时最为突出的改变就是原发病全面触发了机体正常的凝血机制而致凝血物质消耗过多，血液由高凝状态转变为低凝状态。

（一）大量组织因子入血，激活外源性凝血系统，启动凝血过程

组织因子存在于细胞的内质网中，以肺、脑、胎盘等组织含量最为丰富，血管外层的平滑肌细胞、成纤维细胞等也可恒定地表达组织因子。外科手术、严重创伤、恶性肿瘤组织坏死、产科意外、器官坏死等原因，均造成严重的组织细胞损伤、坏死，大量组织因子释放入血；与血液接触的内皮细胞及白细胞，正常时不表达组织因子，但在炎症介质等因素刺激下，这些细胞在短时间内也可诱导表达组织因子，与血中的 Ca^{2+} 和 F Ⅶ形成复合物，激活外源性凝血系统，生成大量纤维蛋白。并使血小板活化、聚集，引起血栓形成。同时，F Ⅶ a 激活 F Ⅸ和 F Ⅹ，产生的凝血酶反馈激活 F Ⅸ、F Ⅹ、F Ⅺ、F Ⅻ等，扩大了凝血反应，发生 DIC。

（二）血管内皮损伤，凝血、抗凝调控失调

细菌及内毒素、病毒、螺旋体、抗原-抗体复合物、持续缺血、缺氧、酸中毒、大量颗粒物质入血等均可刺激和损伤血管内皮细胞，尤其是毛细血管和微静脉的内皮细胞，造成：①损伤的血管内皮细胞表达并释放 TF，启动凝血系统，促凝作用增强；②血管内皮抗凝能力降低，主要表现在血栓调节蛋白-蛋白 C 和肝素-AT-Ⅲ系统功能降低，从而强烈激活内皮损伤部位的凝血反应；③血管内皮细胞产生组织型纤溶酶原激活物减少，PAI-1 增多，使纤溶活性降低；④血管内皮损伤使内皮下带负电荷的胶原纤维暴露，促使血小板黏附、聚集、激活和血小板的释放。胶原暴露后，可激活 F Ⅻ，启动内源性凝血系统，并可激活激肽释放酶原生成激肽释放酶，后者激活更多的 F Ⅻ，形成大量的 F Ⅻa，可加速内源性凝血系统的反应；同时可激活激肽系统，进而激活补体系统等，激肽和补体产物也可促进 DIC 的发生。

> **知识链接**
>
> 　　严重感染、强烈的免疫反应、持续缺血缺氧等因素在造成广泛血管内皮损伤的同时，也可激活单核巨噬细胞、中性粒细胞、淋巴细胞，合成和释放多种细胞因子、补体成分（如 C3a、C5a）以及氧自由基等损伤因子。从而促进血管内皮损伤和 TF 释放，加重血小板的黏附、聚集和释放，对广泛性微血栓的形成发挥正反馈促进作用。因此，血管内皮损伤是 DIC 发生、发展的关键环节。

（三）血细胞大量破坏，血小板被激活

1. 红细胞被大量破坏　红细胞含有磷脂和 ADP。异型输血、疟疾等，特别是伴有强烈的免疫反应的急性溶血时，破坏的红细胞大量释放 ADP，作为血小板激活剂，促进血小板黏附、聚集，引发血栓形成；破坏的红细胞膜上具有促凝作用的磷脂被释放，可浓缩并局限 F Ⅶ、F Ⅸ、F Ⅹ 及凝血酶原，产生大量凝血酶，促进 DIC 的发生。

2. 白细胞的破坏或激活　中性粒细胞和单核细胞在内毒素、抗原-抗体复合物和炎症介质的作用下，可诱导表达组织因子；急性早幼粒细胞性白血病患者放、化疗，由于粒细胞大量崩解，也可释放大量组织因子样物质入血，激活外源性凝血系统。

3. 血小板的激活　内毒素、免疫复合物、颗粒物质、凝血酶等均可引起血小板的激活、黏附、聚集，从而促进 DIC 的发生。在 DIC 的发生发展中，血小板多为继发作用，只有在少数情况下，如血栓性血小板减少性紫癜，血小板起原发性作用。

（四）促凝物质入血

急性坏死性胰腺炎时，因胰腺细胞受损而释放入血的大量胰蛋白酶可激活凝血酶原，促进凝血酶的生成。蛇毒，如斑蝰蛇毒含有的两种促凝成分或在 Ca^{2+} 参与下激活 F Ⅹ，或可加强 F Ⅴ 的活性，促进 DIC 的发生。而巨鳞蝰蛇毒则可直接使凝血酶原变为凝血酶，导致 DIC 的发生。

羊水中含有组织因子样物质，入血可启动外源性凝血系统；羊水中的胎脂、角化细胞、胎粪等颗粒物质入血，通过表面接触激活 F Ⅻ，启动内源性凝血系统。转移的癌细胞、细菌毒素或其他异物颗粒入血，可通过表面接触激活 F Ⅻ。某些腺癌能分泌促凝蛋白，如癌促凝物质和含有唾液酸的黏蛋白，能直接激活 F Ⅹ，从而启动凝血连锁反应。

临床发生 DIC，常是多种机制综合作用造成。如缺血、缺氧、酸中毒使血管内皮受损，内皮下胶原暴露，通过接触激活 F Ⅻ，启动内源性凝血过程；同时损伤的血管内皮细胞表达释放 TF，启动外源性凝血过程。DIC 发生、发展的机制及对机体的影响见图 7-2。

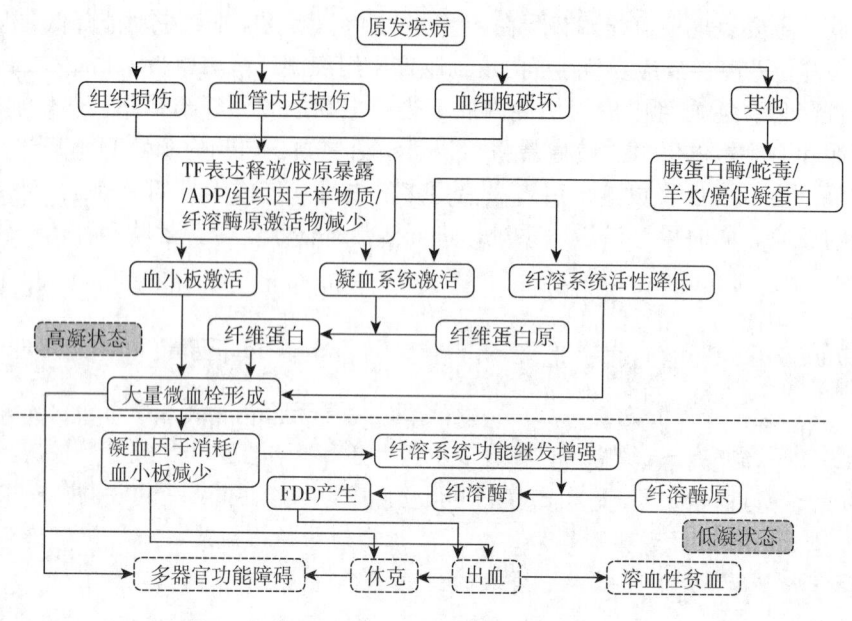

图 7-2　DIC 发生、发展的机制及对机体的影响

第二节　弥散性血管内凝血发生的影响因素

凡能促使机体血液处于高凝状态或抗凝血系统功能低下的因素均可诱发 DIC，应尽可能防止、减轻或排除这些因素的作用。

一、单核 - 吞噬细胞系统功能抑制

单核 - 吞噬细胞系统具有吞噬和清除进入循环血液中的促凝物质、内毒素，以及凝血和纤溶激活过程中生成的凝血酶原激活物、凝血酶、纤维蛋白及其降解产物等，起到防止凝血过程失控的作用。当单核 - 吞噬细胞系统功能被抑制或凝血激活物和凝血酶的生成超过其吞噬能力使其功能被"封闭"时，可促进 DIC 的发生。如全身性施瓦兹曼（Shwartzman）反应时，由于第一次注入小剂量内毒素，使单核 - 吞噬细胞系统功能"封闭"，第二次注入内毒素则易引起 DIC。

知识链接

给家兔间隔 24h 静脉注射一次小剂量内毒素，在第二次注射后家兔发生休克、出血倾向，并因急性肾衰竭而死亡。尸体解剖显示脏器的微循环中有纤维蛋白性微血栓。发生机制是第一次注射后单核吞噬细胞系统吞噬了内毒素而被"封闭"，第二次注射，系统无法使内毒素灭活。

二、肝功能严重障碍

肝是单核吞噬细胞系统存在的主要器官，也是抗凝血酶和多数凝血因子产生的部位。当肝功能严重受损时，既可由于清除抗凝能力降低，在促凝因素作用下，发生 DIC；也可由于凝血物质生成减少，使凝血能力降低，而容易发生出血倾向。其引起 DIC 的主要机制如下：

1. 吞噬功能减弱 正常肝可吞噬激活的凝血因子、纤溶酶原激活物等，将它们及时从血中清除。因此肝功能严重受损（如急性重型肝炎）时，上述物质在血中蓄积，使体内的凝血和纤溶过程严重失衡而易于形成 DIC。

2. 解毒作用减弱 肝功能障碍时，来自肠道的内毒素、有毒物质及代谢生成的乳酸不能被充分解毒。内毒素及酸中毒均可损伤血管内皮细胞，相继激活凝血系统、纤溶系统、激肽系统和补体系统，促进微血栓形成。

3. 合成功能障碍 急、慢性肝功能障碍时，血浆凝血因子在肝合成减少，造成其血浆水平降低；血液中一些具有抗凝及促纤溶作用的物质在肝合成也减少。此时凝血活性增高而纤溶活性降低，有助于血栓形成及 DIC 的发生。

4. 促凝物质释放增多 肝细胞坏死时可释放组织因子，启动凝血系统，促进 DIC 的发生。

三、血液高凝状态

从妊娠 3 周开始，血液中纤维蛋白原、凝血酶原、凝血因子 F V、F Ⅶ、F Ⅷ、F Ⅸ、F Ⅹ 的含量均逐渐增多，同时血浆中出现较多可溶性纤维蛋白复合物。血小板的数量虽在分娩前无明显增多，但其黏附和聚集的性能显著增强。同时，血浆中抗凝血的主要物质抗凝血酶Ⅲ却减少，纤溶酶原含量虽有所增加，但纤溶酶原抑制物的量也显著增加，使总的纤溶活力有所减弱。妊娠后期孕妇体内的这种变化对避免分娩时子宫出血过量有积极的意义，但这些变化使妊娠晚期孕妇体内处于高凝状态，一旦有激活凝血的因素出现，如发生羊水栓塞、胎盘早剥等病理情况时，则易发生 DIC。

严重酸中毒时，因肝素活性显著降低，血小板的聚集性增强，使血液中的抗凝能力显著减弱，凝血能力相对增强，造成血液高凝状态。

四、微循环障碍

正常的血流速度很快，能将血浆中出现的少量活化的凝血因子及微小的纤维蛋白凝块稀释并运走。当微循环血流速度减慢甚至淤滞时，不但难于及时将局部微小的纤维蛋白聚合物及激活的凝血因子稀释、运走，而且极易引起血小板黏附聚集在血管壁，发生促凝作用。血流淤滞还造成局部严重的缺血、缺氧和酸中毒，使血管内皮细胞损伤易于释放促凝物质，这些都易导致微血栓形成，有利于 DIC 的发生。

五、纤溶功能降低

临床上不恰当地应用纤溶抑制剂，如 6- 氨基己酸、对羧基苄胺等药物造成纤溶系统过度抑制、血液黏度增高时也可促进 DIC 的发生。

第三节 弥散性血管内凝血的分期与分型

一、弥散性血管内凝血的分期

DIC 早期表现为广泛微血栓形成，其后出现凝血功能障碍。根据 DIC 的病理生理学特点和发展经过，一般可分为三期：

（一）高凝期

此期凝血系统被激活，血液中凝血酶增多，导致各脏器微循环毛细血管和小静脉形成大量的微血栓。实验室检查的特点是凝血时间缩短，血小板黏附性增高，血液处于高凝状态，患者可出现器官功能障碍。但此阶段临床症状常被原发病所掩盖，容易漏诊。

（二）消耗性低凝期

由于凝血系统被激活和微血栓形成，使凝血因子和血小板因消耗而减少，同时可能继发性激活纤溶系统，纤溶过程逐渐加强，血液处于低凝状态。临床实验室检查可见血小板数量和血浆纤维蛋白原含量进行性减少，凝血时间延长。此期患者有明显的出血表现，也可有器官功能障碍。但此时血液中仍存在有一定量的血小板和凝血因子，故还能不断地有微血栓形成。微血栓与出血同时存在，是 DIC 的重要特征。

（三）继发性纤溶亢进期

主要出现在 DIC 后期。在凝血过程中形成的大量凝血酶及活化的 F XII 激活纤溶酶原，使大量的纤溶酶原变成纤溶酶，纤维蛋白（原）降解产物（FDP）大量形成，它具有很强的抗凝作用，此期患者出血十分明显，并伴有休克和多器官功能衰竭的临床表现。临床实验室检查除具有前一期实验室指标的变化特征外，继发性纤溶功能亢进的相关指标的变化也十分明显。

二、弥散性血管内凝血的分型

（一）根据病情进展速度分型

1. 急性型 起病急，可在几小时或 1~2 天内发生 DIC，病情凶险，进展迅速，常见于异型输血、移植后急性排异反应，各种严重感染，特别是革兰阴性菌感染引起的败血症性休克等。临床症状出血和休克十分明显。实验室检查明显异常。

2. 亚急性型 DIC 在数日内逐渐发生，常见于恶性肿瘤转移、宫内死胎等疾病，病情较急性者和缓。临床表现介于急性和慢性之间。

3. 慢性型 病程长，由于机体有一定的代偿能力，且单核 – 巨噬细胞系统的功能健全，所以临床表现不明显。常见于恶性肿瘤、胶原病、慢性溶血性贫血、慢性肝炎等。

（二）根据机体代偿状况分型

在 DIC 的发展过程中，血浆凝血因子和血小板不断消耗，但肝和骨髓可通过增加凝血因子和血小板的生成而起到代偿作用。根据凝血物质的消耗和代偿性生成增多之间的对比关系，可将 DIC 分为代偿型、失代偿型和过度代偿型。

1. 代偿型 凝血因子和血小板的消耗与生成之间基本保持平衡状态，实验室检查无明显异常。此型患者常无明显临床症状，或者仅有轻度出血或血栓形成表现。主要见于轻度

DIC。

2．失代偿型 凝血因子和血小板消耗超过生成，实验室检查可见血小板、纤维蛋白原等凝血物质均明显减少。此型患者有明显的出血、休克表现。常见于急性或重度 DIC。

3．过度代偿型 凝血因子和血小板的生成超过消耗，有时出现纤维蛋白原等凝血因子暂时升高。此型患者出血或栓塞症状不明显。主要见于慢性 DIC 或 DIC 的恢复期。

代偿型 DIC 和过度代偿型 DIC 也可转化为失代偿型 DIC。有时 DIC 可发生在病变的局部，称为局部型 DIC。如静脉瘤、主动脉瘤、心脏室壁瘤、人造血管、体外循环等，病变局部有凝血过程的激活，产生局限于某一器官的多发性微血栓症，但全身也有轻度的血管内凝血存在。因此，严格说局部型 DIC 是全身性 DIC 的一种局部表现。

第四节 弥散性血管内凝血的主要临床表现

DIC 时，各种典型的临床表现主要发生在急性、严重的 DIC。

一、出血

DIC 患者约有 70%~80% 以程度不等的出血或出血倾向为初发症状，如皮肤瘀斑和紫癜、呕血、血尿、鼻出血及阴道出血等。轻者仅见于伤口或注射部位渗血，严重者多部位大量出血。出血的发生机制可能与下述机制有关：

（一）凝血物质大量消耗

DIC 早期，广泛微血栓形成使血小板及多种凝血因子被消耗，若肝和骨髓的代偿不足，则纤维蛋白原、凝血酶原、凝血因子 F V、F Ⅷ、F X 及血小板均明显减少，引起凝血过程障碍，导致出血。

（二）继发性纤溶系统激活

血液中 F Ⅻ激活为 F Ⅻ a 的同时，激肽系统也被激活，产生激肽释放酶，激肽释放酶可直接激活纤溶酶原。某些富含纤溶酶原激活物的器官如子宫、前列腺、肺等，当其微血管内有大量血栓形成造成器官缺血、缺氧、坏死时，可释放大量纤溶酶原激活物；应激时，交感 - 肾上腺髓质系统兴奋，肾上腺素等增多可促进血管内皮细胞合成和释放纤溶酶原激活物，从而激活纤溶系统，纤溶酶大量产生，可以使已形成的微血栓纤维蛋白凝块溶解，同时还能水解 F V、F Ⅷ、F Ⅻ等因子及凝血酶，造成低凝状态，引起出血。

（三）FDP 形成

纤溶系统激活后，纤溶酶大量产生，可将纤维蛋白原裂解成各种片段，统称纤维蛋白降解产物 FDP。FDP 包括纤维蛋白原分解形成的 A、B、D、E、X、Y 等片段及纤维蛋白分解形成的 X′、Y′、D′、E′ 片段及各种二聚体、多聚体片段。FDP 具有以下功能：① Y、E 片段具有抗凝血酶作用；② X、Y、D 片段妨碍纤维蛋白单体聚合，即与纤维蛋白单体结合，形成可溶性的复合物，阻碍纤维蛋白单体相互间交联和形成不溶性纤维蛋白；③多数片段可与血小板膜结合，抑制血小板黏附和聚集作用；④增加毛细血管壁通透性，促进血浆渗出。因此，FDP 具有强烈的抗凝血作用，它的形成是导致 DIC 出血的重要机制。

（四）微血管损伤

在 DIC 发生、发展过程中，各种原发病和继发的缺氧、酸中毒、细胞因子和氧自由基产生增多等可损伤微血管，引起微血管壁通透性增强，导致出血。此外，革兰阴性菌感染出现败血症时，内毒素也可直接损伤微血管，引起出血。

二、休克

急性DIC时常出现休克。DIC时产生休克机制为：

1．DIC时，由于毛细血管和微静脉中有广泛微血栓，阻塞微血管，使回心血量严重不足。

2．DIC时发生的出血，使有效循环血量严重下降。

3．心肌损伤导致心功能降低，心输出量减少，加重微循环障碍。

4．DIC发生过程中，F XII的激活，可激活激肽系统、补体系统和纤溶系统，使血管活性物质激肽及补体（C3a、C5a）生成增多。激肽能使微动脉和毛细血管前括约肌舒张，从而使外周阻力显著降低。而补体C3a和C5a可使肥大细胞和嗜碱性粒细胞脱颗粒，通过释放组胺引起外周微血管舒张及通透性增强，使外周阻力降低，回心血量减少。

5．FDP大量形成，其中的纤维蛋白（原）降解生成的多肽A、B、C等具有增强组胺和激肽的作用，可造成微血管舒张及通透性增高，促进休克的发生。

知识链接

DIC与休克互为因果。急性DIC时，微血栓的形成及出血导致重要脏器微循环血流灌注量急剧减少，引起休克的发生并促进休克的发展。休克中、晚期微循环淤血，血流缓慢、停滞，酸中毒持续加重，易于血栓形成，出现DIC。所以，DIC和休克互为因果，导致病情恶化。

三、微血管病性溶血性贫血

DIC时微血管发生病理变化而导致红细胞破裂引起贫血，称为微血管病性溶血性贫血（microangiopathic hemolytic anemia）。这种贫血是DIC时的特征性变化，在外周血涂片中可见到一些形态特殊的红细胞碎片，称为裂体细胞（schistocyte），外形呈盔型、星型、新月型等（图7-3）。

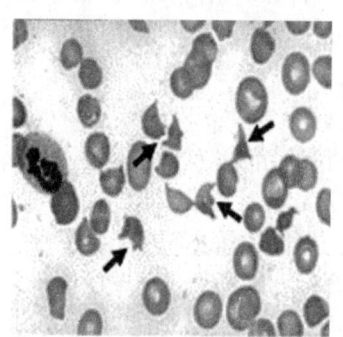

图7-3　裂体细胞

DIC时红细胞碎片的产生，主要是纤维蛋白与红细胞之间相互作用的机械性损伤结果。当微血管中有纤维蛋白性微血栓形成时，纤维蛋白丝在微血管内形成细网，红细胞流过由纤维蛋白丝构成的网孔时，常会黏着或挂在纤维蛋白丝上，加上血流的不断冲击，引起红细胞破裂。当微循环阻塞时，红细胞通过微血管内皮细胞间的裂隙，挤压到血管外，发生扭曲和破裂。同时，缺氧、酸中毒及内毒素造成的红细胞变形能力降低，也是红细胞损伤的原因之一。

四、器官功能障碍

DIC发生时在微循环内形成大量微血栓，引起器官缺血，甚至导致器官功能衰竭。肾内微血栓，可导致肾衰竭，临床上表现为少尿、蛋白尿、血尿等。肺内广泛微血栓，则导致呼吸衰竭及右心衰竭，临床表现为呼吸困难、肺出血、肺动脉高压等。肾上腺微血栓形成常导致肾上腺皮质出血及坏死，产生急性肾上腺皮质功能衰竭，称为华 - 佛综合征（Waterhouse-Friderichsen syndrome）。垂体微血栓可引起垂体出血、坏死，导致垂体功能衰竭，称为席汉综合征（Sheehan syndrome）。神经系统病变则出现神志模糊、嗜睡、昏迷、惊厥等症状，这与微血管阻塞，蛛网膜下隙、脑皮质、脑干出血有关。

　　DIC 时，由于凝血及抗凝血障碍的程度不等，DIC 发生的范围也大小不一，因此，所造成的后果也不尽相同，轻者仅影响个别器官的部分功能，重者可引起多器官功能衰竭，甚至死亡。

案例 7-1

　　患者男性，25岁，因周身不适、乏力、食欲减退、厌油、腹胀、全身发黄诊断急性黄疸型肝炎入院。

　　患者神志清楚，巩膜黄染，肝大，血小板 $120 \times 10^9/L$。入院后病情逐渐加重，入院第10天，腹部及剑突下皮肤出现瘀斑，尿中有少量红细胞，尿量减少，血小板 $50 \times 10^9/L$。第11天，血小板 $39 \times 10^9/L$，凝血酶原时间30s，纤维蛋白原定量2.4g/L，给予输血、肝素抗凝、6-氨基己酸。第15天，患者大量便血、呕血，血小板 $28 \times 10^9/L$，凝血酶原时间28s，纤维蛋白原0.8g/L，3P试验（++），尿量＜100ml，血压下降，出现昏迷，死亡。

　　问题与思考：

　　1. 患者显然发生了DIC，导致此病理过程的原因是什么？

　　2. 患者的血小板计数、凝血酶原、纤维蛋白原定量为什么进行性减少？3P 试验为什么阳性？

第五节　弥散性血管内凝血诊治的病理生理基础

一、诊断弥散性血管内凝血的病理生理基础

DIC 的诊断须通过综合分析患者的病史、临床症状及实验室检查等综合判断。

（一）实验室诊断的病理生理学基础

DIC 实验室检查的基本要求有二：① DIC 多数起病急骤，发展迅猛，故实验室检查力求简便快速；② DIC 不同阶段的实验检测结果有差异，因此动态检测对 DIC 的诊断价值更大。

　　1. 检查凝血物质消耗的实验室检查

　　（1）血小板计数 $< 100 \times 10^9/L$ 或进行性下降。

　　（2）血浆凝血酶原时间（plasma prothrombin time，PT）超过正常对照 3s 以上。

　　（3）血浆纤维蛋白原含量 $< 1.5g/L$（肝疾病时 $< 1.2g/L$）或进行性下降。

临床将血小板计数、纤维蛋白原含量测定和凝血酶原时间测定作为 DIC 诊断的筛选试验。

2．检查纤溶活性的实验室检查

（1）凝血酶时间（thrombin time，TT）测定：TT 指用一定量凝血酶使待测血浆凝固所需要的时间。正常人 16~18s。DIC 时因肝素样抗凝物质增多或出现大量具有抑制凝血酶的 FDP，故被检血浆较正常对照明显延长，超过正常对照 3s 以上有意义。

（2）FDP 定量：因 FDP 中的 D、E、X、Y 片段都仍含有纤维蛋白原的抗原决定簇，能与抗纤维蛋白原血清发生特异性抗原 - 抗体反应，故可用免疫方法直接测定血清中 FDP 的含量。当滴定效价 > 1∶16（血清中 FDP 含量超过 20mg/L）时，对 DIC 诊断有意义。

（3）血浆鱼精蛋白副凝试验（plasma protamine paracoagulation test，3P 试验）：纤维蛋白单体聚集形成不溶性的纤维蛋白是血液凝固的关键一步，而 FDP 可以和纤维蛋白单体形成可溶性复合物而阻断纤维蛋白单体之间的聚集。3P 试验利用鱼精蛋白将血液可溶性复合物中的纤维蛋白单体及 FDP 分离出来，游离的纤维蛋白单体又重新聚合成肉眼可见的凝胶状物析出，这种不经凝血酶的作用而引起的凝集反应称副凝反应。正常人由于血液中 FDP 含量较少，3P 试验呈阴性；DIC 患者 FDP 增多 3P 试验呈阳性。

（4）血浆 D- 二聚体（D-dimer，DD）检查：D- 二聚体是纤溶酶分解纤维蛋白产生的特异性降解产物。只有继发性纤溶系统激活才能产生。因此，D- 二聚体是反映继发性纤溶系统亢进的重要指标。D- 二聚体的血浆正常值为 0~0.5mg/L，DIC 时明显升高。目前认为是 DIC 诊断的重要指标。

3．检查微血管溶血的实验室检查　观察染色外周血涂片中红细胞形态，若能发现裂体细胞超过红细胞总数 10% 时，对 DIC 诊断有重要参考价值。此项检查是在急诊或实验条件不足的情况下，诊断 DIC 的重要方法之一。

（二）DIC 的一般诊断标准

1．存在导致 DIC 的基础疾病，如感染、肿瘤、产科疾病等。

2．有下列两项以上临床表现

（1）严重或多发性出血。

（2）严重不能用原发病解释的微循环障碍或休克。

（3）广泛皮肤、黏膜栓塞或不明原因的器官衰竭。

（4）抗凝治疗有效。

3．实验室诊断，同时具有 3 项以上异常者。

知识链接

基层医疗单位 DIC 的实验诊断参考标准。具备下列 3 项以上实验异常，可诊断 DIC。①血小板计数 <100×10^9/L 或进行性下降；②血浆纤维蛋白原含量 <1.5g/L 或进行性下降；③3P 试验阳性或血浆 FDP>20mg/L；④PT 延长 3s 以上或呈动态变化；⑤外周血破碎红细胞 >10%；⑥红细胞沉降率 <10mm/h。

二、弥散性血管内凝血防治的病理生理学基础

（一）防治原发病

预防和去除引起 DIC 的病因是防治 DIC 的根本措施。

（二）改善微循环

疏通被微血栓阻塞的微循环，增加其灌流量。如用低分子右旋糖酐扩容，改善微循环、纠正休克状态以及降低红细胞黏滞度；阿司匹林抗血小板聚集，防止血栓形成。也可用链激酶或尿激酶静脉注射溶解血栓，疏通微循环。

（三）建立新的凝血、抗凝及纤溶的平衡

在 DIC 高凝期使用肝素纠正高凝状态，但对有严重出血或 DIC 晚期纤溶亢进者应禁用；使用 6- 氨基己酸抑制继发性纤溶亢进以帮助止血。在充分抗凝基础上输入新鲜血浆、血小板、凝血因子制剂，以补充血小板及凝血因子。

（四）保护脏器功能

严重 DIC 的死因常与发生多器官功能衰竭有关，故 DIC 防治需注意主要脏器的功能保护。

 思考题

1．DIC 和休克的关系是什么？
2．为什么羊水栓塞会引起 DIC ？

（司效东）

第八章

应　激

 内容提要

　　应激是指机体在受到各种内、外环境因素及社会、心理因素刺激时所出现的以神经内分泌变化为主的一系列全身性非特异性防御反应以及由此引起的各系统功能和物质代谢变化。应激的发生机制主要与神经内分泌反应及细胞体液反应有关；应激在引起机体防御作用的同时，还可引起物质代谢变化以及多个器官系统的功能变化。强烈、持久的应激可导致与应激原相关的应激性疾病。本章重点介绍应激的发生机制、应激时各系统功能变化以及应激性疾病。

学习目标

掌握：
1. 应激、应激原和应激性疾病的概念。
2. 应激时机体的物质代谢变化和各系统功能变化。
3. 常见应激性疾病的表现及主要发病机制。
熟悉：
1. 应激的常见原因。
2. 应激反应的神经内分泌机制。
3. 应激反应的细胞体液机制。
4. 全身适应综合征的概念及分期。
了解：
应激的生物学意义和防治原则。

第一节　概述

一、应激与应激原

（一）概念

在日常生活以及许多疾病过程中，存在着许多对机体的刺激，如高温、寒冷、饥饿、发

热、感染、创伤、手术、恐怖环境以及愤怒等，当这些刺激达到一定强度时，可引起与刺激因素直接相关的特异性变化（如高热引起中暑、寒冷引起冻伤），也可引起与刺激因素性质无关的非特异性适应反应。应激（stress）是指机体在受到各种内、外环境因素及社会、心理因素刺激时所出现的全身性非特异性适应反应，也称为应激反应（stress response）。应激既可以对人有利，也可以对人有害，在生理学和病理学中都有非常重要的意义。能引起应激反应的各种内、外环境因素及社会、心理因素称为应激原（stressor）。

（二）应激原的分类

机体受到刺激能否引起应激反应与刺激强度和机体的反应性相关，而与刺激的性质无关。应激原可大致分为三类（表 8-1）。

表 8-1　常见的应激原及类型

类型	常见的应激原
机体外环境因素	物理性：高温、寒冷、低氧、射线、噪声、强光、电击等
	化学性：酸、碱、毒气等化学污染物以及过量药物等
	生物性：细菌、病毒、真菌、寄生虫等病原微生物
机体内环境因素	水电解质代谢紊乱、酸碱平衡紊乱、贫血、休克、发热、器官功能障碍等
心理、社会因素	职业竞争和工作中的压力、人际关系复杂、离婚、家庭变故、孤独、恐怖环境、社会变革等

（三）应激的分类

由于应激原的性质、强度和作用时间不同，所产生的应激对机体可产生双重效应，即抗损伤和损伤作用，因此，可将应激分为不同的类型。

1. 按应激的性质　可分为躯体性应激和心理性应激。由机体内、外环境因素刺激引起的应激称为躯体性应激；由心理、社会环境因素刺激引起的应激称为心理性应激。

2. 按应激的强度　可分为生理性应激和病理性应激：①生理性应激，指应激原不十分强烈且作用时间较短的应激（如体育竞赛、职业竞争、考试等），是机体对轻度的内外环境变化及社会心理刺激的一种重要防御反应，有利于调动机体潜能又不对机体产生严重影响。这种应激也称为良性应激（eustress）。②病理性应激，如果应激原的作用强度过大、时间过长，就可能导致机体代谢障碍和组织损伤，对机体不利，特别严重者可导致死亡，又称为劣性应激（distress）。

3. 按应激的持续时间　可分为急性应激和慢性应激。急性应激一般持续数分钟到数天；慢性应激可持续数天到数月。

（四）应激的基本特征

1. 广泛性　应激反应的广泛性是由应激原的广泛性决定的。

2. 非特异性　各种应激原除引起与其直接有关的特异性反应外，更重要的是导致与应激原并无直接关系的全身综合反应。应激反应在不同个体存在一定的差异。如慢性应激对消化功能的影响，有人可因促肾上腺皮质激素释放激素（corticotrophin releasing hormone，CRH）分泌增加而出现食欲减退，有人则因应激时内啡肽和单胺类递质（去甲肾上腺素、多巴胺、5-羟色胺）水平升高而进食增加甚至诱发肥胖症。这种差异是由个体内在素质决定的。这种差异也是构成应激性疾病多样性的基础。

3. 诱导性　反复、适量的应激能够诱导机体建立对应激原的适应。

二、全身适应综合征

（一）概念

20世纪30～40年代，加拿大生理学家Hans Selye以不同的应激原（剧烈运动、寒冷、高温及严重创伤等）处理动物，结果发现所引起的全身性非特异反应却大致相似。1946年，Selye把这种反应称为全身适应综合征（general adaptation syndrome，GAS），主要指非特异的应激反应所导致的各种机体损害和疾病。

（二）分期

当应激原持续作用于机体时，全身适应综合征的基本过程可分为三期。

1. 警觉期（alarm stage）　在应激原作用后立即出现，是机体防御机制的快速动员期，以交感-肾上腺髓质系统兴奋为主，伴有肾上腺皮质激素增多。其病理生理意义在于使机体处于"应战状态"，有利于机体对应激原进行适应性调整，格斗或逃避。但本期持续时间较短。

2. 抵抗期（resistance stage）　若应激原未被消除，以交感-肾上腺髓质兴奋为主的警觉反应逐渐减退，同时，下丘脑-垂体-肾上腺轴兴奋，机体进入抵抗期，表现为肾上腺皮质开始肥大，糖皮质激素（glucocorticoid，GC）分泌进一步增多，机体代谢率升高，增强了机体的抗损伤能力，但高浓度GC会抑制免疫系统，使炎症、免疫反应减弱，胸腺萎缩，淋巴细胞数目减少及功能减退，机体对其他应激原的非特异抵抗力下降。

3. 衰竭期（exhaustion stage）　若应激原仍未被消除，虽然GC水平仍然升高，但糖皮质激素受体（glucocorticoid receptor，GR）的数目及亲和力可下降，机体内环境严重失衡，病理性应激陆续出现，引起一系列应激性疾病，甚至相继出现一个或多个器官功能障碍或衰竭，最终导致死亡。

在应激反应过程中，上述三期并不一定依次出现，多数应激只引起第一、第二期的变化，只有少数严重的应激反应才进入第三期。

第二节　应激反应的发生机制

一、神经内分泌机制

高等生物通过神经内分泌系统的协调作用对应激原作出整体反应。目前已知，机体受到强烈刺激后，神经内分泌系统的主要改变为蓝斑-交感-肾上腺髓质系统（locus ceruleus-norepinephrine，LC/NE）和下丘脑-垂体-肾上腺皮质系统（hypothalamus-pituitary-adrenal cortex system，HPA）的强烈兴奋，并伴有多种内分泌激素的改变。多数应激反应的生理生化变化与外部表现皆与这两个系统的强烈兴奋有关。因此，应激时的神经内分泌反应，是全身性非特异反应的生理学基础（图8-1）。

（一）蓝斑-交感-肾上腺髓质系统兴奋

1. 基本组成单元　该系统是应激时发生快速反应的系统。其中枢部位主要位于脑干蓝

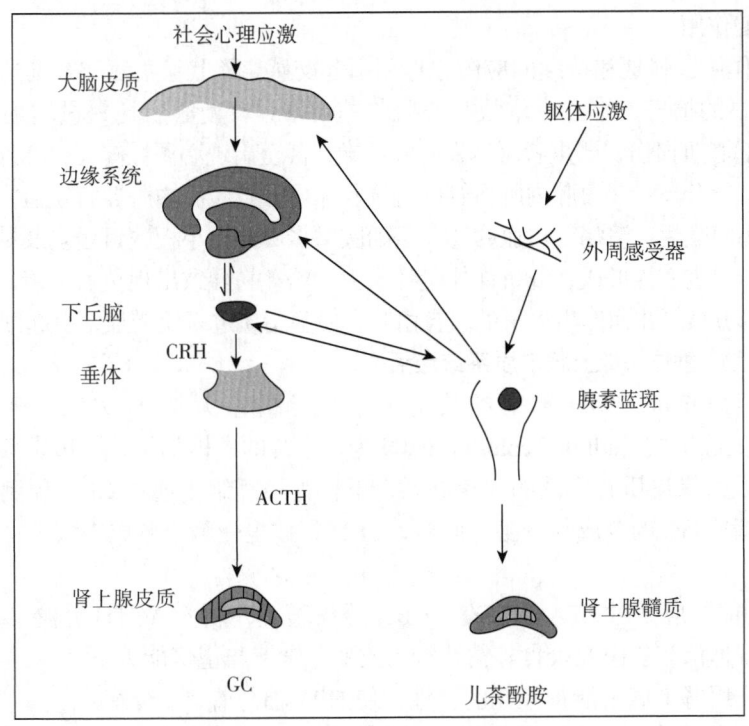

图 8-1 应激时的神经内分泌反应

斑及其相关的去甲肾上腺素能神经元群、交感神经和肾上腺髓质。蓝斑为该系统的中枢位点，也是中枢神经系统对应激最敏感的部位，去甲肾上腺素能神经元具有广泛的上、下行纤维联系。其上行可投射至杏仁体、海马、边缘皮质和新皮质，是应激时情绪、认知及行为变化的结构基础；下行可达脊髓侧角，调节交感神经张力和肾上腺髓质中儿茶酚胺的分泌。

2．主要功能 应激时该系统的中枢效应主要是上述脑区中去甲肾上腺素的释放增多引起的兴奋、警觉、紧张、焦虑、恐惧等情绪行为反应。外周效应主要表现为血浆儿茶酚胺（肾上腺素、去甲肾上腺素及多巴胺）浓度迅速升高。

3．对机体的影响 交感 - 肾上腺髓质系统的强烈兴奋主要参与调控机体对应激的急性反应，对提高机体防御功能起到一些积极有利的作用。若机体处于持续或过分强烈的交感 - 肾上腺髓质系统兴奋状态，则会对机体造成一些消极不利的影响。

（1）代偿意义：①对心血管系统的影响：交感神经兴奋及儿茶酚胺释放可使心率加快，心肌收缩力增强，心输出量增加，循环血量增加，血压升高；儿茶酚胺的作用使 α 受体密度较高的外周血管（如皮肤、腹腔内脏、肾等血管）收缩，而脑、心和骨骼肌的血管口径不变或扩张，通过血液的重新分布保证心脑和骨骼肌的血液供应，使应激时的组织供血更充分、更合理。②对呼吸的影响：儿茶酚胺可引起支气管扩张，增加肺泡通气量，增加机体摄氧量，以满足应激时机体对氧的需求。③对物质代谢的影响：儿茶酚胺兴奋 α 受体使胰岛素分泌下降，兴奋 β 受体使胰高血糖素分泌增加，最终导致糖原分解增加，血糖升高；促进脂肪动员，使血浆中游离脂肪酸增加，保证应激状态下机体的能量供应。④对其他激素分泌的影响：儿茶酚胺可促进 CRH、促肾上腺皮质激素（adrenocorticotropic hormone，ACTH）、GC、生长激素（growth hormone，GH）、抗利尿激素（antidiuretic hormone，ADH）、肾素、促红细胞生成素及甲状腺素等的分泌，这对于更广泛地动员机体各方面的机制来应付应激时的各种变化具有积极的作用。

(2) 不利作用：强烈和持续的应激原作用引起交感 - 肾上腺素髓质系统的持续兴奋，可对机体造成明显的损害。①心率增快，心肌收缩力增强，使心肌耗氧量增加，导致心肌缺血、缺氧，引起心肌损伤，严重者可诱发心室纤颤，甚至出现心源性猝死；②外周小血管的长期收缩可引起血压升高；③腹腔内脏血管的持续收缩可导致腹腔内脏器官缺血，如胃肠黏膜缺血，造成胃肠黏膜糜烂、溃疡、出血；④儿茶酚胺增多可使血小板数目增多及黏附性增强，增加血液黏滞度，促进血栓形成；⑤机体能量物质大量消耗易导致出现负氮平衡；⑥血浆中增多的儿茶酚胺大部分被氧化而产生大量的氧自由基，使膜脂质过氧化增强，引起细胞损伤。

（二）下丘脑 - 垂体 - 肾上腺皮质系统激活

1. 基本组成单元　HPA 轴基本结构为下丘脑的室旁核（PVN）、腺垂体（anterior pituitary）及肾上腺皮质（adrenal cotes），PVN 为该系统的中枢部位，与边缘系统的杏仁复合体、海马结构及边缘皮质有广泛的往返联系，下行神经纤维则通过 CRH 控制腺垂体 ACTH 的释放，从而调控 GC 的合成与分泌。同时，CRH 释放也受脑干蓝斑中去甲肾上腺素能神经元的影响。

2. 主要功能　应激时 HPA 轴兴奋，CRH 分泌增多，刺激 ACTH 分泌；产生明显的中枢效应，如出现抑郁、焦虑及厌食等情绪行为改变，学习与记忆能力下降。此外，CRH 还可以促进蓝斑中去甲肾上腺素能神经元的活性，使 HPA 轴与蓝斑 - 交感 - 肾上腺髓质轴发挥交互作用。其主要的外周效应表现为血浆 GC 浓度迅速、较大幅度升高，以及由 GC 分泌增多引起的一系列表现。

3. 对机体的影响　GC 分泌增多是应激反应中最重要的环节。动物实验表明，去除双侧肾上腺的动物只能在没有应激的状态下生存，轻微的有害刺激即可导致其死亡。如给摘除肾上腺的动物注射 GC，则可使动物恢复抗损伤的能力。大量的临床观察也证明，肾上腺皮质功能低下的患者，对应激原的抵抗力明显降低。

(1) 代偿意义：①提高物质代谢：促进蛋白质分解及糖原异生，补充应激时的肝糖原储备；GC 通过降低肌肉组织对胰岛素的敏感性而抑制外周组织对葡萄糖的利用，提高血糖水平，保证重要器官充足的葡萄糖供应，保证儿茶酚胺及胰高血糖素的脂肪动员作用，增强机体的物质贮备。②增强心血管功能：GC 本身并不导致心肌及血管平滑肌收缩，但应激时 GC 的存在可减少儿茶酚胺的降解和提高心血管系统对儿茶酚胺的敏感性，促进儿茶酚胺调节心血管活性。③减轻组织细胞损伤：应激可导致细胞内稳态失衡，溶酶体破裂。GC 能诱导产生巨皮质素（macrocortin），巨皮质素能抑制磷脂酶 A_2 活性，减少膜磷脂的降解，降低花生四烯酸、前列腺素及白三烯的生成，稳定细胞膜及溶酶体膜，对细胞发挥保护作用。④强大的抗炎作用：GC 可抑制多种促炎介质产生，还可诱导多种抗炎介质生成，避免应激状态下发生过强大炎症反应和变态反应。

(2) 不利作用：应激负荷持续存在导致血浆 GC 长期异常的升高，会对机体产生损伤作用。①抑制免疫反应：慢性应激引起高水平的 GC，可直接抑制淋巴细胞增殖和抗体产生，使多种细胞因子和炎症介质生成减少，抑制免疫反应，使机体免疫力下降，易发生感染。②抑制生长发育：慢性应激时由于 CRH 的作用使生长激素分泌减少，由于 GC 增高而使靶细胞对胰岛素样生长因子产生抵抗，从而导致生长发育迟缓，伤口愈合不良。③抑制性腺轴：GC 水平的持续升高，抑制促性腺激素释放激素（gonadotrophin-releasing hormone，GnRH）及黄体生成素（luteinizing hormone，LH）分泌，导致性功能减退、月经失调、哺乳期妇女泌乳减少等。④抑制甲状腺轴：GC 可抑制促甲状腺激素释放激素及促甲状腺激素的分泌，使甲状腺素产生减少，导致基础代谢水平紊乱。④行为改变：CRH 的持续升高可引起如抑郁症、异食癖及自杀倾向等异常行为。

知识链接

生活中的突发事件（丧失亲人等），可使育龄期妇女突然绝经或哺乳期妇女突然断乳；长期过度训练比赛的运动员、芭蕾舞演员等，可出现性欲减退、月经紊乱或停经。

（三）其他激素

应激时其他激素的变化及其适应代偿意义见表 8-2。

表 8-2 应激时其他激素的变化及其代偿作用

名称	分泌部位	变化	作用
胰岛素	胰岛 β 细胞	↓	血糖↑
胰高血糖素	胰岛 α 细胞	↑	促进糖异生和肝糖原分解
生长激素	腺垂体	急性应激↑	升高血糖，保护组织
		慢性应激↓	影响生长发育
ADH	下丘脑	↑	水重吸收↑，维持血容量
醛固酮	肾上腺	↑	Na$^+$ 重吸收↑，维持血容量
β - 内啡肽	腺垂体	↑	镇痛，抑制交感肾上腺髓质系统过度兴奋，抑制 ACTH 及 GC 过多分泌

知识链接

慢性应激可引起儿童生长发育延迟，特别是失去父母或生活在父母粗暴、亲子关系紧张家庭中的儿童，可出现生长缓慢，青春期延迟，并常伴有行为异常，如抑郁、异食癖等，被称为心理社会呆小状态或心因性侏儒。在解除应激状态后，儿童血浆中 GH 浓度很快回升，生长发育亦随之加速。

二、细胞体液机制

当暴露于各种理化及生物性损伤因素时，任何生物细胞（从单细胞生物到高等哺乳动物细胞）都将出现一系列适应性的变化，最终导致基因表达的改变，以增强细胞在不利环境下的生存能力和抗损伤能力，这种反应称为细胞应激（cell stress）。在细胞应激过程中，细胞内信号转导和相关基因的激活、表达使能生成一些具有保护作用的蛋白质，如热休克蛋白、急性期反应蛋白、某些酶或细胞因子等，这是应激反应的细胞和分子机制。

（一）热休克蛋白

1．概念和基本组成　热休克蛋白（heat shock protein，HSP）是细胞在热应激（或其他应激）时新合成或生成增加的一组非分泌型蛋白质，主要在细胞内发挥功能，能够稳定细胞结构、维持细胞生理功能，从而提高细胞对应激原的耐受性。由于这些蛋白质最初是从经受热应激（25℃→30℃，30min）的果蝇唾液腺中发现的，故称热休克蛋白；多种应激原如缺血、缺氧、氧化反应、紫外线照射、病毒等都可诱导 HSP 的合成，故又称为应激蛋白（stress protein，SP）。多数 HSP 可在非应激状态表达，为细胞结构蛋白，但在应激时生成增加。HSP 属于一个多基因家族，分子量 10~150kD；按 HSP 分子量可将其分为若干个家族，如 HSP90、HSP70、HSP27 等，其中与应激关系最为密切的是 HSP 70 家族，在应激时的表达明显增加。

2．HSP 的主要生物学功能

（1）分子伴侣作用：HSP 本身不是蛋白质代谢的底物或产物，但始终伴随着蛋白质代谢的许多重要步骤，因此，被形象地称为"分子伴侣"（molecular chaperone）。HSP 帮助新合成的蛋白质多肽链正确折叠形成稳定的空间构型；帮助细胞器定位的蛋白分子移位至相应的细胞器；促使受损、变性蛋白质的恢复或加速其降解和消除，重新激活某些酶，维持细胞的功能和生存。总之 HSP 的分子作用是帮助蛋白质的折叠、移位、维持和降解。

（2）细胞保护作用：当机体在受到各种应激原刺激时，HSP 通过激活蛋白激酶 C（PKC）及生成超氧化物歧化酶（SOD）等增强细胞对损害的耐受程度；通过抑制高浓度活性氧（reactive oxygen species，ROS）及细胞因子，保护组织细胞免受炎症损伤；通过参与抗原加工、提呈，增强细胞对肿瘤坏死因子（TNF）和自然杀伤细胞攻击的耐受性，参与抗感染与肿瘤免疫。此外，不同亚族的 HSP 通过调控细胞增殖或凋亡参与生物体生长发育。

（二）急性期反应蛋白

1．概念和主要成分　在急性损伤、急性感染时出现的以血浆蛋白变化为主要特征的非特异性防御反应称为急性期反应；在急性损伤、急性感染或组织损伤时血浆中浓度迅速升高的某些蛋白质称为急性期反应蛋白（acute response phase protein，APP），属分泌型蛋白质。

正常时血中 APP 含量很少。但在急性期反应时，增加最显著的有 C 反应蛋白和血清淀粉样蛋白 A；少数在急性期反应时血浆中浓度下降的蛋白质称为负急性期反应蛋白，有白蛋白、运铁蛋白等。急性期反应蛋白主要由肝细胞合成，少数由单核吞噬细胞、成纤维细胞、内皮细胞等合成，重要的急性期反应蛋白见表 8-3。

表 8-3　重要的急性期反应蛋白

名称	反应时间（h）	分子量	成人正常参考值（mg/ml）	可能功能
第 I 组：应激时增加达 1000 倍				
C- 反应蛋白	6~10	110 000	0.068~8.0	激活补体，调理作用，结合磷脂酰胆碱
血清淀粉样蛋白	6~10	180 000	<10	清除胆固醇
第 II 组：应激时增加达 2~4 倍				
α_1 酸性糖蛋白	24	41 000	0.6~1.2	为淋巴细胞和单核细胞的膜蛋白，促进成纤维细胞生长

续表

名称	反应时间（h）	分子量	成人正常参考值（mg/ml）	可能功能
α_1抗胰蛋白酶	10	54 000	1.1~2	抑制丝氨酸蛋白酶（特别是弹性蛋白酶）活性
α_1抗糜蛋白酶	10	68 000	0.3~0.6	抑制组织蛋白酶 G
结合珠蛋白	24	86 000	0.5~2.0	抑制组织蛋白酶 B、H、L
纤维蛋白原	24	340 000	2.0~4.0	促进血液凝固及组织修复时纤维蛋白基质的形成
第Ⅲ组：应激时增加 <1 倍				
血浆铜蓝蛋白	48~72	132 000	0.20~0.60	减少自由基产生
补体成分 C3	48~72	180 000	0.75~1.65	趋化作用，肥大细胞脱颗粒

2．生物学功能　APP 种类多，其功能也相当广泛。但总的来说，它们可迅速启动机体的防御功能。

（1）抑制蛋白酶：当创伤、感染等应激原作用于机体，体内蛋白分解酶增多，导致组织的过度损伤。APP 中的蛋白酶抑制剂如 α_1 蛋白酶抑制剂、α_1 抗糜蛋白酶、α_2 巨球蛋白等在血浆中含量迅速增加，抑制蛋白分解酶的作用，保护组织。

（2）抗感染、抗损伤：C 反应蛋白、血清淀粉样蛋白 A、补体等在感染、组织损伤时含量迅速升高，可迅速、非特异性地清除异物和坏死组织。例如，在各种炎症、感染、组织损伤等疾病中，C 反应蛋白均可迅速升高，发挥抗损伤作用；与细菌细胞壁结合，起抗体样调理作用；激活补体经典途径；促进吞噬细胞的功能；抑制血小板磷脂酶，减少炎症介质释放等。因此临床上常用 C 反应蛋白作为炎症和疾病活动性指标。

（3）结合、运输功能：铜蓝蛋白、结合珠蛋白、血红素结合蛋白等可与相应物质结合，避免过多的游离 Cu^{2+}、血红素等对机体的危害，并可调节在体内的代谢和生理功能。

（4）清除自由基：铜蓝蛋白的增加可加强 SOD 活性，促进自由基清除。

第三节　应激时机体的物质代谢变化

应激时物质代谢明显加强，总的特点是分解增加，合成减少。表现有以下几方面：

一、高代谢率

严重应激时，儿茶酚胺、GC 分泌增加，代谢率显著升高。大面积烧伤的患者，对能量需要可高达 5000 千卡 / 天（正常成人在安静条件下为 2000 千卡 / 天），相当于重体力劳动者的代谢率。机体处于分解代谢大于合成代谢状态，造成物质代谢的负平衡，因而患者出现消瘦、衰弱、抵抗力下降等。

二、糖代谢增强

应激时由于儿茶酚胺、胰高血糖素、GH、GC 等激素使糖原分解及糖异生增强，血糖升高，甚至超过肾糖阈（8.96mmol/L）而出现糖尿，称为应激性高血糖或应激性糖尿。严重创伤和烧伤时，这些变化可持续数周，称为创伤性糖尿病。

三、脂肪代谢增强

应激时由于肾上腺素、去甲肾上腺素、胰高血糖素等脂解激素增多，脂肪的动员和分解加强，血中游离脂肪酸和酮体有不同程度的增加；同时组织对脂肪酸的利用增加。严重创伤后，机体所消耗的能量有 75%~95% 来自脂肪氧化。

四、蛋白质代谢增强

应激时肾上腺皮质激素分泌增加，胰岛素分泌减少，使蛋白质分解加强，尿氮排出量增加，出现负氮平衡。严重应激时，负氮平衡可持续较久。

上述代谢变化的防御意义在于为机体应付"紧急情况"提供足够的能量。但如持续时间过长，则患者可因消耗过多而致消瘦、贫血、抵抗力下降和创面愈合迟缓等不良后果（图 8-2）。

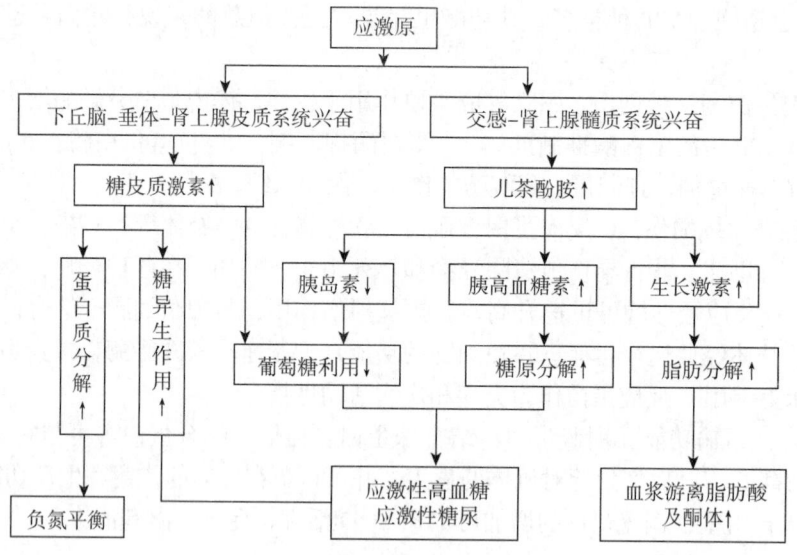

图 8-2　应激时的物质代谢变化

第四节　应激时机体的功能变化与应激性疾病

应激反应作为一种全身性非特异性反应，对机体各系统器官的功能产生广泛的影响。在劣性应激长期刺激下，直接导致或间接诱发多种与应激性损伤相关的疾病，称之为"应激性疾病"（stress related disease）。流行病学调查和实验室研究表明，应激在心脑血管疾病、消化道溃疡、神经精神疾病、自身免疫性疾病、肿瘤及内分泌疾病的病因学中具有重要地位。

一、心血管系统功能变化与疾病

心血管系统是应激反应的主要靶系统。应激时，在交感 - 肾上腺髓质系统的调控下，儿茶酚胺分泌增多，导致心率加快、心肌收缩力加强、使血液重新分布、外周血管阻力增高及血液重分布等改变。这些改变对于维持重要器官及应激反应相关器官的血液供应是非常有利的，具有十分重要的防御、代偿意义。

当应激负荷过强或应激持续时间过长，交感 - 肾上腺髓质系统的过度兴奋，对心血管系统也会产生不利影响，如心率加快使心肌耗氧量增多、持续血管收缩使血压升高、血液重新分布导致皮肤、腹腔脏器缺血缺氧引起酸中毒等，均能导致心血管细胞损伤，出现凋亡、坏死，引起多种应激性损伤和疾病的发生。

（一）高血压

研究表明，长期高负荷应激（如情绪紧张、工作压力、焦虑、抑郁等）导致高血压的发生率升高。应激导致高血压的机制主要有：

1. 交感 - 肾上腺髓质系统兴奋　心输出量增加，大部分外周小血管的持续收缩，加大外周血管阻力。

2. HPA轴活化　血液重新分布使肾血管收缩，肾血液灌注量减少，激活肾素 - 血管紧张素 - 醛固酮系统，导致体内钠水潴留，血管内血液容量增加。

3. 高水平糖皮质激素　血管平滑肌对儿茶酚胺和抗利尿激素作用的敏感性增加。

4. 血管紧张素强烈的缩血管作用。

5. 高血压易感性基因活化。

（二）心律失常

持续高应激负荷，引起交感 - 肾上腺髓质系统兴奋，心率加快使心肌耗氧量增多，心室纤颤的阈值降低；应激状态下的心肌细胞由于内稳态失调、线粒体损伤等多种机制而发生损伤，甚至出现凋亡和坏死，心肌组织出现器质性病变；加之儿茶酚胺的强烈作用所导致的冠状动脉痉挛、血小板聚集、血液黏滞度升高等，促进心肌细胞进一步缺血缺氧，导致心肌缺血及心肌梗死。因此，在已有冠状动脉病变时更易发生心肌缺血，而强烈的精神应激可引起心律失常及猝死。

二、消化系统功能变化与疾病

慢性应激时，消化功能的典型表现为食欲降低，严重时甚至可诱发神经性厌食症，可能与交感 - 肾上腺髓质系统兴奋引起CRH的分泌增加有关。但应激时也有部分人也会出现进食的增加并成为某些肥胖症的诱因，可能与内啡肽和单胺类递质在下丘脑的水平升高有关。

当机体在遭受严重创伤、感染及其他应激情况时，所出现的胃、十二指肠黏膜糜烂、溃疡、出血等急性损伤，称为应激性溃疡（stress ulcer）。多数溃疡病变较表浅；少数较深可引起穿孔；若溃疡侵犯大血管，则可导致消化道大出血。并发应激性溃疡大出血是严重创伤、休克及败血症等患者死亡的重要原因。应激性溃疡可在严重应激原作用数小时内出现，发病率达80%以上。若应激逐渐消除，溃疡可在数日内愈合，而且不留瘢痕。其发生机制主要有：

1. 黏膜缺血　胃肠黏膜缺血是应激性溃疡形成的最基本条件。这主要是由于交感 - 肾上腺髓质系统的强烈兴奋，儿茶酚胺分泌增多，胃肠血管收缩，血液灌注量显著减少所导致。黏膜缺血使上皮细胞能量不足，可造成胃黏膜上皮细胞的变性和坏死。黏膜的缺血导致蛋白质的合成减少，同时应激时GC的明显增加致蛋白质分解增加，使得胃肠黏膜上皮细胞再生和修复能力降低，这些也是应激时出现胃黏膜糜烂、溃疡、出血的基本原因。

2. 黏膜屏障功能低下　黏膜缺血使上皮细胞能量不足，产生碳酸氢盐和黏液减少，胃黏膜屏障遭到破坏，胃腔内的 H^+ 就顺浓度差进入黏膜，造成黏膜损伤。同时胃腔内 H^+ 浓度增高，黏膜病变加重。

3．其他因素　高浓度的 GC 抑制黏膜上皮细胞的修复能力，破坏黏膜屏障；应激时可出现代谢性酸中毒，降低血流对黏膜内 H^+ 的缓冲能力；胆汁逆流在胃黏膜缺血的情况下可损害黏膜的屏障功能，使黏膜通透性升高，H^+ 反向逆流入黏膜增多；缺血 - 再灌注时，大量氧自由基生成，引起黏膜自由基损伤，这些均可促进应激性溃疡的发生。

案例 8 - 1

患者男性，31岁，工人。因胸腹部挤压伤1小时入院。查体：表情淡漠，脉搏：98次／分，细弱；血压：104/60mmHg；心律规整，未闻杂音。B超显示肝破裂。

经过肝修补术后，第5天患者心率突然增快，上腹部疼痛、腹胀。次日上午排出柏油样黑便约1000ml，血红蛋白由110g/L下降到70g/L，诊断为消化道溃疡出血，当即用止血药物并输血800ml，但血红蛋白仍继续下降至50g/L，心率132次／分，精神萎靡，脉搏细弱，出汗，呈休克状态，立即准备手术探查。

在氯胺酮静脉麻醉下，腹部正中切口，探查胃和肠管，均有大量积血，胃后壁近幽门处有3个1cm×2cm溃疡，表浅，伴有出血。十二指肠降段内侧壁有一溃疡，并有大量鲜血随之涌出，十二指肠降段内侧壁有一1.5cm×2cm的深溃疡，基底柔软，椭圆形，出血来自基底部，略偏上方，系膜十二指肠上动脉之走向，该动脉壁被溃疡侵蚀破裂大出血。行"8"字缝扎，大出血即制止。缝合十二指肠残端，行胃部分切除术，结肠前胃空肠吻合。术中输血1500ml。术后经多次输血，血红蛋白逐渐回升。术后22天，患者痊愈出院。

问题与思考：

1．患者的应激原是什么？是良性应激还是劣性应激？

2．与应激相关疾病的主要发病机制是什么？

三、中枢神经系统功能变化与疾病

中枢神经系统（central nervous system，CNS）是信号感知、整合和应激反应调控中心。与应激最密切相关的 CNS 包括：边缘系统的皮质、杏仁体、海马、下丘脑、脑干蓝斑等结构。这些部位在应激时可出现神经传导速度加快、神经递质分泌增加和一系列神经内分泌及相应功能的变化，这有利于活化交感 - 肾上腺髓质系统和 HPA 轴及相应靶器官，提高机体对紧急情况的应对能力。值得注意的是，机体对大多数应激原的感受都包含有认知的因素，丧失意识的动物和昏迷患者对大多数应激原不出现应激反应，表明大脑皮质的认知功能在应激反应中具有一定意义。

劣性应激往往导致神经系统的兴奋过度而致其功能障碍或紊乱。过度应激时脑桥蓝斑的去甲肾上腺素神经元活性的激活，使其投射区（如下丘脑、海马、杏仁体等）的 NE 反应性增强；同时，由于下丘脑的室旁核与大脑边缘系统（如海马、海马旁回、扣带回、嗅脑等）具有丰富的交互联系，因此产生了广泛的情绪反应；表现为不适当的焦虑、自卑、恐惧、抑郁、愤怒和狂躁等。

持续应激引起机体各激素及细胞因子水平的变化，又可反馈作用于中枢神经系统。因此，劣性应激可引起包括内分泌失调、代谢紊乱、睡眠障碍、疲劳综合征等一系列中枢神经功能障碍性疾病。

由于应激涉及 CNS 的许多结构，特别是与边缘系统有密切的联系，因此绝大多数应激都有心理性反应。良性应激时 HPA 轴的适度兴奋有助于维持良好的认知学习能力和良好的情绪，下丘脑、海马等脑区的 NE 水平升高，机体出现紧张，警惕性增高，从而使机体保持一定的唤起状态，对环境变化保持积极反应，从而增强认知功能。但持续的劣性应激可损害认知功能，出现焦虑、愤怒等不良情绪，还可以出现自私的、攻击性的社会行为反应，其机制有待研究。如噪声环境的持续刺激可使儿童学习能力下降；医护人员不恰当的语言、行为等也可使患者出现冷漠、焦虑、烦躁、抑郁等不良的心理反应。

1. 抑郁症

在现代紧张快节奏的生活中，长期慢性应激诱导抑郁症的发病率在上升，应引起临床医生的高度重视。应激性抑郁症的发生机制目前还不清楚，有研究表明，正常海马可抑制 HPA 轴的活性，电刺激海马即可抑制应激诱导的皮质醇分泌。慢性应激时持续升高的 GC，可通过与海马的 GR 相结合后诱导海马细胞凋亡，造成海马体积减小、神经元缺失，使海马对 HPA 的抑制作用减弱，从而导致 HPA 功能亢进，GC 进一步持续升高，形成应激时血中 GC 持续升高与海马损伤之间的密切的互为因果的关系，导致海马损伤不断加重，而海马参与了情绪、学习、记忆、行为等调节，由此造成抑郁症。

2. 急性心因性反应

急性心因性反应（acute psychogenic reaction）是指由于急剧而强烈的心理、社会应激原作用后，在数分钟至数小时内所引起的功能性精神障碍。患者可表现为伴有情感迟钝的精神运动性抑制，如不言不语、对周围事物漠不关心、呆若木鸡。也可表现为伴有恐惧的精神运动性兴奋，如兴奋、激惹、恐惧、紧张或叫喊、无目的运动，甚至痉挛。上述状态持续时间较短，一般在数天或一周内缓解。

3. 延迟性心因性反应

延迟性心因性反应（delayed psychogenic reaction）又称创伤后应激障碍（post-traumatic stress disorder，PTSD）是美国精神病学会 1987 年定义的一类精神障碍类疾病，指经历了严重而剧烈的精神打击（如经历残酷战争、恐怖场面、严重创伤、自然灾害、空难、恶性交通事件、凶杀场面或被强暴等）刺激后而引起的延迟出现或长期持续存在的精神障碍，一般在遭受打击后数周至数月后发病。一般具备以下四点，症状持续至少一个月以上者即可诊断为 PTSD：①经历过"超过常人所能承受的"打击；②残酷、悲惨的现场场面反复重现（回忆、噩梦等）并伴有恐怖、紧张或负罪感；③持续性回避，表现为对周围事物淡漠、和朋友疏远等；④易激惹，表现为失眠、易惊醒、暴发性狂怒、思想不集中等。大多数患者可恢复，少数呈慢性病程，可长达数年之久。

四、免疫系统功能变化与疾病

免疫系统是应激反应的一个重要组成部分，应激时的神经内分泌变化对免疫系统具有重要影响。一般认为，神经内分泌变化对免疫系统有重要的调控作用（表 8-4），免疫系统对神经内分泌系统也有反向调节作用（表 8-5）。但持续强烈的应激反应常可引起免疫系统功能减弱或受抑制，造成免疫性疾病，表现为自身免疫病和免疫抑制。

表 8-4　神经内分泌对免疫系统的调控效应

因子	常见的应激原
糖皮质激素（glucocorticoid，GC）	抑制抗体、细胞因子的生成及 NK 细胞活性
儿茶酚胺（catecholamine）	抑制淋巴细胞增殖
β 内啡肽（β-endorphin）	增强 / 抑制抗体生成，以及巨噬细胞、T 细胞的活性
抗利尿激素（antidiuretic hormone，ADH）	增强 T 细胞增殖
促肾上腺皮质激素（adrenocorticotropic hormone，ACTH）	增强 / 抑制抗体、细胞因子的生成，以及 NK 细胞、巨噬细胞的活性
生长激素（growth hormone，GH）	增强抗体生成，激活巨噬细胞
雄激素（androgen）	抑制淋巴细胞转化
雌激素（estrogen）	增强淋巴细胞转化
促肾上腺皮质激素释放激素（corticotrophin releasing hormone，CRH）	增强细胞因子生成

表 8-5　免疫细胞产生的神经内分泌激素

免疫细胞	产生的神经内分泌激素
T 细胞	促肾上腺皮质激素（ACTH）、β 内啡肽、促甲状腺素（TSH）、生长激素（GH）、催乳素、胰岛素样生长因子（IGF-1）
B 细胞	ACTH、β 内啡肽、GH、IGF-1
巨噬细胞	ACTH、β 内啡肽、GH、IGF-1、P 物质
脾细胞	黄体生成素（LH）、卵泡刺激素（FSH）、促肾上腺皮质激素释放激素（CRH）
胸腺细胞	CRH、促性腺激素释放激素（GnRH）、抗利尿激素（ADH）、催产素

1. 自身免疫病　严重的精神创伤史或明显的心理应激因素可诱发自身免疫性疾病的急性发作。如类风湿性关节炎、系统性红斑狼疮、变应性湿疹、哮喘等。但应激在自身免疫和变态反应性疾病发生发展中的具体作用机制尚不清楚。

2. 免疫抑制　由于 GC 和儿茶酚胺对免疫器官及其功能的抑制效应和免疫系统对应激反应的反向调控作用，持续而高强度的应激负荷常常造成免疫功能的抑制，甚至功能紊乱。免疫抑制主要表现为机体对细菌、毒素、病毒等感染不能做出适当防御反应，抵抗力降低，导致多种潜在疾病的发作或使已有疾病恶化；对细胞及蛋白质和 DNA 损伤的修复能力下降，使肿瘤发生的可能性明显提高。

五、血液系统功能变化与疾病

急性应激时，外周血中血小板数目增多，黏附力增强，纤维蛋白原和凝血因子 V、Ⅷ浓度升高，引起血液凝固性升高；白细胞增多、血液黏度增高，红细胞沉降率增快；髓系和巨核细胞系增生等。血液系统的功能变化有利于机体抗感染、抗损伤、减少失血，提高应激适应能力；但同时血液凝固性的升高也有促进血栓、DIC 发生的不利影响。

慢性应激时患者常出现血清铁降低的低色素性贫血，但与缺铁性贫血不同，骨髓中的铁

（含铁血黄素）含量正常甚至增高，补铁治疗无效；其机制可能与单核吞噬细胞系统对红细胞的破坏加速有关。

六、泌尿系统功能变化与疾病

应激时，泌尿系统功能变化的主要表现为：尿少、尿比重相对升高。其机制主要为：交感 - 肾上腺髓质系统兴奋使肾血管收缩，肾血液灌注量减少，肾小球滤过率降低，从而引起尿量减少；肾素 - 血管紧张素 - 醛固酮系统激活，一方面加重肾血管收缩，肾小球滤过率降低，另一方面促进肾小管对钠、水的重吸收增加，排出减少，尿钠浓度降低；ADH 的分泌增多促进肾远曲小管和集合管对水的重吸收。

肾泌尿功能变化的防御意义在于减少水、钠排出，有利于维持有效循环血量。但肾缺血则可引起功能性肾衰竭，导致内环境紊乱；如果不及时抢救，则可引起急性肾小管缺血性坏死，发展为器质性肾衰竭。

第五节 应激的生物学意义及应激性疾病的防治原则

一、应激的生物学意义

应激本质上是一种防御适应反应，应激时物质代谢和各器官功能的改变，特别是能量供应的增加，心、脑和骨骼肌血液供应的保证等，它可调动机体的潜能，帮助机体达到生活中的某些目标，是人们日常生活的重要组成部分，对于进行"斗争"和"脱险"，都有极为重要的意义。但是如果应激原的作用过于强烈和（或）持久，这些反应则转变为导致机体功能代谢障碍和组织损伤。

研究应激的主要目的是在阐明其发生机制的基础上，尽量减少或避免应激对机体的损伤，充分利用应激反应对机体的防御保护作用。例如，缺血预适应（ischemic preconditioning，IP）就是利用应激反应保护组织细胞的典型例子。缺血预适应是指组织器官在遭受短暂缺血后，能明显增强其对随后严重缺血损伤耐受性的现象。由于缺血可引起机体的损害，因此，不少学者在探讨其机制的同时，试图采用某些毒副作用小的药物对组织器官进行药理学预适应（pharmacologic preconditioning）处理，来启动机体的内源性保护机制。这对于利用应激反应来防治疾病，进行了有益探索，并展示了一定的临床应用前景。

二、应激及应激性疾病的防治原则

（一）排除应激原

当应激原的性质为理化或生物性刺激时，应尽量予以排除，如控制感染、修复创伤、清除有毒物质，改善生活环境等。当应激原为社会心理因素时，最好的方法是释放应激。主要的释放方法有①躯体反应：如体育锻炼或重体力劳动；②语言释放：即通过谈话、哭喊、呻吟或其他方式表达内心的痛苦、失意或挫折感；③应激转移或替换：通过某种具体的、切合实际的环境来达到应激解除的目的；④松弛训练：通过特定的训练方法达到心身放松的目的。

（二）积极治疗应激性损伤

针对应激本身所造成的损害，采取相应措施。

1．防治应激性溃疡　①使用 H_2 受体拮抗剂，抑制胃酸分泌；②使用硫糖铝，保护胃黏膜，促进胃黏膜的增生和愈合；③防治胆汁反流以及控制胃肠道出血。

2．防治应激性心律失常　①使用 α 受体阻滞剂、β 受体阻滞剂和钙通道阻断剂对抗儿茶酚胺分泌增多引起的心律失常；②使用氧自由基清除剂，消除因心肌缺血 - 再灌注损伤时氧自由基产生过多引起的心律失常。

3．防治应激时心理、精神障碍　对于心身疾病或应激相关精神、心理障碍患者，轻者采用心理治疗，严重者应用抗焦虑药物和抗抑郁药物及生物反馈治疗（biofeedback therapy），还可以采用针灸、理疗、音乐疗法等进行综合治疗。

（三）糖皮质激素的应用

应激时 GC 释放是一种重要的防御保护机制。对肾上腺皮质功能不全（如肾上腺出血、坏死）的患者或应激反应低下的患者（如艾迪生病、年老体弱、严重营养不良等），及时、大量补充 GC，从而提高机体的防御能力。

（四）补充营养

应激时的高代谢率及脂肪、糖原与蛋白质的大量分解，对机体造成巨大消耗。可经胃肠道或静脉补充氨基酸、葡萄糖 - 胰岛素 - 钾（GIK）极化液或白蛋白等，以促进机体合成代谢。

（五）增强机体对应激的适应能力

强壮体魄，提高心理素质，有意识地经常积极主动接受适量的应激负荷，建立一种基础的非特异性应激适应机制，能够有效提高机体对突发的多种强应激负荷的适应能力。

（龙儒桃）

第九章

休 克

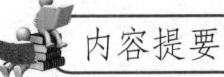

内容提要

　　休克是指机体在各种致病因素作用下，有效循环血量减少，微循环出现障碍，导致全身各组织器官灌流不足所引起的一种比较严重的病理过程，往往会引起身体各器官功能代谢出现严重障碍。休克的发生发展一般分为三期，即微循环缺血期（休克初期）、微循环淤血期（休克期）、微循环衰竭期（休克晚期）。休克不是一个独立的疾病，而是许多疾病中出现的一个基本病理过程。

学习目标

掌握：

1. 休克的概念及分类。
2. 休克各期微循环的特点、机制及病理生理学意义。
3. 休克时酸碱平衡的特点。
4. 休克引发心力衰竭的发病机制。

熟悉：

1. 微循环的结构及特点。
2. 休克各期的临床表现。
3. 休克时细胞功能和代谢的变化。
4. 休克过程中肾、肺、脑等器官的功能变化机制。

了解：

1. 休克各型的基本概念及血流动力学的特点。
2. 休克各期的治疗原则。

　　休克（shock）一词来源于希腊文，是英语 shock 的音译，原意为"震荡"或"打击"。休克是临床各科较为常见的危重疾病之一，死亡率较高，因此一直受到医学界的重视。15世纪法国医生 Henri Francois Le Dran 和英国医生 Clarc 首次使用此词描述了机体受到严重创伤后的变化，此后人们通过不断研究加深了对休克的认识。在19世纪人们就已经形成了对休克经典临床表现的认识：面色苍白或发绀、四肢湿冷、脉搏细速、脉压变小、尿量减少、表情淡漠、血压降低等。在第二次世界大战期间，人们逐步认识到休克的本质是微循环紊乱，主要由于血管运动中枢的麻痹，导致外周血管扩张，有效循环血量不足，血压下降。因此主张用去甲肾上腺素等收缩血管的药物治疗休克，但观察到有些休克患者的病情非但没有减轻，反而恶化。医学界通过不断研究，逐步认识到各种不同原因引起的休克都有一个共同的发病环节，即交感 - 肾上腺髓质强烈兴奋引起的有效循环血量不足导致的微循环功能障碍。根据此学说，在治疗过程中把补充血容量作为首位，明显改善了休克救治的成功率。自 20 世纪 80 年代以来，随着整体科研水平的提高，对休克的研究也深入到细胞、亚细胞和分子水平，人们发现休克的发生与血管紧张素Ⅱ、血管加压素、内皮素等促炎和抗炎细胞因子大量释放有关。尽管针对这些细胞因子进行的抗休克治疗取得了一定的效果，但仍有患者因发生多个器官功能障碍而死亡。总之，在这 200 多年的休克研究历史中，经历了由浅入深，由整体到组织（微循环学说）、再到细胞（休克细胞）和分子水平，但距今为止，休克的发生机制并没有完全阐明，目前普遍认为，休克是各种致病因子作用于机体引起的急性循环障碍，导致全身组织微循环血液灌流严重不足，以致细胞损伤、各重要生命功能代谢发生严重障碍的全身性病理过程。

第一节　休克的原因、分类及各型休克的特点

一、按病因分类

这是目前临床常用的分类方法，引起休克的原因有很多，常见的病因有以下几种：

（一）失血性休克

大量失血引起失血性休克（hemorrhagic shock）。常见于外伤出血、消化道溃疡出血、食管下端静脉曲张破裂出血、宫外孕破裂及产后大出血等。一般情况下，如果失血量少于全身血量的 10%，机体可通过代偿机制维持血压和组织灌流量的稳定；若快速失血量超过全身血量的 20%~35%，即可发生休克；若超过全身血量的 50%，可导致死亡。另外，当机体由于剧烈呕吐、腹泻、大量出汗等导致体液的大量丢失，也可引起休克。

（二）烧伤性休克

大面积烧伤伴有血浆大量丢失可发生烧伤性休克（burn shock）。由于机体对于烧伤首先的反应是液体的渗出，因此在休克早期，往往与血容量减少及疼痛有关。到晚期可继发感染，可发展为感染性休克。

（三）创伤性休克

严重创伤可导致创伤性休克（traumatic shock），常见于骨折、交通事故、战伤等。其发生往往与疼痛和失血有关。

（四）感染性休克

严重感染引起的休克称为感染性休克（infectious shock），是目前研究的热点之一，也是临床常见且死亡率较高的休克类型。常见引起休克的病原微生物为革兰阴性菌，约占感染性休克病因的 70%~80%，常见于细菌性痢疾、流行性脑脊髓膜炎、大叶性肺炎和尿道感染等引起的败血症，故又称为败血症休克（septic shock）。在感染性休克的发生中，细菌内毒素起着重要的作用，称为内毒素休克（endotoxic shock）。

（五）过敏性休克

过敏体质的人使用某些药物（如青霉素）、血清制品或疫苗后，可发生起过敏性休克（anaphylactic shock）。主要发生机制为抗原与 IgE 抗体结合，释放大量组胺、5- 羟色胺、激肽等，使血管床容积急剧扩大、毛细血管通透性增高，血浆外渗，静脉回心血量及心输出量迅速减少，导致有效循环血量不足而引起过敏性休克。此种休克可及时使用缩血管药物（如肾上腺素等）进行抢救。

（六）心源性休克

由于原发性心脏功能障碍导致心输出量急剧减少引起的休克称为心源性休克（cardiogenic shock）。常见于大面积心肌梗死、严重的心律失常、急性心包炎及心脏压塞等。其中以大面积心肌梗死（> 40% 左心室面积）最为常见。具有发病急，预后差，死亡率高等特点。

（七）神经源性休克

正常时血管运动中枢不断发出冲动，经过传出的交感缩血管纤维到达全身小血管，维持血管张力。当出现剧烈疼痛、高位脊髓损伤、深度麻醉及脑干损伤时，血管运动中枢受到抑制，交感缩血管纤维对于小血管的作用减弱，血管紧张性下降或消失，血管扩张，微循环淤血，回心血量锐减，动脉血压下降，从而引起神经源性休克（neurogenic shock）。该型休克预后较好，轻者无需治疗可自愈，重者在应用缩血管药物后迅速好转。由于此时无明显的微循环灌流减少，故有人认为这种情况不能称为休克，只能算为低血压。

二、按血流动力学分类

（一）低排高阻型休克

低排高阻型休克又称为低动力型休克，临床上大部分休克为此型休克。常见于脱水、失血性休克、心源性休克、创伤性休克和大多数感染性休克。血流动力学特点是：心输出量降低，外周血管阻力升高。由于皮肤血管收缩，血流减少，皮肤温度降低，所以又称为"冷休克"。

（二）高排低阻型休克

高排低阻型休克又称为高动力型休克，常见于过敏性休克、神经源性休克和部分感染性休克。血流动力学特点：心输出量高，外周血管阻力下降。由于皮肤血管扩张，血流量增多，皮肤温度升高，又称为"暖休克"。

（三）低排低阻型休克

低排低阻型休克常见于各种休克的晚期，是休克失代偿的表现。血流动力学特点：心输出量低和外周阻力都降低，血压下降。

三、按休克发生的起始环节分类

虽然休克的原因不尽相同，但是有效灌流量减少是多数休克发生的共同基础，良好的心脏功能、正常的血管容积和足够的循环血量是保证微循环灌注的基本条件，其中任何一个因素发生变化超过其他因素的代偿能力，均可导致休克。

（一）低血容量性休克

是指血容量急剧减少引起的休克。失血和失液性休克、烧伤性休克和创伤性休克的发病环节均有血容量降低，可统称为低血量性休克（hypovolemic shock）。血容量减少，可导致有效静脉回流不足，心输出量减少，有效循环血量下降。血流动力学特点为有效循环血量减少导致回心血量减少，以致心输出量降低和外周阻力升高。

（二）血管源性休克

过敏性休克时，由于组胺、激肽、补体等作用使微血管扩张，开放的毛细血管数量增加，血管床容量增大。而神经源性休克时，由于高位脊髓麻醉或损伤、剧烈疼痛抑制交感缩血管功能，引起外周血管扩张。正常微循环中只有 20% 毛细血管交替开放，其中的血量占全血量的 5%~6%，而大部分毛细血管处于关闭状态。如果全部毛细血管开放，仅肝毛细血管就能容纳全身血量。当血管扩张，血管床容量加大时，血液淤滞在微循环内，导致有效循环血量严重不足，组织灌流量下降引起血管源性休克（vasogenic shock）。其血流动力学的变化特点为外周阻力下降，回心血量减少和心输出量降低。

（三）心源性休克

是指急性心泵功能衰竭引起心输出量急剧减少，有效循环血量不足而引起的休克。心源性休克发病急骤，死亡率高达 80%，预后较差。血流动力学的特点多数为外周血管阻力升高，表现为低排高阻型休克；少数为外周血管阻力降低，表现为低排低阻型休克。

第二节　休克的分期和发病机制

不同原因和不同类型休克的发展过程有差异，但是各种类型休克都有一个共同特征，就是急性微循环功能障碍。本章主要以失血性休克为例来探讨休克的发生机制。

一、微循环的组成及其特点

微循环（microcirculation）是指微动脉和微静脉之间的微血管中的血液循环，是循环系统的最基本结构。典型的微循环包括微动脉、后微动脉、毛细血管前括约肌、真毛细血管、直捷通路和动静脉吻合支（又称动静脉短路）及微静脉七部分构成（图 9-1）。这些结构共同组成了微循环的三个通路。

（一）动静脉吻合支

血液由微动脉经动静脉吻合支直接进入微静脉。此类通路的血管壁有平滑肌，管口较粗，血流迅速，几乎不进行物质交换，平时关闭，特殊情况下开放。这类通路多见于皮肤的血管。

（二）直捷通路

血液由微动脉、后微动脉经直捷通路进入微静脉。此通路在结构和功能上是微动脉的延伸，经常处于开放状态，使血液快速流过，平时主要起加速血液回流的作用。这类通路多见于骨骼肌。

（三）真毛细血管通路

血液通过微动脉、后微动脉、毛细血管前括约肌和真毛细血管最后进入微静脉。真毛细血管由单层内皮细胞和基底膜构成，壁薄（总厚度 0.5μm），血流缓慢，因此是物质进行交换的主要场所。

（四）前、后阻力血管的特点

微动脉、后微动脉、毛细血管前括约肌影响毛细血管前阻力，微静脉影响毛细血管后阻力。由于前阻力血管 α 受体密度大于后阻力血管，因此对儿茶酚胺的敏感性前阻力血管大于后阻力血管；而后阻力血管对缺氧、酸中毒的耐受性强于前阻力血管。由于这两点的不同，

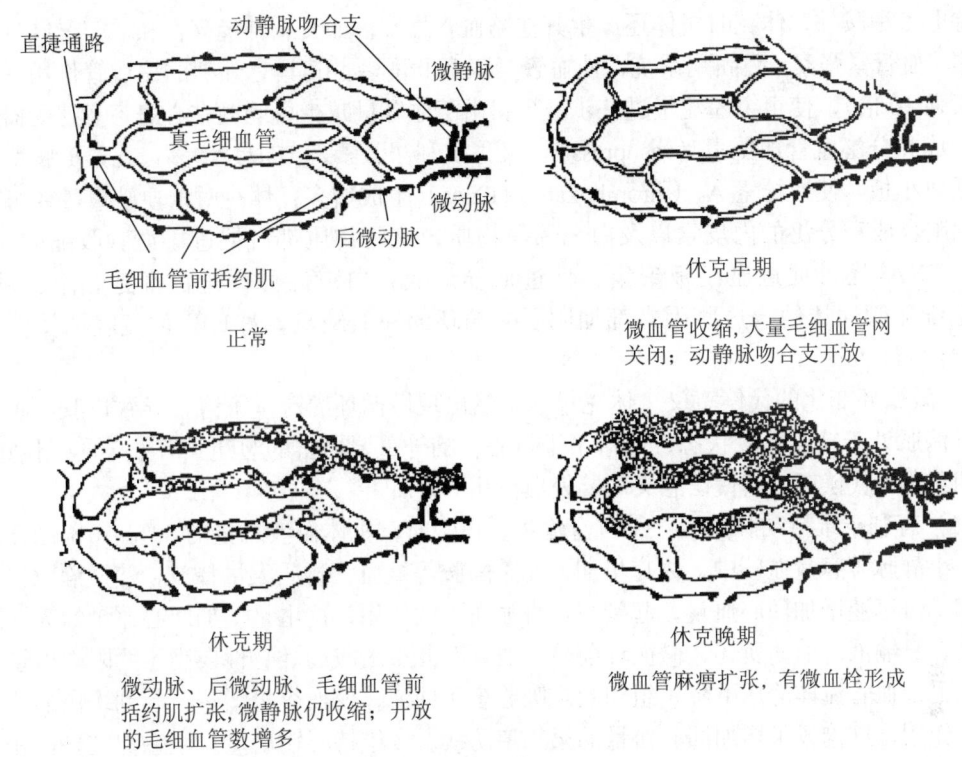

正常

微血管收缩,大量毛细血管网
关闭;动静脉吻合支开放

休克早期

休克期

微动脉、后微动脉、毛细血管前
括约肌扩张,微静脉仍收缩;开放
的毛细血管数增多

休克晚期

微血管麻痹扩张,有微血栓形成

图 9-1 正常微循环的结构及休克时的变化示意图

导致微循环在休克发展的各期中具有不同的特点。

二、休克的分期和发病机制

尽管休克发生的原始病因不同,但是有效循环血量减少所致的微循环功能障碍是多数休克发生的共同基础。根据血流动力学和微循环的改变,大致将休克的发生发展过程分为三期。

(一)休克早期(又称缺血性缺氧期、微循环痉挛期或代偿期)

休克早期机体代偿机制被激活,血流动力学变化的特点是:心率加快,心肌收缩力增强,总外周阻力增高,心输出量无明显减少。腹腔内脏、皮肤、骨骼肌及肾等组织器官血流量明显减少,而心、脑血流量基本正常。

1. 微循环变化的特点 休克早期微循环的特征是缺血。全身小血管包括小动脉、微动脉、后微动脉、毛细血管前括约肌、微静脉、小静脉都持续收缩、总外周阻力升高。但前阻力血管的收缩较后阻力血管更加显著。导致微循环处于少灌少流,灌少于流的状态。同时,血液流经直捷通路或经开放的动静脉吻合支迅速流入微静脉,加重了组织的缺血缺氧,故该期又称缺血性缺氧期(ischemic anoxia phase)或微循环痉挛期(图 9-1)

2. 微循环缺血的机制 引起此期变化的机制主要是由于各种致休克因素通过不同途径引起交感 - 肾上腺髓质系统兴奋,儿茶酚胺大量释放入血。已有研究证明,休克微循环痉挛期血中儿茶酚胺的含量可比正常时高几十倍至几百倍。由于前阻力血管对儿茶酚胺的敏感性高于微静脉,因此毛细血管前阻力增加更加显著。同时,儿茶酚胺与动静脉吻合支的 β 受体结合,导致本来关闭的动静脉吻合支开放,加剧了组织的缺血缺氧。

除儿茶酚胺外，休克时机体还产生其他缩血管物质，如交感神经兴奋和血容量减少可激活肾素－血管紧张素－醛固酮系统，使血管紧张素Ⅱ增多，其具有强烈的缩血管作用（比肾上腺素强 10 倍），使组织灌流量进一步减少；由于血容量减少可刺激左心房容量感受器使下丘脑合成和分泌血管加压素（vasopressin，又称抗利尿激素，ADH）增多；儿茶酚胺增多又可激活血小板，使血栓素 A_2（thromboxane，TXA_2）生成增多；休克时缺血缺氧等还可刺激内皮细胞合成和分泌的内皮素以及白三烯等物质，这些物质都有促进小血管收缩的作用。另外，TXA_2 还可促进血小板聚集，促进血栓形成；白三烯可促进白细胞黏附、贴壁，增加毛细血管通透性，这些因素都加剧了微循环的缺血缺氧，并成为休克晚期发生 DIC 的重要因素。

3. 微循环变化的代偿意义 休克早期虽然出现微循环灌流量下降，导致皮肤、腹腔器官和骨骼肌处于缺血缺氧状态，但对于维持心、脑等重要器官的灌流具有一定的代偿意义，故此期又称为代偿期，其代偿意义主要表现在几个方面：

（1）有利于维持动脉血压：①自身输血。正常时，机体血液总量的 60%~70% 储存在微静脉、小静脉等容量血管中。休克早期，儿茶酚胺等缩血管物质大量释放，使微静脉、小静脉收缩，可迅速增加回心血量，起到"自身输血"的作用，这也是增加回心血量的第一道防线。②自身输液。前面所述，微循环前阻力血管对儿茶酚胺的敏感性要高于后阻力血管，因此导致毛细血管流体静压下降，组织液重吸收多于回流，使血容量增多，起到缓慢的"自身输液"作用，这构成了增加回心血量的第二道防线。③维持心输出量。交感神经兴奋和儿茶酚胺释放增多，使心率加快，心肌收缩力增强，心输出量下降不明显或增多。④外周血管阻力升高。休克早期由于大量缩血管物质的作用使小动脉、微动脉收缩，外周阻力增加。以上环节的变化都有利于动脉血压的调节和维持，因此，休克早期患者的血压无明显降低。

（2）有利于心脑血液供应：由于不同器官对儿茶酚胺的敏感性不同，因此在休克早期血液重新分布。皮肤、腹腔内脏和骨骼肌的血管具有丰富的交感缩血管纤维，α 受体占优势，因此交感神经兴奋可引起这些血管收缩，血流减少。而脑血管壁交感缩血管纤维分布较少，α 受体密度较低，故对儿茶酚胺不敏感，血管口径无明显变化。冠状动脉虽然也有交感神经支配，但由于交感神经兴奋时心脏活动加强，腺苷等扩血管代谢产物生成增多，导致冠状动脉扩张，血流量相对增加。这种不同组织器官的血管对儿茶酚胺的不一致性，在全身循环血量减少的情况下，可优先保证心、脑的血液供应，具有十分重要的代偿意义。

4. 临床表现 休克早期由于交感－肾上腺髓质系统兴奋，患者主要有皮肤苍白、四肢冰凉、心跳加快、脉搏细速、尿量减少、烦躁不安等临床表现。患者血压可保持正常或稍

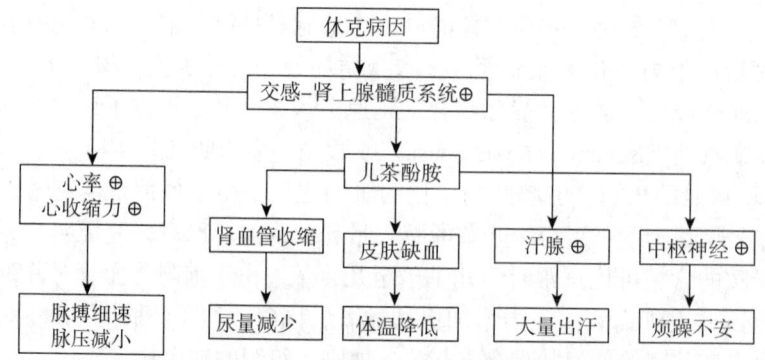

图 9-2 休克早期的临床表现及机制

高，但是由于外周阻力升高，总是表现为脉压下降，因此，相比血压变化，脉压下降是判别早期休克更可靠的指标（图9-2）。

此期是休克的可逆期，也是抢救休克的最佳时期。此期如能及时消除病因、及时补液，适当使用血管活性药物，改善组织灌流，去除微循环缺血缺氧状态，患者可逐渐恢复。但是如果发现不及时或得不到有效治疗，将很快发展进入休克期。

案例 9-1

男性患者，32岁，遇车祸造成脾破裂，失血约1800ml，出现脉搏加快、皮肤苍白、出冷汗、血压略升、脉压减小和尿量减少。

问题与思考：患者发生哪些病理生理改变？试解释其发生机制？

（二）休克期（又称淤血性缺氧期、微循环淤滞期或失代偿期）

此期又称休克进展期，机体出现失代偿反应，心输出量开始减少，外周阻力下降，动脉血压下降，心脑血流量减少。

1. 微循环的变化特点　休克期微循环变化的特征就是淤血。到此期时，由于长期缺氧导致酸性物质产生增多，导致微动脉、后微动脉等前阻力血管对儿茶酚胺的敏感性降低而扩张，而微静脉等后阻力血管由于对酸中毒有较高的耐受性仍保持持续收缩，引起毛细血管前阻力小于后阻力，微循环灌而少流，灌大于流，大量血液淤滞于微循环内。同时，微血管通透性增强，血浆外渗，血液浓缩，血流淤滞，阻力加大，进一步加重了组织缺氧，故此期称为淤血性缺氧期（stagnant anoxia phase）或微循环淤滞期（图9-1）。

2. 微循环淤血的机制　微循环此期出现淤血的主要原因为长期缺血缺氧引起的酸中毒及多种扩血管活性物质的释放。

（1）酸中毒：微循环持续缺血缺氧，机体无氧降解增强，乳酸堆积，引起代谢性酸中毒。主要原因是前阻力血管对酸性物质的耐受性差，从而导致对儿茶酚胺的敏感性降低，前阻力血管因此扩张；而后阻力血管对酸性物质耐受性强，因此仍保持收缩状态，因此血液淤滞在微循环中。

（2）局部扩血管物质增多：长期缺血缺氧导致ATP分解加速，腺苷生成增加；还可刺激肥大细胞释放组胺；激肽系统激活使激肽类物质产生增多；另外，由于ATP产生减少，使ATP敏感性钾通道开放，K^+外流增多，Ca^{2+}内流减少，也可引起微血管扩张。

（3）内毒素：革兰阴性菌感染引起的感染性休克，可出现内毒素血症。其他类型的休克患者，由于腹腔内脏长期缺血缺氧，消化功能紊乱，肠道菌群失调，细菌可产生内毒素通过缺血的肠黏膜吸收入血，也导致肠源性内毒素血症。内毒素可通过激活巨噬细胞或损伤血管内皮细胞等途径，引起血管扩张，导致持续低血压及其他损害。

（4）血液流变学改变：休克期由于大量血浆外渗，血液黏滞性增高，血流缓慢，白细胞滚动、黏附于内皮细胞，嵌塞毛细血管，导致后阻力增加。同时，红细胞、血小板黏附聚集性增强，微循环血流缓慢、泥化、淤滞，加剧了微循环的淤血状态（图9-3）。

3. 微循环变化的病理生理学意义　由于酸中毒，微循环的前阻力血管扩张，血液大量淤滞在微循环内，导致自身输血停止，毛细血管血流流体静压升高及血管通透性增加，自身

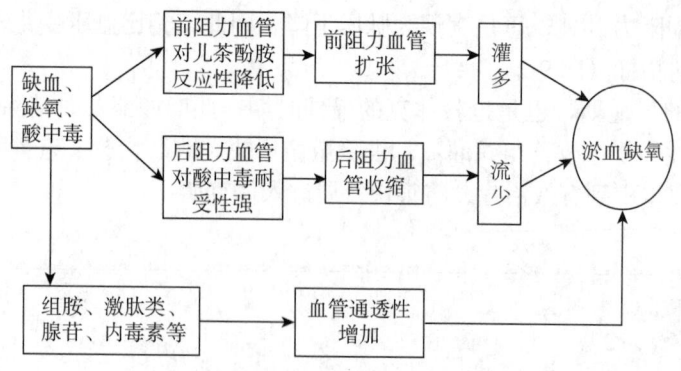

图 9-3　微循环淤血的机制

输液也停止，回心血量减少，心输出量和血压进行性下降。交感 - 肾上腺髓质系统兴奋更为强烈，血液灌流进一步减少，组织缺氧加剧。组织缺氧又加重了酸中毒，两者形成恶性循环，休克进一步恶化。

4．临床表现　由于微循环大量淤血，回心血量和心输出量减少，血压进行性下降；冠状动脉和脑血管供血不足，出现心、脑功能障碍，患者脉搏细速、心音低钝，神志淡漠，反应迟钝甚至昏迷；肾血流不足，出现少尿甚至无尿；皮肤发绀，口唇和指端尤为明显，呈现花斑（图 9-4）。

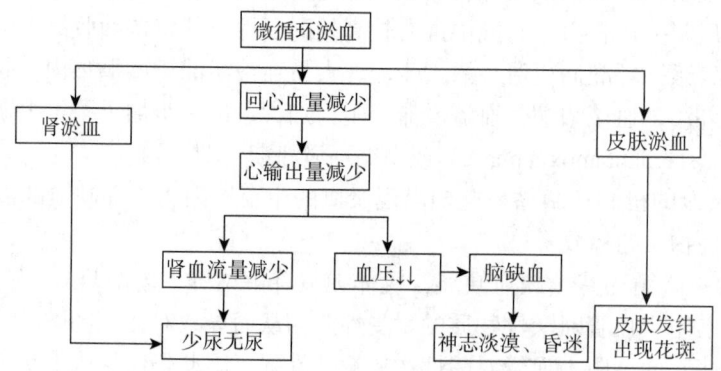

图 9-4　休克期的临床表现及机制

休克期微循环的变化仍然处在可逆阶段，只要得到及时正确的救治，患者仍可康复，否则病情进一步恶化进入休克晚期。

（三）休克晚期（又称微循环衰竭期、DIC 期、难治期或不可逆期）

此期微循环淤滞更加严重，全身细胞出现损伤，各重要器官发生功能障碍，即使采用输血等多种抗休克措施，仍难以治疗，故又称难治期或不可逆期。

1．微循环变化的特点　在微循环淤血的基础上，微循环血管对各种调节因素的反应性显著降低或丧失，微血管发生麻痹性扩张，血液进一步浓缩，血细胞黏附和聚集加重，血流缓慢，呈现"淤泥状"，常伴有纤维蛋白性血栓形成，加重了血流淤滞，物质不能交换，甚至出现毛细血管无复流现象，既在输血补液后，血液可一度回升，但微循环灌流无明显改善，毛细血管的血液仍淤滞停止，不能恢复。并可因 DIC 引起纤溶系统亢进发生出血（图 9-1）。

2．微循环衰竭的机制

（1）微循环血管麻痹扩张：缺氧和酸中毒进一步加重，血管对儿茶酚胺的敏感性降低，虽然儿茶酚胺等缩血管物质浓度较高，但血管收缩反应却不明显，最终引起微血管麻痹、扩张。其机制尚未完全阐明，可能与酸中毒有关，也可能与氧自由基等物质增多有关。

（2）合并DIC：①血液流变学改变。休克晚期由于微循环淤血加重，血液进一步浓缩，血液黏滞性升高，血流缓慢，血小板和红细胞易于聚集，血液处于高凝状态，促进了DIC的发生。②血管内皮细胞损伤。缺血缺氧、酸中毒和内毒素等可损伤血管内皮细胞，激活内源性凝血系统。③外源性凝血系统激活。烧伤、创伤性休克由于组织大量破坏，组织因子释放入血。另外，内毒素也可促使中性粒细胞合成、释放组织因子，从而激活外源性凝血系统。④其他促凝物质的释放。休克时体内产生的血小板活化因子、TXA_2等也可促进血小板和红细胞聚集，加速DIC形成。另外，休克时血液灌流减少，单核巨噬细胞功能下降，导致不能及时清除激活的凝血因子和已经形成的纤维蛋白，也可促进DIC的形成。

3．微循环变化的病理生理学意义

（1）微血栓的形成、大量凝血因子的消耗及继发性纤溶系统亢进，患者容易发生出血致血容量减少，使微循环功能障碍进一步加重，回心血量明显减少。

（2）在凝血和纤溶过程形成的纤维蛋白降解产物和某些补体，可抑制单核巨噬细胞功能，增加血管的通透性，使休克进一步恶化。

（3）无复流现象的出现、炎症细胞的大量活化和炎症介质的泛滥，引起机体失控的自我持续放大和自我破坏的全身炎症反应综合征（systemic inflammatory response syndrome，SIRS），导致细胞受损甚至死亡，使各个重要器官同时或相继发生功能障碍，使休克进入难治阶段，导致死亡。

4．临床表现　患者病情危重，血管反应性降低，血压进一步下降，甚至不能测出，给予升压药物也难以恢复；浅表静脉塌陷严重，使静脉输液非常困难，中心静脉压降低，心音低弱；因脑部缺血，患者反应迟钝，嗜睡，甚至出现昏迷；还可有DIC的表现，如贫血、瘀斑、点状出血等。

应该指出的是，休克发生发展的三个时期并没有明显的界限。同时，由于病因和始动环节不同，也并不是所有的休克都会出现这三个期的变化。例如，过敏性休克可一开始就进入淤血性缺氧期，而比较严重的感染性休克可直接进入DIC期。在休克的临床诊治过程中，应辨明发病环节，根据具体表现给予及时合理的治疗。

案例 9-2

男性患者，65岁，农民。因咳嗽、气促、发热7天，全身散在出血点1天入院。

患者7天前因受凉而出现咳嗽，流涕，发热38.7~39.8℃，自服"感冒胶囊"未见好转。1天前病情加重，咳黄色脓痰，呼吸急促，口唇发绀，四肢湿冷，双下肢出现散在出血点，遂入院就诊。门诊以"肺炎"收入院。患者曾患"慢性支气管炎"十余年。

体格检查：体温36.3℃，脉搏104次/分，呼吸35次/分，血压70/50mmHg。神志欠清楚，嗜睡。全身有散在出血点及瘀斑。呼吸急促，口唇发绀，双肺呼吸音粗糙，两侧中下肺可闻及湿性啰音。脉搏细速，心律齐，未闻及病理性杂音。腹软，肝脾未触及肿大，双肾区无叩痛。尿量减少。

　　实验室检查　血常规：WBC17×10⁹/L，中性91%，淋巴8%，Hb115g/L，RBC4.36×10¹²/L，PLT：40×10⁹/L。痰培养、血培养提示革兰阴性（G⁻）杆菌感染。APTT 64.1s（对照 34.3s），PT 17.8s（对照 11.7s），TT 37.4s（对照 16.5s），Fg 1.6g/L（正常1.8~4.5g/L），D-二聚体大于1.0mg/L（对照小于0.5mg/L），3P试验（++）。

　　患者入院后，给予抗生素控制感染，低分子右旋糖酐及葡萄糖盐水扩充血容量，甘露醇250ml静脉加压滴注，纠正酸中毒，应用血管活性药物（654-2），复方丹参40ml加入5%葡萄糖 500ml静脉滴注，肝素静脉注射等治疗。经治疗后，患者血压逐渐恢复正常，面色转红润，尿量增多，未见新的出血点，双肺啰音逐渐减少，全身出血点逐渐消退。14天后病愈出院。

　　问题与思考：

1. 本病例出现哪些主要的病理过程？诊断依据是什么？
2. 讨论本病例主要病理过程的发病机制。
3. 联系发病机制讨论本病的治疗原则。

第三节　细胞功能代谢改变及器官功能障碍

　　休克的原始病因可直接损伤细胞，从而使细胞的代谢、功能和结构发生障碍，进而引起器官的功能异常。近年来细胞机制在休克发生发展中的作用逐步受到重视，并提出了休克细胞（shock cell）的概念，认为细胞结构和功能的损伤是休克时器官功能障碍的基础，从而使对休克的研究深入到细胞和分子水平。

一、细胞损伤是各器官功能障碍的共同基础

（一）细胞膜的变化

　　细胞膜是休克时最早发生损伤的部位。缺氧、酸中毒、高血钾、溶酶体酶释放引起的脂质过氧化等因素可造成细胞膜损伤。细胞膜通透性增高，钠泵功能下降，细胞内外离子分布异常，胞内 Na^+ 含量增加，造成细胞水肿，Ca^{2+} 内流增多，造成细胞功能障碍，K^+ 外流增多，跨膜电位明显下降。

（二）线粒体的变化

　　线粒体是细胞进行有氧氧化和氧化磷酸化的场所，是能量产生的主要部位。休克时线粒体肿胀，ATP 产生减少，细胞能量代谢障碍，最终可导致细胞的死亡。

（三）溶酶体的变化

　　休克可损伤溶酶体膜，通透性增高，膜破裂释放溶酶体酶，导致细胞自溶；并可激活激肽、纤溶系统，促进组胺释放，导致 DIC 的发生。

二、细胞代谢障碍

　　休克时，细胞代谢总的变化趋势为耗氧减少、糖酵解增加，脂肪和蛋白分解增加和合成

减少，游离脂肪酸和酮体增多；由于糖酵解增加，乳酸生成增多，超过肝代谢能力，造成代谢性酸中毒，另外，休克时肾功能下降，酸性代谢产物不能及时清除，也加剧了酸中毒的发生。ATP 数量的减少致钠泵功能下降，导致细胞水肿和血钾增高。

三、器官功能的改变

休克时各器官都可能发生改变，其中肾、肺、心、脑、胃肠及肝等器官更容易受损，比较严重时可发生多器官功能障碍造成患者死亡。

（一）肾功能的改变

休克时肾更易受到损伤，各种类型的休克往往发生急性肾衰竭，称为休克肾（shock kidney）。休克早期由于交感 - 肾上腺髓质系统兴奋，导致肾血管收缩，肾血流量减少，肾小球滤过率下降，发生功能性肾衰竭（functional renal failure），无肾小管坏死，表现为少尿、无尿等。如果能及时补充有效循环血量，肾血流量恢复，肾功能可恢复。但如果持续缺血、缺氧将造成肾小管坏死，则发生器质性肾衰竭（parenchymal renal failure），除严重少尿外，还可有明显的氮质血症、高钾血症和酸中毒等。此时，即使恢复肾血流，也不能在短时间内恢复肾功能。肾功能的障碍又加重了内环境的紊乱，导致休克进一步恶化。

（二）肺呼吸功能的改变

休克晚期，在患者尿量、血液、脉搏平稳后，常发生急性呼吸功能衰竭，表现为低氧血症和进行性的呼吸困难，称为急性呼吸窘迫综合征（acute respiratory distress syndrome，ARDS），过去称为休克肺（shock lung）。发生原因主要是由于休克时出现肺毛细血管膜急性损伤，肺毛细血管通透性增强，引起肺水肿和肺出血，另外还伴有局部肺不张、血栓形成以及肺泡内透明膜形成等病理变化，主要引起肺换气障碍，发生 I 型呼吸功能衰竭。据统计，休克死亡人数中大约 1/3 死于休克肺所致的呼吸衰竭。

（三）心功能障碍

除心源性休克伴有原发性心功能障碍外，其他类型休克发生到一定阶段，也可出现心肌收缩减弱，对儿茶酚胺反应性降低，甚至发生急性心力衰竭。这种继发性心功能降低的机制可能与下列因素有关：①动脉血压降低和交感 - 肾上腺髓质系统兴奋引起心率加快，导致心室舒张期缩短，使冠状动脉血流量减少，心肌供血不足；②心率加快和心肌收缩力增强，使心肌耗氧量增加，加重心肌缺氧；③休克时伴发酸中毒及继发的高钾血症通过影响心肌兴奋 - 收缩耦联过程使心肌收缩力减弱；④心肌内微血栓的形成加重心肌组织微循环功能障碍，导致心肌细胞变性坏死；⑤内毒素及休克过程中产生的心肌抑制因子等多种毒性因子抑制心肌的收缩。

（四）脑功能障碍

脑组织耗氧量高，对缺氧极为敏感。在休克早期，由于血流的重新分布，可保证脑血流量基本正常。但随着休克的进一步发展，心输出量减少和血压下降，不能保证脑部血液的供应，能量代谢障碍，出现一系列的神经功能损害。患者表现为早期烦躁不安，后期发展为神志淡漠，反应迟钝、嗜睡甚至昏迷，最终可导致患者的死亡。

（五）消化系统功能的改变

休克严重时胃肠道功能也出现明显障碍，主要表现为胃肠黏膜损害，应激性溃疡和肠缺血。由于胃肠运动减弱，肠黏膜屏障功能降低，肠道菌群繁殖加快，其产生的内毒素经通透性增高的肠黏膜大量吸收入血，发生肠源性内毒素血症。

（六）多器官功能障碍

在严重创伤、大手术、休克、感染或复苏后，短时间内出现2个或2个以上的器官、系统功能障碍，称为多器官功能障碍综合征（multiple organ dysfunction syndrome，MODS）。MODS 多在上述病因作用下经治疗病情平稳后发生，轻者发生器官功能障碍，重者出现器官、系统功能衰竭，成为休克难治和致死的重要原因。1991 年，美国胸科和危重病医学会会议建议用 MODS 取代以前使用的多器官衰竭（multiple organ failure，MOF）和多系统器官衰竭（multiple system organ failure，MSOF）。

MODS 的发病机制非常复杂，涉及神经、体液、内分泌和免疫等多方面、具体的机制目前尚未完全阐明，可能与下列因素有关：

1．微循环灌流障碍　休克过程中，由于各器官血液灌流不足，微循环出现障碍，从而引起链锁式反应导致各器官功能不全。后期由于发生 DIC，使肺、肝、肾等器官微循环出现微血栓，导致组织细胞发生严重的缺血缺氧和坏死，发生 MODS。

2．缺血与再灌注损伤　MODS 常发生于休克复苏早期，此时血流动力学恢复，由于血流对器官的再灌注，可造成细胞发生更加严重的损伤及坏死。

3．全身炎症反应综合征　全身炎症反应综合征（SIRS）指致病因素作用于机体，引起各种炎症介质过量释放和炎症细胞过量激活，产生的一种全身性过度炎性反应状态。正常情况下，体内促炎反应和抗炎反应保持平衡，内环境相对稳定。当出现 SIRS 时，这种平衡被打破，无论是促炎大于抗炎，还是抗炎大于促炎，都会造成炎症反应失控，引起多器官功能障碍，这也是导致多器官功能障碍的根本原因。

第四节　休克防治的病理生理基础

一、病因学治疗

积极防治休克的原发病，去除休克的原始病因，如止血、镇痛、输血、输液、控制感染等。

二、发病学治疗

（一）补充血容量

各种原因引起的休克均不同程度存在着血容量绝对或相对不足，除心源性休克外，补充血容量是提高心输出量和改善微循环的根本措施。也要适当选用血管活性药物，提高治疗效果。补液按照"需多少，补多少"的原则进行，补液量要大于失液量。补液过程中也要动态观察静脉充盈程度、尿量、血压和脉搏等指标，有条件时可监测肺动脉楔压（PAWP）和中心静脉压（CVP），以指导输液。

知识链接

中心静脉压（central venous pressure，CVP）是上、下腔静脉进入右心房处的压力，通过上、下腔静脉或右心房内置管测得，它反映右房压，是临床观察血流动力学的主要指标之一，它受右心泵血功能、循环血容量及体循环静脉系统血管紧张度3个因素影响。测定CVP对了解有效循环血容量和右心功能有重要意义。正常值为5 ~ 12cmH$_2$O。

中心静脉压的大小取决于心脏射血能力和静脉回心血量之间的相互关系。若心脏射血能力强，能将回心的血液及时射到动脉内，中心静脉压则低。反之由于心力衰竭等原因造成的射血能力下降则会导致中心静脉压变高。

若中心静脉压小于5cmH$_2$O，为右心房充盈不足或血容量不足；中心静脉压大于15cmH$_2$O时，提示心功能不全或肺循环阻力增高；若CVP超过20cmH$_2$O时，则表示存在充血性心力衰竭。

（二）纠正酸中毒

休克中的缺血缺氧导致代谢性酸中毒，可加重微循环功能障碍，抑制心肌收缩力，诱发高钾血症等，并且直接影响血管活性药物的疗效，因此必须及时纠正酸中毒。

（三）血管活性药物的应用

在充分扩容和纠正酸中毒的情况下，可适当使用血管活性药物改善微循环的功能。血管活性药物包括缩血管药和扩血管药，临床应根据休克类型及发展阶段来选择使用。一般过敏性休克和神经源性休克首选缩血管药物。治疗高排低阻型休克的最佳选择也是缩血管药物。对于低排高阻型休克或心源性休克多使用扩血管药物。目前如何选择舒缩血管的药物还存在争论。根据微循环学说，选用的目的必须是改善组织微循环血液灌流量。现在临床多根据患者实际情况，交错使用舒缩血管的药物，起到较好的治疗效果。

（四）改善细胞代谢，防治细胞损伤

休克是细胞的损伤也是休克难治的基础。改善微循环是防治细胞损伤的重要措施，还可以采用稳膜、清除氧自由基和补充能量等措施。目前最新的治疗药物多使用TNFα的单克隆抗体、酶抑制剂（拮抗损伤性因子）、GIK或ATP-MgCl$_2$（改善能量代谢）、可的松类药物（抑制细胞因子的过量形成）等。

（五）改善和恢复器官功能，防治器官功能衰竭

积极预防DIC及缺血-再灌注损伤，一旦发生MODS，根据不同的衰竭器官采取相应的治疗措施。如出现急性心力衰竭，除减少和停止补液外，还应及时给予强心、利尿治疗，适当降低心脏的前、后负荷；如发生急性肾衰竭应尽早给予利尿、透析治疗等。以防止出现多器官功能衰竭。

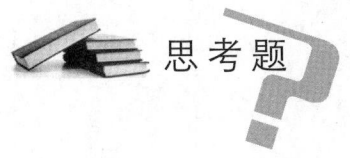 思考题

1．简述休克的分类方式。

2. 为什么失血性休克 I 期患者的血压并没有明显降低?

3. 简述休克 II 期微循环淤血的机制。

4. 简述休克和心功能障碍的关系。

（鹿　勇）

第十章

糖尿病

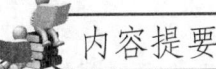 **内容提要**

糖尿病是一组由遗传与环境因素相互作用而引起的以血糖升高为特征的临床综合征。因胰岛素分泌相对或绝对不足以及靶细胞对胰岛素的敏感性降低，引起糖、蛋白质和脂肪等一系列代谢紊乱。病情严重或某些诱因作用下可发生糖尿病酮症酸中毒、高渗性非酮症糖尿病昏迷等危及生命的急性代谢紊乱，久病还可造成血管、心脏、眼、肾及神经等多种组织和器官的慢性进行性病变。本章在介绍糖尿病概念与分类的基础上，着重介绍其病因、发病机制以及机体的功能和代谢变化及其发生机制，并简要介绍防治糖尿病的病理生理基础。

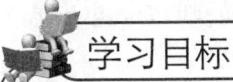 **学习目标**

掌握：
1．糖尿病的概念。
2．1型和2型糖尿病的主要特点。
3．胰岛素抵抗的概念。
4．糖尿病患者典型症状"三多一少"的发生机制。

熟悉：
1．1型和2型糖尿病的病因及发病机制。
2．糖尿病酮症酸中毒和高渗性非酮症糖尿病昏迷的表现及发生机制。
3．糖尿病微血管及大血管病变的发生机制。

了解：
1．糖尿病的类型。
2．防治糖尿病的病理生理基础。

糖尿病（diabetes mellitus）是一组由遗传与环境因素相互作用而引起的以血糖升高为特征的临床综合征。因胰岛素分泌相对或绝对不足以及靶细胞对胰岛素的敏感性降低，引起糖、蛋白质和脂肪等一系列代谢紊乱。

糖是人体的主要能量来源之一。正常人体血浆中含有一定浓度的葡萄糖，简称血糖。在进食后，血浆中的葡萄糖浓度可暂时升高，继而逐渐恢复到基础水平。正常人禁热量摄入至少 8h 后的空腹血浆葡萄糖（fasting plasma glucose，FPG）水平为 3.9~6.1mmol/L（800~1100mg/L），超过 6.1mmol/L（1100mg/L）时称为高血糖（hyperglycemia），而低于 3.9mmol/L（800mg/L）时称为低血糖（hypoglycemia）。

知识链接

糖尿病诊断标准

（1）有糖尿病症状（多尿、多饮及不能解释的体重下降），并且随机（餐后任何时间）血浆葡萄糖≥11.1mmol/L（2000mg/L）；或者

（2）空腹血浆葡萄糖≥7.0mmol/L（1260mg/L）；或者

（3）口服葡萄糖耐量试验（oral glucose tolerance test，OGTT）2h 血浆葡萄糖≥11.1mmol/L（2000mg/L）。

肝是调节血浆葡萄糖水平的主要器官，通过摄取葡萄糖、合成糖原和分解糖原参与血糖稳态的调节。其次，肝外组织如骨骼肌和脂肪组织，可摄取葡萄糖以供自身能量所需，这对维持正常血糖水平也起一定的作用。

由胰岛 β 细胞分泌的胰岛素是降低血糖的激素，通过促进肝、骨骼肌和脂肪等靶细胞的葡萄糖转运、减少肝葡萄糖的产生与释放而降低血糖。在胰岛素的作用下，血液中的葡萄糖进入细胞内，经一系列生物化学反应，为人类活动提供所需能量。当人体中缺乏胰岛素、胰岛素不能有效发挥作用或者靶细胞对胰岛素敏感性降低时，血液中的葡萄糖不能按正常方式进入细胞内进行代谢，导致血液中的葡萄糖浓度异常增高，发生糖尿病。

体内升高血糖的激素包括由胰岛 α 细胞分泌的胰高血糖素、由肾上腺髓质及其他嗜铬组织分泌的肾上腺素、由肾上腺皮质分泌的糖皮质激素以及由腺垂体分泌的生长激素。胰高血糖素、肾上腺素、糖皮质激素及生长激素，它们构成了反向调节机制以对抗胰岛素的降血糖效应，因此将这些激素统称为反向调节激素（counterregulatory hormones）。

糖尿病是一种常见病，随着人们生活水平的提高，糖尿病的发病率在逐年上升。糖尿病患者的典型临床特点包括多饮、多食、多尿和体重减轻，常常称之为"三多一少"。糖尿病发生后，可引起糖、蛋白质、脂肪、水和电解质等一系列代谢紊乱。如得不到很好的控制，进一步发展则引起全身各种严重的急、慢性并发症，可导致眼、肾、神经、皮肤、血管和心脏等组织、器官的慢性并发症，以致最终发生失明、下肢坏疽、尿毒症、卒中或心肌梗死，严重威胁身体健康。

第一节　糖尿病的分类

根据 1997 年美国糖尿病学会和世界卫生组织（WHO）制定的糖尿病分类标准，依据病因将糖尿病分为 1 型糖尿病、2 型糖尿病、妊娠期糖尿病及特殊类型糖尿病。其中 1 型糖尿病和 2 型糖尿病属于原发性糖尿病，占糖尿病患者数的 90% 以上。妊娠期糖尿病及特殊类型糖尿病属于继发性糖尿病，患者数较少。

一、1 型糖尿病

1 型糖尿病，又称为胰岛素依赖型糖尿病，是一种自身免疫性疾病，约占糖尿病总数的5%，多见于儿童和青少年。1 型糖尿病患者多起病急，"三多一少"的表现比较明显，容易发生酮症酸中毒。患者的血糖水平波动较大，空腹血浆胰岛素水平很低。随着病情的发展，胰岛 β 细胞功能进行性破坏，患者一般需要依赖胰岛素治疗或对外源性胰岛素绝对依赖，以控制血糖水平和抑制酮体生成。否则将会反复出现酮症酸中毒，甚至导致死亡。

二、2 型糖尿病

2 型糖尿病，又称为非胰岛素依赖型糖尿病，或成年发病型糖尿病，约占糖尿病总数的90%，多发于 40 岁以上的成年人和老年人，有明显的家族遗传性。2 型糖尿病患者多数起病比较缓慢，体型较肥胖，病情较轻，有口干、口渴等症状。也有不少人甚至无症状，较少出现酮症。在临床上，"三多一少"的表现不明显，往往在体检时或因其他疾病就诊时被发现。多数患者在饮食控制及口服降糖药治疗后可稳定控制血糖。但有些患者尤其是糖尿病病史较长、形体消瘦的老年糖尿病患者，会出现胰岛素水平低下，需要用外源性胰岛素来控制血糖。

三、妊娠期糖尿病

妊娠期糖尿病是指在妊娠期发生的糖尿病或糖耐量降低，发生率约占孕妇的 4%，其中肥胖孕妇多见。病因不明，可能患者存在其他类型糖尿病的病因，只是在妊娠期表现出来。大部分患者分娩后血糖可自行恢复正常。

四、特殊类型糖尿病

包括胰腺外分泌疾病如胰腺炎等造成胰岛素分泌缺陷、多种药物和化学物质等抑制胰岛素的分泌、各种内分泌疾病导致反向调节激素的增加以及各种已明确的遗传因素使 β 细胞功能障碍或使胰岛素作用缺陷所致的糖尿病。

第二节 糖尿病的病因与发病机制

糖尿病的病因十分复杂，至今尚未完全阐明，但归根到底是由于胰岛素绝对或相对缺乏，或胰岛素抵抗所致。因此，在 β 细胞产生胰岛素、血液循环系统运送胰岛素以及靶细胞接受胰岛素并发挥生理作用这三个步骤中任何一个发生问题，均可引起糖尿病。此外，感染、肥胖、体力活动、妊娠和环境等因素是引起糖尿病的常见诱因，其中感染在糖尿病的发病诱因中占非常重要的位置。

在不同类型糖尿病之间，其病因不尽相同，即使在同一类型中病因也各异，即存在着异质性。总的来说，遗传因素及环境因素共同参与其发病过程。

一、1 型糖尿病

多年来，糖尿病学界对 1 型糖尿病病因的探讨已经有了很大的进展，但仍未能详细地阐明其发病机制。目前有数个学说来解释 1 型糖尿病的发生机制，较为公认的是遗传易感个体在一定环境因素的触发下引起胰岛 β 细胞的自身免疫性破坏。根据多方面的综合研究，已知 1 型糖尿病是由 T 淋巴细胞介导的自身免疫性疾病，胰岛 β 细胞受到自身免疫攻击而选择性地被破坏，胰岛 β 细胞功能受损，胰岛素分泌绝对不足。

1．遗传易感性　人类第 6 号染色体短臂上的人白细胞抗原（human leucocyte antigen，HLA）基因，是许多人类自身免疫性疾病的易感基因位点。HLA 主要由 Ⅰ、Ⅱ、Ⅲ 类基因组成，目前认为，1 型糖尿病的易感性与 Ⅱ 类基因关系最密切。Ⅱ 类基因主要包括 DR、DQ 和 DP 三个亚区。大约 95% 的 1 型糖尿病患者有 DR3 和（或）DR4 的表达，而非糖尿病患者仅 45%~50% 有 DR3 和（或）DR4 的表达。

2．自身免疫反应　1 型糖尿病发生的关键环节是胰岛 β 细胞渐进性的破坏，其中 90% 由细胞免疫介导。具有易感基因的个体在某些环境因素的触发下，产生针对 β 细胞的一系列自身抗体并启动对 β 细胞的自身免疫反应。与 1 型糖尿病有关的自身抗体主要有三种：胰岛细胞自身抗体（islet cell antibodies，ICA）、胰岛素自身抗体（insulin autoantibodies，IAA）和谷氨酸脱羧酶（glutamic acid decarboxylase，GAD）抗体。各种自身抗体通过与胰岛 β 细胞发生免疫反应而破坏胰岛 β 细胞，导致 1 型糖尿病发生。此外 1 型糖尿病普遍存在有胰岛炎，T 淋巴细胞、B 淋巴细胞、巨噬细胞、粒细胞及自然杀伤细胞均参与了这一炎症反应过程。胰岛炎的发生使胰岛 β 细胞的功能逐渐丧失，胰岛 β 细胞数量逐渐减少，胰岛素的分泌逐渐降低，最终导致糖尿病的发生。

3．环境因素　1 型糖尿病的发生与环境因素有密切关系，最主要的如病毒感染、饮食营养成分改变等均可促发胰岛自身免疫反应。近年来对柯萨奇病毒 B 组的研究证实，糖尿病的起病季节与柯萨奇病毒 B 组的流行季节相符。此类病毒可能是通过诱导细胞直接溶解而破坏胰岛 β 细胞，也可能是通过引起胰岛的炎症和损伤，使隐蔽的胰岛抗原释放，诱发 β 细胞的自身免疫反应。某些食物蛋白也可触发 β 细胞的自身免疫性破坏。牛奶中含有两种主要蛋白质：牛血清白蛋白和酪蛋白。牛血清白蛋白与胰岛细胞的 ICA69 具有同源性，可使胰岛细胞失去免疫耐受，引发胰岛 β 细胞的自身免疫反应。酪蛋白有 A_1 和 A_2 两种，酪蛋白 A_1 也被认为与糖尿病的发生有关。

综上所述，遗传易感个体在特定环境因素的触发下，启动自身免疫反应，产生一系列自身抗体，通过细胞介导的免疫反应使胰岛 β 细胞功能进行性丧失，胰岛素分泌逐渐减少，血糖逐渐升高，最终导致 1 型糖尿病的发生（图 10-1）。

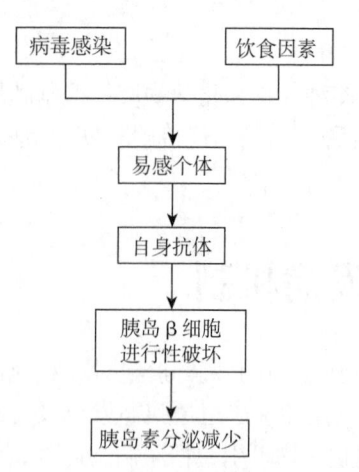

图 10-1　1 型糖尿病的病因与发病机制

二、2 型糖尿病

2 型糖尿病的主要特征是血胰岛素水平相对降低，而非绝对减少，外周组织对胰岛素的反应性降低。虽然 2 型糖尿病约占糖尿病总数的 90% 以上，但其病因和发病机制尚未阐明，可能与下列因素有关。

1．遗传与环境因素　2 型糖尿病的发病有明显的家族性，患者父母的患病率高达 85%。一般认为 2 型糖尿病属染色体多基因隐性遗传，具有基础胰岛素分泌或基础胰岛素敏感性的异常。部分 2 型糖尿病发生在儿童或青少年，此类患者家族的糖尿病遗传因素可能是显性的。

环境因素包括人口老龄化、营养因素、中央型肥胖、缺乏锻炼、子宫内环境、应激和化学物质刺激等。子宫内环境不良可导致胎儿体重不足，而低体重儿在成年后肥胖则可使胰岛素抵抗和 2 型糖尿病的发病率大大增加。环境因素导致 2 型糖尿病的具体机制不明，可能是通过对遗传因素的影响而起作用。

2. 胰岛素分泌缺陷 β 细胞功能障碍导致胰岛素分泌异常被认为是 2 型糖尿病发生发展的关键环节之一。β 细胞功能障碍包括有功能的 β 细胞数目减少、β 细胞功能异常或两者兼有。正常人持续静脉滴注葡萄糖所诱导的胰岛素分泌呈双峰。早期分泌高峰出现在前 10 分钟，随后迅速下降，如继续滴注葡萄糖，约 90 分钟后出现第二个高峰。2 型糖尿病患者胰岛素分泌反应缺陷，早期分泌高峰缺失或减弱，第二个分泌高峰延迟，致使餐后 3~5 小时血浆胰岛素水平不适当地升高，因而有些患者出现餐后低血糖。随着病情进展，胰岛素分泌进一步减少，出现餐后高血糖。起初餐后高血糖引起的胰岛素水平升高能使空腹血糖保持正常，但随着胰岛 β 细胞功能缺陷的发展，将出现空腹高血糖。持续的高血糖刺激促进高胰岛素血症的发展，而后者使胰岛素受体数目减少，即出现受体下调，如此恶性循环，最终将导致胰岛 β 细胞功能的耗竭。

知识链接

空腹时血浆胰岛素正常值为 5~20mU/L，胰岛素依赖型糖尿病则低于正常的下限或测不出，非胰岛素依赖型糖尿病可在正常范围或高于正常范围。在进行胰岛素释放试验时，胰岛素依赖型无高峰出现，呈低平曲线；非胰岛素依赖型高峰较正常低，或高峰延迟。

3. 胰岛素抵抗 研究发现 90% 以上的 2 型糖尿病患者中存在胰岛素抵抗（insulin resistance），这可能是促进 2 型糖尿病发病的主要因素之一。胰岛素抵抗是指胰岛素执行其正常生物作用的效应不足，表现为外周组织尤其是肌肉和脂肪组织对葡萄糖的利用障碍。高胰岛素血症伴有正常血糖或高血糖是胰岛素抵抗的主要特征。随着对胰岛素抵抗的研究不断深入，人们逐渐认识到胰岛素抵抗不但能够造成糖尿病，而且也是发生糖尿病各种并发症的病理基础。胰岛素抵抗的发展，除了导致高胰岛素血症和高血糖外，还将导致葡萄糖耐受、高血压、中心性肥胖、高三酰甘油血症和低高密度脂蛋白血症、动脉粥样硬化等，总称为胰岛素抵抗综合征（insulin resistance syndrome），亦称代谢综合征（metabolic syndrome）。

与胰岛素抵抗有关的因素包括：

（1）基因缺陷：某些基因产物如胰岛素与胰岛素受体基因或影响胰岛素受体后效应基因的缺陷可造成胰岛素抵抗。目前普遍认为引发 2 型糖尿病的胰岛素抵抗多由受体后基因缺陷所致。这些缺陷可能发生在胰岛素受体下游的信号分子。

（2）肥胖：肥胖尤其是中央型肥胖与胰岛素抵抗密切相关。肥胖时脂肪降解增强，游离脂肪酸增加，肝和肌肉内脂肪酸氧化增多，而对糖的利用减少，因此血糖升高。血糖升高促使胰岛 β 细胞代偿性地分泌更多胰岛素，高胰岛素血症导致胰岛素受体数目减少，使靶组织对胰岛素的敏感性降低，从而导致胰岛素抵抗。

（3）血脂紊乱：2型糖尿病患者常伴血脂紊乱，如血清三酰甘油（又称甘油三酯）和总胆固醇增多，高密度脂蛋白减少。上述血脂异常将导致血黏度增高，组织血流量减少。因此，胰岛素和葡萄糖向骨骼肌、脂肪和肝等组织的转运减少，造成组织对胰岛素的反应性降低。

4. 葡萄糖抵抗　葡萄糖抵抗（glucose resistance）是指机体抑制肝产生葡萄糖的能力降低，伴有或不伴有外周组织摄取葡萄糖的效应降低。胰岛素的重要作用之一是抑制内源性葡萄糖的生成。除直接抑制肝葡萄糖生成外，胰岛素还可抑制肝外脂肪组织分解，减少糖异生原料，间接抑制葡萄糖生成。由于胰岛素抵抗，2型糖尿病患者抑制肝产生葡萄糖的能力明显受损，以致葡萄糖产生过多。此外，2型糖尿病患者如伴肥胖时，脂肪分解增强使血浆游离脂肪酸水平升高，而游离脂肪酸可抑制胰岛素介导的葡萄糖摄取和利用，从而导致血糖升高。

综上所述，2型糖尿病的发生主要与遗传、胰岛素分泌缺陷和胰岛素抵抗有关，其危险因素包括老龄、缺乏锻炼和肥胖等（图10-2）。

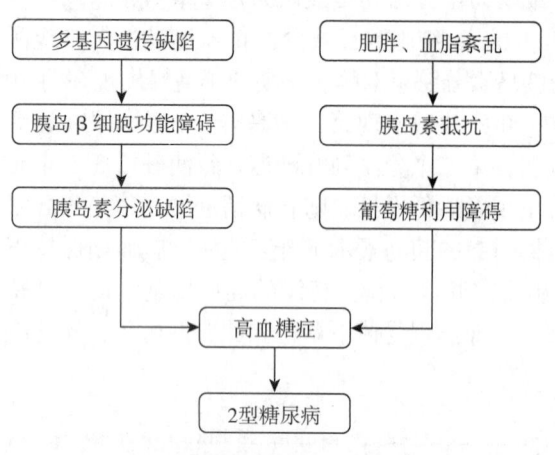

图 10-2　2型糖尿病的病因与发病机制

第三节　机体的功能代谢变化及其发生机制

一、对代谢的影响

（一）糖尿病代谢紊乱症候群

糖尿病的代谢紊乱主要是由于胰岛素作用绝对或相对不足所致，不仅引起糖代谢异常，而且造成脂肪和蛋白质代谢紊乱。

当胰岛素分泌绝对或相对不足时，肝、肌肉和脂肪组织摄取和利用的葡萄糖减少，肝糖原分解增加，导致高血糖症的发生。血糖升高后通过渗透性利尿作用引起多尿，继而出现口渴而大量饮水。患者体内葡萄糖不能利用，脂肪分解增多，蛋白质合成减少，分解加速，导致负氮平衡，渐渐消瘦，机体疲乏无力，体重减轻，如发生在儿童期，则生长发育受阻。为补偿损失的糖分，维持机体活动，患者摄食常增多，故糖尿病患者往往出现典型的"三多一少"症状，即多饮、多食、多尿和体重减轻。

（二）糖尿病酮症酸中毒

糖尿病酮症酸中毒（diabetic ketoacidosis）是糖尿病急性代谢紊乱的一种类型。胰岛素极度缺乏时，糖尿病代谢紊乱加重，脂肪动员和分解加速，脂肪酸在肝氧化产生大量酮体即乙酰乙酸、β-羟丁酸和丙酮。当酮体生成量剧增，超过肝外组织的氧化利用能力时，血酮体升高称为酮血症，尿酮体排出增多称为酮尿，临床上统称为酮症。

知识链接

正常情况下血中酮体低于 0.3mmol/L，尿中检测不到酮体。当糖尿病未得到控制时可出现酮血症和酮尿症。

乙酰乙酸和 β-羟丁酸均为较强的有机酸，大量消耗体内的储备碱 $NaHCO_3$，导致代谢性酸中毒。1 型糖尿病患者有自发酮症酸中毒的倾向，2 型糖尿病患者在感染、创伤、手术、妊娠与分娩、饮食不当、胰岛素使用不当等诱因作用下也可发生。糖尿病酮症酸中毒将导致严重失水、电解质平衡紊乱及循环衰竭等一系列功能障碍。

1. **严重失水**　由多种因素综合作用所致：①血糖急剧升高导致渗透性利尿，而大量酮体从肾、肺排出可带走较多水分；②蛋白质和脂肪分解加速，大量代谢产物排出，加重水分丢失；③厌食、恶心和呕吐等使体液丢失而水摄入量减少。

2. **电解质平衡紊乱**　渗透性利尿使 Na^+、K^+、Cl^-、HPO_4^{2-} 等离子大量丢失；酸中毒使 K^+ 从细胞内转移到细胞外，经肾小管 Na^+-K^+ 交换增加使失钾更为明显。但由于失水多于失盐，血液浓缩，故治疗前血钾浓度可正常或偏高，而随着治疗的进程，补充血容量、注射胰岛素和纠正酸中毒，可使血钾稀释或向细胞内转移，可发生低血钾，有引起心律失常、心脏骤停的危险。

3. **外周循环衰竭和肾功能障碍**　严重失水使血容量减少，酸中毒可造成微循环障碍，若未能及时纠正，将导致低血容量性休克，血压下降。外周循环衰竭使肾血流量减少，引起少尿或无尿，甚至肾衰竭。

4. **中枢神经系统功能障碍**　严重失水、循环障碍、渗透压升高、脑细胞缺氧等因素综合作用使中枢神经系统功能障碍，出现不同程度的意识障碍、嗜睡、反应迟钝以至昏迷，后期可发生脑水肿。

案例 10-1

男性患者，18 岁，因"多饮、多尿伴恶心呕吐 3 天，神志模糊 1 小时"入院。体格检查：体温 37.2℃，脉搏 89 次/分，呼吸 22 次/分，血压 140/70mmHg，肥胖体型，BMI 27.77kg/m²，神志模糊。实验室检查：血糖 23.6mmol/L；尿糖 56mmol/L，酮体 15mmol/L。血气分析：pH 7.20，$PaCO_2$ 29.5mmHg，标准碳酸氢盐（SB）15.2mmol/L，碱剩余（BE）-11.8mmol/L。

问题与思考：

1. 患者发生何种酸碱平衡紊乱？
2. 解释患者发生酸碱平衡紊乱的机制？

（三）高渗性非酮症糖尿病昏迷

高渗性非酮症糖尿病昏迷（hyperosmotic nonketotic diabetic coma）是糖尿病急性代谢紊乱的另一类型，多见于 2 型糖尿病患者，好发年龄为 50~70 岁。其发生常有诱因，如感染、急性胃肠炎、脑血管意外、严重肾疾患、血液和腹膜透析、不合理限制水分等。起病时常表现为多尿、多饮，但多食不明显或反而食欲减退。脱水随病程进展逐渐加重，临床主要表现为神经精神症状，如嗜睡、幻觉、定向障碍、偏盲、抽搐、昏迷等。就诊时常已有显著脱水甚至休克，无酸中毒样深大呼吸。实验室检查尿糖强阳性，但无酮症或较轻。

知识链接

正常人每日尿中排出的葡萄糖不超过 100mg，一般常规的尿糖定性测不出。若每日尿中排出糖超过 100mg，则称为糖尿，可用来初步筛选糖尿病。但仅尿糖阳性不能确诊糖尿病，如非胰岛素依赖型糖尿患者空腹尿糖经常为阴性。

高渗性非酮症糖尿病昏迷发生的机制可能是：胰岛素的轻度缺乏一方面抑制骨骼肌、脂肪和肝对葡萄糖的利用，另一方面导致高胰高血糖素血症，使肝产生葡萄糖增多，因此血糖极度升高，出现渗透性利尿。此时若患者因各种原因不能摄入足量水或体液丢失过多，将会导致严重脱水，血液浓缩，血容量减少。血容量减少引起继发性醛固酮增多，加重高血钠，使血浆渗透压进一步增高，导致脑细胞脱水。如果患者年老、脑血管功能差，则可导致明显的神经精神症状。高渗性非酮症糖尿病患者缺乏酮症可能与患者体内尚有一定量胰岛素，从而抑制了脂肪组织分解有关。

案例 10-2

女性患者，79岁，因神志不清5小时就诊，查血糖70.2mmol/L，急诊入院。既往史：糖尿病5年，高血压2年。入院查体：体温37.3℃，脉搏138次/分，呼吸25次/分，血压130/70mmHg，脱水貌，昏迷。血常规：白细胞10.73×10^9/L，红细胞3.79×10^{12}/L；血浆渗透压380mmol/L，血钠150mmol/L；尿常规：尿糖（＋＋），酮体（－）。

问题与思考：该患者为何发生昏迷？

二、对心血管系统的影响

（一）糖尿病微血管病变

糖尿病微血管病变主要发生在微小动脉和微小静脉之间，管径在 100μm 以下的毛细血管及微血管网。糖尿病微血管病变可影响到视网膜、肾、神经和心肌组织，其中以糖尿病性肾病（diabetic nephropathy）和视网膜病变最为重要。

知识链接

高浓度葡萄糖可与蛋白质的氨基基团发生非酶促反应，进而通过内部重排形成一种稳定的糖化蛋白，称为早期糖基化产物，主要有糖化血红蛋白和糖化血浆白蛋白。由于红细胞在血循环中的寿命约为 120 天，测定糖化血红蛋白可反映取血前 4~12

周血糖的总水平，以补充空腹血糖只反映瞬时血糖水平的不足，是检测糖尿病控制情况的指标之一。由于白蛋白的血浓度稳定，半衰期为 19 天，故测定糖化血浆白蛋白可反映糖尿病患者近 2~3 周内的血糖水平。在高血糖环境下，早期糖基化产物发生重排、交联，最终形成高级糖基化终产物，沉积于血管壁的某些蛋白质上，结果造成微血管通透性增加，基底膜增厚、血流淤滞，甚则微血管闭塞而发生糖尿病微血管病变。

1. 糖尿病性肾病　蛋白尿、肾小球滤过率下降和高血压是糖尿病性肾病的典型特点。糖尿病性肾病常见于病史超过 10 年的患者，是 1 型糖尿病患者的主要死亡原因，在 2 型糖尿病，其严重性仅次于冠状动脉和脑动脉粥样硬化病变。其发生主要与肾的微血管病变有关，主要病理变化为肾小球硬化。

当糖尿病性肾病出现明显的症状时，多已进入较晚的阶段。随病程的发展，其临床特点也有所不同：①蛋白尿。蛋白尿是糖尿病性肾病的第一个标志。当出现持续性蛋白尿后，肾小球的滤过率即开始下降。随着病情发展，尿蛋白量逐渐增多，尿蛋白量与肾病变严重程度相一致。当肾小球滤过率明显低于正常，出现大量蛋白尿后，能很快发展到肾衰竭。②水肿和肾病综合征。大约有一半的患者出现水肿，可能由于尿中丢失大量蛋白引起低白蛋白血症所致，但年龄越大，由其他原因引起的水肿也越多，20% 左右的患者会有肾病综合征。③高血压。高血压是糖尿病性肾病晚期的症状，出现在有蛋白尿时间较长的患者。初期仅在运动后血压增高，有持续性蛋白尿时，血压多持续增高，高血压的出现加速了糖尿病性肾病患者肾功能的恶化。④肾衰竭。早期为适应排糖的需要，肾小球滤过率增加，血中尿素氮和肌酐的水平正常，在出现持续性蛋白尿后，血尿素氮和肌酐浓度增高，出现肾功能不全的表现，在数年之内可发展到终末期肾衰竭。

2. 糖尿病性视网膜病　病史超过 10 年的患者大多合并不同程度的视网膜病变，是糖尿病微血管病变的重要表现，是失明的主要原因之一。

糖尿病性视网膜病（diabetic retinopathy）分为三个阶段：①非增生期。视网膜毛细血管膨出和通透性增加形成微动脉瘤、出血和渗出。②增生前期。视网膜毛细血管及末梢小动脉闭塞加重视网膜缺血，部分区域发生梗死，表现为棉絮状渗出点。③增生期。视网膜缺血刺激某些促生长因子的释放，导致视网膜毛细血管新生和纤维组织增生，并可进入玻璃体。新生血管对玻璃体的牵拉可增加玻璃体积血或视网膜剥脱的危险性，是致盲的主要因素。非增生期病变在 1 型和 2 型糖尿病中均较常见，而增生期病变主要见于 1 型糖尿病。

（二）糖尿病大血管病变

随着对糖尿病研究的不断深入，人们已逐渐认识到糖尿病的本质是血管病变。1999 年，美国心脏学会提出，糖尿病是一种心血管疾病。目前，大血管病变是糖尿病患者死亡的主要原因，事实上，如果糖尿病没有血管并发症，糖尿病将不再是一个重大的公共健康难题。在糖尿病大血管病变形成过程中，胰岛素抵抗、内皮细胞功能紊乱和局部肾素 - 血管紧张素系统（RAS）激活等起重要作用。

糖尿病患者动脉粥样硬化的发生率较非糖尿患者群明显升高。病变主要侵犯主动脉、冠状动脉、脑动脉、肾动脉和肢体动脉等，引起冠心病、缺血性或出血性脑血管病、肾动脉硬化和肢体动脉硬化等。肢体动脉硬化以下肢动脉病变为主，表现为下肢疼痛、感觉异常和间歇性跛行，严重供血不足者可导致下肢坏疽。

糖尿病时动脉粥样硬化发生率增高的原因是多方面的：①动脉粥样硬化的已知危险因素如高血压和高脂血症在糖尿病尤其是2型糖尿病时的发生率明显升高；②2型糖尿病高胰岛素血症和1型糖尿病所接受的外源性胰岛素，可刺激血管平滑肌细胞增殖、改变血管紧张度并促进泡沫细胞的形成；③糖尿病时凝血因子增加，血小板聚集性增强，血液处于高凝状态；④糖化蛋白在血管壁沉积。

三、对神经系统的影响

糖尿病性神经病变（diabetic neuropathy）包括周围神经病变和自主神经病变。周围神经病变的发生主要与微血管病变及山梨醇旁路代谢增强有关。微血管病变导致神经缺血缺氧，而山梨醇旁路代谢增强使得神经细胞内山梨醇蓄积，引起神经元轴突的变性坏死甚至缺失。在糖尿病性神经病变的早期即可见神经的传导速度减慢。如病变发生在周围神经，临床上常表现为各种疼痛、感觉异常或感觉过敏、肌张力降低以至肌萎缩和瘫痪。如病变发生在自主神经，则可影响胃肠道、心血管、泌尿系统和性器官的功能，表现为瞳孔改变、排汗异常、胃排空延迟、腹泻、便秘、直立性低血压、心动过速、尿失禁、尿潴留和阳痿等。

四、对其他器官、系统的影响

（一）眼部病变

糖尿病除引起视网膜病变外，还可造成黄斑病、白内障、青光眼、屈光改变、虹膜睫状体病变等。糖尿病时白内障（cataract）的发生主要与以下因素有关：①血糖水平升高引起晶状体蛋白的糖化作用；②山梨醇旁路代谢增强使山梨醇蓄积，导致晶状体渗透压升高，使其肿胀、浑浊，最终导致晶状体纤维化。糖尿病白内障形成后可导致视力下降，甚至致盲。

（二）糖尿病足

糖尿病患者因末梢神经病变、下肢动脉供血不足及细菌感染等多种因素，引起足部疼痛、皮肤深溃疡、肢端坏疽等病变，统称为糖尿病足。由于神经营养不良和外伤的共同作用，可引起营养不良性关节炎，好发于足部和下肢各关节，受累关节有广泛的骨质破坏和畸形。

（三）感染

糖尿病患者常发生皮肤化脓性感染如疖、痈等，可反复发生，有时可引起败血症或脓毒血症。皮肤真菌感染如足癣、体癣也常见。真菌性阴道炎是女性糖尿病患者常见的并发症，多为白色念珠菌感染所致。此外，糖尿病患者还常合并肺结核、肾盂肾炎、膀胱炎、胆道感染和齿槽脓肿等。

糖尿病患者容易发生感染的原因包括：①血管病变导致循环障碍，使炎症反应及损伤修复所需的血液细胞和其他物质的运输受阻；②神经病变导致感觉缺陷，使患者忽视微小创伤和感染；③高血糖可使中性粒细胞和其他免疫细胞的功能受损，因此机体抵抗力降低。

糖尿病在临床上的典型表现为多尿、多饮、多食和体重减轻，但一些患者并无明显的"三多一少"症状，仅于体检时发现高血糖或仅以反复感染、血管病变、神经病变或眼部病变等为主诉就医。少数患者以糖尿病酮症酸中毒或高渗性非酮症糖尿病昏迷为首发表现。

第四节 防治的病理生理基础

糖尿病是一种病情比较复杂，且较难治愈的慢性疾病，是世界性的难题。但患者不必为此忧心忡忡，悲观失望，而应该认识到糖尿病并不可怕，也不是不治之症，可怕的是严重威胁生命的各种急性和慢性并发症。因此，在医生的指导下，了解糖尿病的发生发展过程，积极配合治疗，克服急躁情绪，树立战胜疾病的信心，力求减轻或减缓糖尿病并发症的发生和发展，同样可以和正常人一样过幸福的生活。

一、饮食治疗

饮食治疗是各型糖尿病重要的基础治疗措施。对1型糖尿病患者，在合理饮食的基础上，配合胰岛素治疗，有利于控制高血糖和防止低血糖的发生。对2型糖尿病患者，尤其是超重或肥胖者，有利于减轻体重、控制高血糖、改善脂代谢紊乱和延缓高血压发生。

二、体力活动

根据患者体质进行适当的体力活动，可增加肌肉细胞胰岛素受体数目，加速血浆葡萄糖在肌肉的利用，使血糖下降。

三、药物治疗

治疗糖尿病的药物主要有口服降血糖药和胰岛素。单纯饮食控制后血糖水平仍高时，可采用口服降血糖药治疗。口服降糖药治疗无效的患者，可加用胰岛素治疗。在使用降糖药物治疗时应严格监测血糖水平，防止因剂量过大而导致低血糖反应的发生。

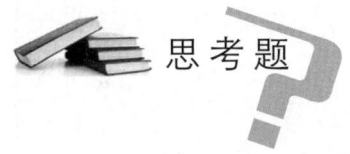 思考题

1. 简述自身免疫反应在1型糖尿病发生中的作用机制。
2. 试述糖尿病患者动脉粥样硬化发生率增高的原因。
3. 糖尿病患者为何常发生感染?

（徐 海）

第十一章

高血压

 内容提要

　　高血压是常见的心血管疾病，按病因可分为原发性高血压和继发性高血压。原发性高血压病因不明，是一种多基因病，呈遗传因素与相应环境因素共同作用的发病模式。继发性高血压病因明确，主要由肾疾病和内分泌障碍性疾病引起。高血压最终可导致机体重要器官的损伤，如脑（脑出血、脑梗死、高血压脑病）、心脏（左心室肥厚、心力衰竭）、肾（肾小球硬化、肾功能不全）和视网膜病变。

学习目标

掌握：

1．高血压的判定标准。
2．原发性高血压和继发性高血压的概念。
3．高胰岛素血症引起高血压的机制。
4．肾性高血压的发病机制。

熟悉：

1．肾素 - 血管紧张素系统在高血压发生中的作用。
2．内皮素和一氧化氮在高血压发生中的作用。
3．高血压脑病的发生机制。
4．高血压引起左心室肥厚的机制。

了解：

1．高血压的分类。
2．继发性高血压的病因。
3．嗜铬细胞瘤、原发性醛固酮增多症和库欣综合征血压升高的机制。
4．高血压性脑出血、高血压性脑梗死的发生机制。
5．高血压对肾损伤的机制。

　　多种原因导致血压调控障碍，使体循环动脉血压持续升高的病理过程称为高血压（hypertension）。高血压是危害人类健康的重要疾病。作为主要危险因素，它可导致脑卒中、冠心病、心功能衰竭和肾疾病等，给家庭和社会带来沉重的经济负担。目前世界卫生组织 / 国

际高血压联盟（WHO/ISH）规定高血压的判定标准为：收缩压≥140mmHg 和（或）舒张压≥90mmHg。

血压是血液在血管内充盈并且流动而产生的对血管壁的侧压强。血压的高低取决于两个血流动力学变量，即心输出量（cardiac output）和总外周阻力（total peripheral resistance）。影响心输出量的主要因素是心率和每搏输出量，在心率恒定的条件下，每搏输出量的多少取决于心室充盈量和心肌收缩性。外周阻力大小主要与血液黏滞度和血管口径有关。血液黏滞度的变化可影响组织的血液灌流量，但不会导致动脉血压的显著变化，因此，血管口径的变化直接影响外周阻力的水平，而血管口径的大小则取决于血管平滑肌的收缩状态（即张力）。

第一节 高血压的分类

一、按血压水平分类

根据血压水平可将高血压分为轻度、中度、重度高血压（表 11-1）。

表 11-1 血压水平的定义和分类（WHO）

类别	收缩压（mmHg）	舒张压（mmHg）
正常血压	<130	<85
正常高值	130~139	85~89
1 级高血压（轻度）	140~159	90~99
2 级高血压（中度）	160~179	100~109
3 级高血压（重度）	≥180	≥110

二、按病因分类

根据病因通常将高血压分为原发性高血压（essential hypertension）和继发性高血压（secondary hypertension）。原发性高血压是指病因尚不明确而以血压升高为主要表现的一种独立疾病，又称高血压病。继发性高血压是指患者罹患某些明确的疾病，血压升高只是已知疾病的一个临床表现，又称症状性高血压。

知识链接

按照世界卫生组织（WHO）标准，根据靶器官损伤程度，可将高血压发展进程分为：

Ⅰ期 靶器官无器质性损害。

Ⅱ期 至少符合下列 3 项中的 1 项：①心电图、X 线、超声心动图显示左心室肥厚征象；②视网膜动脉普遍或局限性狭窄；③蛋白尿或血肌酐浓度轻度升高。

Ⅲ期 至少符合下列 4 项中的 1 项：①左心衰竭；②肾衰竭；③颅内出血；④视网膜出血。

第二节 原发性高血压

原发性高血压是一种原因不明的、以动脉血压升高为特征的全身性疾病，可伴有心脑肾等重要脏器的损害，迄今为止尚未发现根治的药物和疗法。原发性高血压患病率占高血压人群的 95% 左右，以中老年居多。

一、原发性高血压的原因

研究资料表明，原发性高血压是遗传因素与环境因素相互作用的结果。从遗传学的角度，可将原发性高血压的发病机制归纳如下：通过遗传，人群中不同的个体获得了对高血压程度不同的遗传易感性（或称遗传倾向），当人群生活的环境中存在或发生了某些可使血压升高的因素变化，且这些变化又达到一定程度，就有可能通过遗传易感性的作用，加强环境因素的升压作用，引起人群中某些个体的相应系统发生变化，血压升高，最终导致高血压病。

（一）遗传因素

有证据表明，遗传因素在原发性高血压的发病中起重要作用：①单卵双生子间的血压相关系数为 0.55，双卵双生子间为 0.25；②双亲血压正常者，其子女患高血压的概率为 3%，双亲均为高血压者，其概率为 45%；③不同种族间高血压的患病率不同，美国黑人高血压患病率为 32.4%；而白人为 23.3%；④遗传性高血压大鼠的后代几乎都患高血压。

（二）环境因素

高血压病是一种遗传性疾病，但具有高血压遗传素质的个体是否发生高血压，还与环境因素有关。环境因素包括外环境和内环境，后者指细胞外液。环境因素与遗传因素相互作用，通过机体自身调节机制决定高血压的发生和发展过程：①应激。应激可激活交感 - 肾上腺髓质系统，使外周小动脉收缩，外周阻力增加引起血压升高。②肥胖。体重与收缩压和舒张压呈正相关，肥胖者高血压患病率是体重正常者 2~6 倍。③高盐饮食。盐摄入与高血压患病率呈线性相关。高钠可通过增高交感神经活性而导致高血压。④过量饮酒。在饮酒量与血压之间存在剂量 - 效应关系。随着饮酒量的增多，收缩压和舒张压也逐渐升高。⑤吸烟。烟草中尼古丁等有害物质能引起血管收缩，长期吸烟可导致小动脉持续收缩，血管内皮受损，血管壁增厚，全身小动脉硬化，从而引起血压升高。

二、原发性高血压的发病机制

（一）肾排钠能力降低

肾可通过调节水盐排出和分泌血管活性物质来影响血压。经肾移植发现，当给肾病晚期伴有高血压者移植正常肾时，血压可恢复正常，说明正常肾具有抗高血压功能。高血压患者有盐敏感型和非敏感型，盐敏感者占高血压人群的 30%~50%，这些个体对盐负荷的增压反应显著高于其他个体，盐敏感型原发性高血压的基本发病环节是肾排钠的遗传性缺陷。这种缺陷表现为肾小管上皮细胞侧膜 Na^+，K^+-ATP 酶活性增强，导致近曲小管对钠重吸收增加，引起钠潴留。当小动脉和微动脉内 Na^+ 增多时，Na^+-Ca^{2+} 交换受抑制，细胞内 Ca^{2+} 浓度增高，使血管对某些缩血管物质反应性增强，使血管外周阻力增大，血压升高。

（二）胰岛素抵抗

胰岛素抵抗（insulin resistance）是指组织细胞对胰岛素的敏感性降低，胰岛素产生的生物学效应低于正常水平，因而刺激机体产生大量的胰岛素，引起继发性高胰岛素血症。流行病学资料表明，原发性高血压患者多有胰岛素抵抗和高胰岛素血症，而且血压升高程度与胰岛素水平密切相关；而继发性高血压患者无胰岛素抵抗现象，这表明胰岛素抵抗可能是原发性高血压的发病原因。

胰岛素抵抗和高胰岛素血症引起高血压的机制可能是：①增加交感神经系统活性。长期的高胰岛素血症可增加交感神经系统活性，促使儿茶酚胺释放，增加心输出量及收缩血管，导致血压升高。②增加肾对钠的重吸收。高胰岛素血症直接刺激肾小管上皮细胞 Na^+、K^+-ATP 酶活性，增加钠的重吸收。③影响细胞膜的阳离子转运。高胰岛素血症可降低血管平滑肌细胞的钙泵活性，导致细胞内钙离子浓度增加，增加小动脉平滑肌对血管加压物质的反应。④刺激血管平滑肌细胞增殖。胰岛素是强效的生长因子，可直接及间接通过多种生长因子（如胰岛素样生长因子）刺激血管平滑肌细胞增殖和迁移，引起动脉壁内膜和中层增厚。⑤增加血管对缩血管物质的敏感性。病理性高胰岛素环境中，血管对去甲肾上腺素、内皮素等缩血管物质的敏感性增加。⑥增加内皮素的合成与释放。胰岛素在体内外可促使人和大鼠内皮素 -1 的合成与释放，内皮素为强效收缩血管物质。

（三）肾素 - 血管紧张素系统激活

肾素 - 血管紧张素系统（renin-angiotensin system，RAS）在维持体液平衡和调节血压中发挥重要作用。肾素 - 血管紧张素系统激活的始动环节是肾素分泌。当肾灌注压降低或血 Na^+ 降低时，肾素由肾小球入球小动脉的近球细胞合成和释放，作用于肝合成的血管紧张素原（angiotensinogen）产生血管紧张素 Ⅰ（Ang Ⅰ）。后者经血管紧张素转换酶（angiotensin converting enzyme，ACE）作用分解为血管紧张素 Ⅱ（Ang Ⅱ）。Ang Ⅱ通过特异性 Ang Ⅱ受体发挥作用。Ang Ⅱ受体有 4 种亚型，即 AT_1、AT_2、AT_3 和 AT_4。Ang Ⅱ对血压的调节主要通过 AT_1 起作用。

Ang Ⅱ对心血管系统的主要作用包括：①收缩血管。Ang Ⅱ作用于外周小动脉壁上的受体引起血管收缩，是形成高血压的重要原因。②增强心肌收缩力。Ang Ⅱ与受体结合后可导致肌浆网释出 Ca^{2+}，使心肌细胞收缩增强。③水盐代谢作用。Ang Ⅱ作用于肾上腺皮质球状带，刺激醛固酮的合成和分泌，引起钠水潴留，增加血容量（图 11-1）。

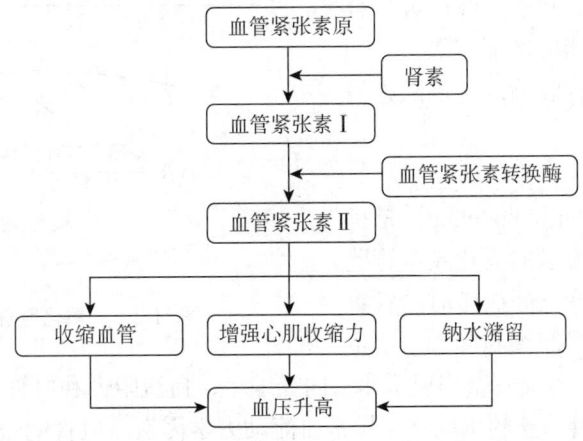

图 11-1　肾素 - 血管紧张素系统激活引起血压升高的机制

知识链接

随着分子生物学技术的应用，有资料表明，许多组织器官（如心脏、肾、血管壁等）有独立存在的肾素-血管紧张素系统。肾素-血管紧张素系统对心血管系统的调节主要通过自分泌和旁分泌的方式进行。目前认为，高肾素型高血压与循环肾素-血管紧张素系统的活性有关，正常肾素型和低肾素型高血压除与醛固酮增加、钠水潴留有关外，肾素-血管紧张素系统也起着重要的作用。

（四）血管内皮功能紊乱

血管内皮细胞具有内分泌功能，能释放多种生物活性物质，调节血管功能，其中一类是血管收缩因子，主要有内皮素、血管紧张素Ⅱ和血栓素等；另一类是血管舒张因子，主要有一氧化氮和前列环素等。正常情况下，血管舒张因子作用略占优势，使血管保持轻度的舒张状态。

内皮素（endothelin，ET）是缩血管活性多肽，可以通过多种途径参与高血压病的发生：①强烈收缩血管，增加外周阻力；②促进血管平滑肌细胞增殖。内皮素能促进血管平滑肌细胞 DNA 合成，促进平滑肌细胞分裂和肥大；③收缩肾血管，降低肾血流量和肾小球滤过率，引起钠水潴留；④促进交感神经释放儿茶酚胺，加强缩血管作用。

在血管内皮细胞中，一氧化氮（nitric oxide，NO）的前体 L-精氨酸在 NO 合酶（nitric oxide synthase，NOS）的作用下产生一氧化氮，一氧化氮向邻近的平滑肌细胞扩散，激活平滑肌细胞中鸟苷酸环化酶，使环磷酸鸟苷（cGMP）大量产生，激活 cGMP 依赖性蛋白激酶，后者使肌球蛋白轻链去磷酸化，并降低细胞内游离 Ca^{2+} 水平，导致血管舒张（图 11-2）。临床研究表明，原发性高血压患者肱动脉对乙酰胆碱的反应减弱，提示内皮细胞合成或释放一氧化氮不足。

正常情况下，内皮细胞通过分泌收缩因子和舒张因子来调节和维持血管的收缩与舒张平衡，一旦该平衡被破坏，则对血管张力产生重要影响。当血管内皮细胞受到各种刺激（如缺血缺氧）时，大量合成释放内皮素却不能相应增加一氧化氮的合成和释放，导致血管收缩，外周阻力增加，血压升高。

（五）血管重塑

血管重塑（vascular remodeling）是指血管对管腔内压力、流量的变化及血管壁损伤的结构适应性改变。高血压时血管重塑主要表现为血管平滑肌细胞肥大、增生

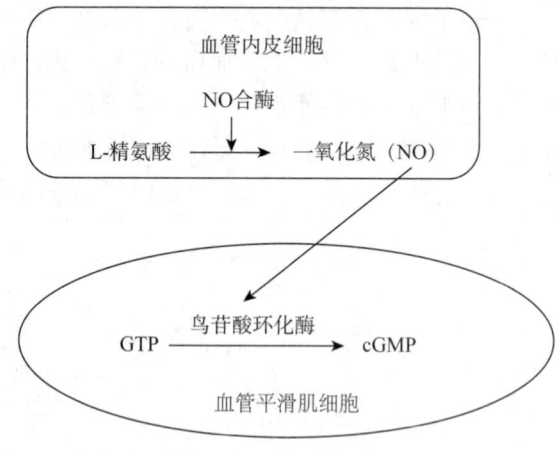

图 11-2　一氧化氮舒张血管的机制

及细胞外基质增多，导致血管壁中层增厚、内径缩小，血流阻力和血管反应性增加。

高血压时引起血管重塑的机制：①异常血流动力学因素。血管壁张力增加可直接诱导平滑肌细胞肌球蛋白基因表达增加，促使其核糖核酸和蛋白增加，细胞肥大；并使促分裂因子

产生，诱导平滑肌细胞增殖。②神经 - 体液因素。大多数内源性血管收缩物质是细胞生长促进因子，而多数内源性扩血管物质具有抑制生长的作用。目前研究证实对高血压血管重塑有促进作用的因子主要是 Ang Ⅱ 和转化生长因子 - β（transforming growth factor- β ，TGF- β）。Ang Ⅱ 具有促生长激素样作用，可刺激成纤维细胞、血管平滑肌细胞的 DNA 和蛋白质合成增加。TGF- β 对血管平滑肌细胞增殖具有正负双向的调节作用。当细胞生长密度高时，TGF- β 促进其增殖，而在细胞生长密度低时则抑制其增殖。TGF- β 可直接刺激细胞外基质的合成，并减少其降解，导致细胞外基质聚集。

血管重塑不仅是导致血压逐渐上升的重要因素，而且是高血压病患者最终发生动脉硬化、心肌缺血、卒中以及肾衰竭的主要因素。大量研究证明，高血压病患者的血管重塑几乎影响所有的组织器官，尽管治疗期间血压可以降至正常范围，但其血管结构却难以完全恢复正常。因此，临床上高血压病患者血压已得到控制，而高血压伴发的心、脑、肾等靶器官的损害却往往未得到显著改善。

第三节　继发性高血压

继发性高血压的共同特点是有确定的疾病和原因引起的血压升高，是某些疾病的表现之一，血压升高本身不能构成独立的疾病。继发性高血压罹患病率占高血压人群的 5% 左右，以中青年居多。

一、继发性高血压的原因

（一）肾疾病

肾实质性疾病如急性与慢性肾小球肾炎、慢性肾盂肾炎、糖尿病性肾病、肾肿瘤、肾结核和多囊肾等。肾动脉疾病如多发性大动脉炎致肾动脉狭窄，动脉粥样硬化致肾动脉狭窄，肾动脉夹层肾梗死和肾动脉血栓形成等。

（二）内分泌障碍性疾病

甲状腺功能亢进、库欣综合征、嗜铬细胞瘤、原发性醛固酮增多症、先天性肾上腺皮质增生和肢端肥大症等。

（三）心血管疾病

动静脉瘘、主动脉瓣关闭不全、主动脉狭窄和动脉导管未闭等。

（四）神经源性疾病

脑肿瘤、脑炎、延髓型脊髓灰质炎、颅内压增高综合征、自主神经功能异常和脑外伤等。

（五）其他

呼吸睡眠暂停综合征、药物（口服避孕药、拟交感神经药等）、妊娠中毒症、医源性高血压和外科手术后高血压等。

二、常见继发性高血压的发病机制

（一）肾性高血压

肾性高血压是指原发性肾实质或肾血管病变作为原因所导致的高血压，是最常见的继发性高血压。肾性高血压按病因分为肾实质性高血压和肾血管性高血压；按发生机制分为容量依赖型高血压和肾素依赖型高血压。

容量依赖型高血压与钠水潴留有关。当肾实质发生损伤时，有下列因素可导致钠水潴留：①肾小球滤过率降低，致钠水滤过减少；②肾素 - 血管紧张素 - 醛固酮系统激活，导致远端肾小管和集合管重吸收钠水增加。由于钠水潴留，导致血容量增加，心搏出量增多，使血压升高。严重的钠水潴留可使血管平滑肌细胞内钠、水含量增加，血管壁增厚，使血管阻力增加，同时血管对儿茶酚胺的反应性增强，增加升压反应。

肾素依赖型高血压是由于肾血管病变导致肾缺血，肾素 - 血管紧张素系统激活的结果。血管紧张素 II 通过以下作用使血压升高：①作用于血管平滑肌使细胞内 Ca^{2+} 浓度增加而引起血管收缩；②刺激动脉交感神经末梢，增加去甲肾上腺素的释放；③刺激醛固酮分泌，增强肾小管对钠的重吸收。

（二）嗜铬细胞瘤

肾上腺髓质细胞和交感神经节细胞有许多富含儿茶酚胺并能被铬酸染成棕色的颗粒，这些细胞称为嗜铬细胞。嗜铬细胞瘤多位于肾上腺髓质（85%），肾上腺外嗜铬细胞瘤主要位于周围交感神经节系统（15%）。由于肿瘤细胞分泌过量的去甲肾上腺素和肾上腺素，引起以血压阵发或持续性升高为主要表现的临床综合征。血压升高多呈阵发性，发作时血压骤升至 200~300mmHg/130~180mmHg，伴剧烈头痛、大汗、心悸、面色苍白、视物模糊、复视等症状，持续数分钟或数天，发作间歇，血压可正常。部分患者随病程发展逐渐演变为持续性高血压。血压增高期尿中肾上腺素、去甲肾上腺素或其代谢产物 3- 甲基 -4 羟苦杏仁酸显著增高。

案例11-1

男性患者，59岁，因"右侧腹部逐渐增大包块3年"入院。体格检查：血压 160/100mmHg，腹部右侧明显隆起，可触及一包块，挤压包块时血压升高。实验室检查：肾上腺素289.38pmol/L（高于正常），去甲肾上腺素1034.25pmol/L（高于正常），多巴胺5.48pmol/L；24小时尿儿茶酚胺485μmmol/L（正常值 155~269μmmol/L）。B超示右上腹23.0cm×20.8cm混合性包块。

问题与思考：该患者血压为何升高？

（三）原发性醛固酮增多症

醛固酮在肾上腺皮质球状带合成，其生物效应是维持细胞外液容量和体内钠钾含量。原发性醛固酮增多症是指由肾上腺皮质肿瘤及肾上腺皮质增生所致醛固酮分泌增多。过量分泌的醛固酮使肾远曲小管内钠水重吸收增加和血清钾丢失增多，导致细胞外液的钠水潴留和低钾血症。钠水潴留使细胞外液增多，心排出量增多导致血压升高。随着病程延长，长期细胞内钠浓度升高可导致血管平滑肌收缩，使外周血管阻力升高。本病多见于成年女性，长期血压升高伴顽固性低血钾是最主要的临床表现。患者会表现为高血压、周期性麻痹、肢端麻木、低血钾，实验室检查血、尿醛固酮水平升高，而血浆肾素活性及血管紧张素 II 降低。肾上腺扫描或 CT 检查，可发现肾上腺区占位性病变，是诊断的客观依据。

案例 11-2

女性患者，24岁，因间断无力8个月，加重3天入院。患者8个月前出现过度劳累后乏力，休息后可缓解。于入院前3天晨起后出现四肢无力，以下肢明显。体格检查：血压180/105mmHg。实验室检查：血钾2.53mmol/L，尿钾33.03mmol/L（明显高于正常），血醛固酮570.85ng/L（正常值59.5~173.9ng/L）；CT示左肾上腺外支可见类圆形低密度影，境界清楚，密度均匀，大小约1.8cm×1.5cm×2.0cm。

问题与思考：

1. 患者血压升高的原因是什么？
2. 患者为何出现四肢无力？

（四）库欣综合征（皮质醇增多症）

皮质醇是肾上腺皮质束状带合成和分泌的激素。库欣综合征是各种原因引起皮质醇过多的疾病，主要原因有：①服用大量糖皮质类固醇药物；②促肾上腺皮质激素分泌过量，如垂体肿瘤；③肾上腺皮质肿瘤。典型的库欣综合征表现出特殊体态：向心性肥胖、满月脸、水牛背、多毛。80%的库欣综合征患者有高血压，其发生的机制可能是：①钠水潴留。高水平皮质醇可与肾的盐皮质类固醇受体结合引起钠水潴留。②激活肾素-血管紧张素系统。皮质醇可直接作用于肝细胞，使肾素的底物血管紧张素原生成增多。③增高血管反应性。皮质醇能增加血管对肾上腺素能活性物质的反应性。

第四节　高血压对机体的影响

无论原发性还是继发性高血压，均会出现不同程度的血流动力学异常、血液循环神经调节障碍、血浆容量增加、血管顺应性降低及血液黏滞度增高，最终导致患者心、脑、肾等重要器官出现不同程度的损害。高血压对靶器官损害程度取决于：①血压水平。血压越高，靶器官损害也越大。②高血压类型。不同类型高血压不仅对靶器官损害程度有所不同，而且对靶器官的损害有一定选择性。单纯性收缩压增高患者脑梗死率比单纯舒张压增高者高3.5倍；单纯性收缩压增高易发生动脉硬化和脑卒中，而收缩压和舒张压均增高者易发生左心肥厚和心力衰竭。③病程和年龄。病程越长，靶器官损害程度越严重。年龄在60岁以上的高血压患者靶器官损害的发生率比60岁以下者高。④是否合并危险因素。高血压本身不仅引起靶器官的损害，而且当高血压患者合并高胆固醇血症、糖尿病、肥胖和吸烟等危险因素时更容易引起或加重靶器官的损害。

一、高血压对脑的影响

高血压是脑卒中的首要危险因素，高血压患者发生脑卒中的概率比正常血压者高6倍，在我国高血压的主要转归是脑卒中。高血压脑卒中是指高血压引起的脑部血液循环障碍，常见类型有高血压性脑出血、高血压性脑梗死和高血压脑病。

（一）高血压性脑出血

高血压性脑出血主要由微动脉瘤破裂所致。长期的高血压可使脑内小动脉硬化，引起小动脉壁缺氧，发生玻璃样变和纤维素样坏死，形成微动脉瘤。微动脉瘤是动脉壁最薄弱的部位，当各种因素使血压骤然升高时，引起脑内小动脉破裂。起病常突然而无预感，多数在体力活动或精神激动时发病。急性期症状有头痛、头晕、呕吐、颈强直、肢体瘫痪、面瘫、失语和感觉障碍等。轻症脑出血，意识清楚或轻度障碍，重症脑出血可出现严重昏迷及去大脑强直状态。

（二）高血压性脑梗死

高血压性脑梗死是指高血压患者发生动脉粥样硬化，导致供应脑部的动脉短暂性或持续性闭塞，引起脑组织缺血、缺氧和软化。可以分为：①脑血栓形成、血压升高导致脑部动脉内膜损伤，胆固醇沉积于内膜下层，形成动脉粥样硬化斑块，在斑块上有血小板及纤维素沉着，形成血栓。患者常于睡眠中或休息时发病，通常意识清晰，少数患者可有不同程度的意识障碍。②脑栓塞、由于血栓或动脉粥样硬化斑块脱落，栓塞远端动脉如大脑中动脉的分支，常累及大脑或小脑皮质。患者起病突然，在数秒或数分钟内症状发展到高峰。常有不同程度的意识障碍，常见偏瘫、失语、偏身感觉障碍、偏盲等。

（三）高血压脑病

高血压脑病是指在高血压病程中发生急性脑部循环障碍引起脑水肿和颅内压增高而产生的一系列临床表现。高血压脑病的发生机制为：①脑部小动脉痉挛。正常情况下，脑血管随血压变化而舒缩，血压升高时，脑部血管收缩；血压降低时血管舒张。当血压急剧升高时可造成脑部小动脉持续性痉挛，导致缺血和毛细血管通透性增高，血浆成分外渗，引起脑水肿和颅内压增高。②自动调节功能丧失。当血压高于 180mmHg 时，自动调节血压的功能丧失，原先收缩的血管（血压升高时收缩）由于不能承受过高的压力而突然扩张，导致脑血流量增加，血管通透性增高。本病常因过度劳累、紧张和情绪激动所诱发，通常表现为剧烈头痛和不同程度的意识障碍，常伴有恶心、呕吐和视力障碍，眼底检查可见视乳头水肿、出血。

二、高血压对心脏的影响

长期血压升高往往累及心脏，使心脏的结构和功能发生改变。早期表现为左心室肥厚，这是心脏对后负荷增加的代偿反应。随着左心室肥厚的持续发展，将造成左心室舒张和收缩功能相继减退，最终发生心力衰竭。

（一）左心室肥厚

左心室肥厚对心脏的直接作用是引起心力衰竭和心律失常，减少冠状动脉血流储备，增加心肌缺血的发生。因此，左心室肥厚是一个独立于高血压之外的增加总死亡率和心血管疾病发病率的重要独立危险因素。左心室肥厚形成的机制可能是：①血流动力学负荷增加。压力负荷或容量负荷异常增高导致室壁张力增加，激活心脏胚胎基因和生长基因（如 c -myc 和 c -jun），从而使心肌细胞蛋白质的合成上调。②肾素 - 血管紧张素系统激活。Ang Ⅱ可促进心血管系统细胞的生长和复制，刺激正常及心肌梗死后心肌细胞增殖，使心肌细胞体积及蛋白含量增加，引起心肌肥厚。③交感神经系统兴奋性增高。去甲肾上腺素可通过兴奋 α_1 受体使心肌细胞 mRNA 表达增加，蛋白质合成增加，心肌细胞肥大。

（二）心力衰竭

高血压所致心力衰竭按其发展速度分为急性心力衰竭和慢性心力衰竭，以慢性心力衰竭多见，可分为舒张性心力衰竭和收缩性心力衰竭。高血压左心室肥厚是引起舒张性心力衰竭的重要原因。心肌细胞肥大伴间质纤维化，导致左心室舒张期主动松弛受损和心肌僵硬度增加，左心室在舒张期的充盈受损，左心室舒张期末压增高，心搏量减少，从而发生心力衰竭。收缩性心力衰竭是由于心脏收缩功能障碍致收缩期排空能力减弱而引起的心力衰竭。高血压患者由于心脏压力负荷过度导致心肌肥大和胶原产生增加。当胶原增至 20% 时，因心肌细胞被胶原紧紧地封闭起来，致使心肌细胞收缩力受到影响，加之心肌细胞因缺血、缺氧逐渐死亡或减少，结果导致收缩功能减弱。高血压患者因血压急剧升高引起高血压危象时，常可诱发急性左心衰竭并发肺水肿。患者重度呼吸困难、咳粉红色泡沫痰、两肺布满湿性啰音和哮鸣音。

三、高血压对肾的影响

原发性高血压引起的肾损伤主要表现为良性肾小动脉硬化症，以小叶间动脉和入球动脉管壁硬化为主要病理表现。当小动脉病变、管壁增厚和管腔狭窄发展到严重程度，遂造成肾小球和肾小管缺血性病变，直至肾小球硬化和肾间质纤维化，出现肾功能不全。高血压肾损害的发病机制可能与下列因素有关：①血压增高的直接作用。血压显著升高时，血管壁张力增大，使血管内皮细胞损伤，通透性增强，血液中纤维素等成分渗入血管壁，导致小动脉的病理改变。②肾素 - 血管紧张素系统作用。由于高血压肾血管损伤使肾组织明显缺血，激活肾素 - 血管紧张素系统，加剧了血压升高和肾血管病变。③微血管内凝血。高血压时血管壁的直接损伤作用激活了凝血系统，使管壁发生血小板凝聚和纤维蛋白沉积，刺激平滑肌细胞肥大增生，同时血中的红细胞在通过病变的血管时易损伤破坏引起微血管内溶血、凝血，加重肾小血管损伤。

原发性高血压所致肾小动脉硬化的临床症状一般发生在高血压出现 15~20 年，年龄多为 40~60 岁。肾病变首发症状往往是夜尿增多，尿渗透压及尿比重降低，这是由于肾小管缺血性改变引起浓缩功能减退所致。患者可出现轻至中度的蛋白尿，蛋白尿的程度与平均动脉压有密切关系，且与肾功能损害平行。尿沉渣分析一般无特殊异常，红细胞计数可轻度增加。蛋白尿和血尿形成的可能机制是由于高血压时肾小球内压增加和滤过分数增加引起肾小球基底膜结构损伤所致。高血压病的肾损害之所以肾小管功能障碍出现在前是因为肾小管对缺血性损伤的反应较肾小球敏感，而且高血压时的肾小球内高灌注，能维持肾小球滤过，但肾小管的负荷并未减少，因而更加重肾小管的损伤。

四、高血压对视网膜的影响

原发性高血压性视网膜病变以慢性进行性多见，弥漫性小动脉缩窄是视网膜病变的特点，这主要是血管增殖性硬化和玻璃样变性的结果。急进性高血压眼底常有棉絮状斑，这是由于血管壁发生纤维素样坏死，导致血管壁细胞肿胀破裂，渗透性增加。高血压视网膜病变按程度可分为 4 级：①1 级：视网膜小动脉呈功能性缩窄；②2 级：视网膜小动脉管径狭窄不均，有动静脉交叉压迫现象；③3 级：除 2 级改变外，视网膜有出血、渗出和棉絮状斑；④4 级，除 3 级改变外，有不同程度的视乳头水肿。

第五节　高血压防治的病理生理基础

高血压的预防主要从两方面进行：一是针对高危人群，即寻找将来可能发生高血压的人

（如有明显高血压家族史者），在血压还未升高前进行预防；二是针对整个人群，通过培养健康的生活方式和行为来进行。这些措施包括：①控制体重。体重与血压呈正相关，无论是高血压患者或正常血压的肥胖者，减轻体重均可使血压下降。②限制盐的摄入。膳食中盐过多可使血压升高，高血压患病率与食盐摄入呈线性相关。人群每日摄盐量减少 5g，可使舒张压平均下降 4mmHg。③限制饮酒。大量研究发现重度饮酒者或长期饮酒者的高血压患病率及平均血压值均升高。高血压患者的饮酒量一般应限制在每天 25g 以下，如果仍有明显升压反应，则应完全戒酒。④戒烟。烟雾中尼古丁刺激机体释放儿茶酚胺等收缩血管物质，使血压升高。⑤增加体力活动。经常坚持体力活动可预防和控制高血压。

高血压治疗的最终目的是减少心、脑、肾等器官并发症的发病率及病死率。以前在高血压防治方面存在着误区，认为血压降至正常或理想水平会加重心、脑、肾血管供血不足或加重症状。其实大规模临床试验所提供的医学证据显示，血压在正常的理想范围内越低越好，只要缓慢而平稳地将血压降至目标水平以下，既可明显降低各种心脑血管事件的危险，也可减轻症状。目前，高血压的控制主要依靠药物，常用的有 6 大类：利尿剂、β 受体阻滞剂、钙拮抗剂、血管紧张素转化酶抑制剂（ACEI）、α_1 受体阻滞剂及血管紧张素 Ⅱ 受体拮抗剂。

 思考题

1. 试述肾素 - 血管紧张素系统激活引起血压升高的机制。
2. 简述血管内皮功能紊乱在高血压发病机制中的作用。
3. 高血压患者为何常发生左心衰竭。

（徐　海）

第十二章

心功能不全

内容提要

在各种致病因素作用下，心脏的舒缩功能发生障碍，使心输出量绝对或相对减少，即泵血功能降低，以致不能满足组织代谢需求的病理生理过程或综合征称为心功能不全，心力衰竭是指心功能不全的失代偿阶段。当心肌收缩性减弱或心脏负荷过度时，可通过心肌结构破坏、心肌能量代谢障碍、兴奋 - 收缩耦联障碍以及舒张性能降低和舒缩活动不协调等机制而导致心泵功能降低。心功能不全时，机体可通过心脏本身以及心脏以外的多种方式进行代偿。神经 - 体液调节机制激活是心功能减退时调节心内及心外代偿与适应的基本机制，也是导致心力衰竭发生与发展的关键途径。在心力衰竭晚期，由于心输出量严重不足，可引起动脉系统充盈不足和静脉系统血液淤滞，导致各器官组织血液灌流不足，发生缺氧、淤血和水肿，机体表现出一系列功能与代谢的变化。

学习目标

掌握：
1. 心功能不全和心力衰竭的概念。
2. 心功能不全时机体的代偿方式、机制及其意义。
3. 心肌收缩功能障碍的发病机制。
4. 心功能不全时肺循环淤血的变化及其机制。

熟悉：
1. 心功能不全的病因与诱因。
2. 心力衰竭的分类。
3. 心肌舒张功能障碍的发病机制。
4. 心功能不全时低排出量综合征和体循环淤血的变化及其机制。

了解：
心功能不全防治的病理生理基础。

心脏是血液循环的动力泵，生理条件下，正常的心脏泵血功能可以随机体代谢率的变化而做出相应的调整，不但能供给机体在静息状态的需要，而且能满足因运动而增加的代谢需求。这是正常心肌在神经-体液调节下通过对心率、心室充盈量、心肌舒缩活动三个变量进行调控而实现的。无论是神经-体液调节活动异常，还是上述三变量中任一环节的调控障碍都可能使心脏的收缩和（或）舒张功能降低，导致心输出量下降。

在各种致病因素作用下，心脏的收缩和（或）舒张功能障碍，使心输出量绝对或相对减少，即泵血功能降低，以致不能满足组织代谢需求的病理生理过程或综合征称为心功能不全（cardiac insufficiency），它包括从心泵功能虽已下降但尚未出现症状和体征的完全代偿阶段，直至失代偿期出现明显临床表现的整个过程。心力衰竭（heart failure）又称泵衰竭，属心功能不全的失代偿阶段。二者在本质上是相同的，只是在程度上有所区别，在临床实践中往往通用。

第一节　心功能不全的病因、诱因及分类

一、心功能不全的病因

导致心功能不全的基本病因可归纳为心肌损害引起的心肌收缩性降低、心脏负荷过度及心室充盈障碍三个方面（表 12-1）。

表 12-1　心功能不全的常见病因

心肌收缩性降低		心脏负荷过度		心室充盈障碍
原发性心肌损害	心肌能量代谢障碍	容量负荷过度	压力负荷过度	
心肌炎	心肌缺血、缺氧	瓣膜关闭不全	高血压	左心室肥厚
心肌病	严重维生素 B_1 缺乏	房室间隔缺损	主动脉狭窄	心室纤维化
心肌梗死		严重贫血	主动脉瓣狭窄	限制性心肌病
心肌纤维化		甲状腺功能亢进	肺动脉高压	房室瓣狭窄
心肌中毒		动静脉瘘	肺动脉瓣狭窄	心包炎
			肺栓塞	

（一）心肌收缩性降低

当心肌原发性或是继发性受损，都可导致心肌收缩性降低，这是引起心功能不全的最主要原因。

1. 原发性心肌损害　临床上常见的病变严重、范围广泛和发展迅速的心肌病可直接造成心肌细胞变性、坏死，由于心肌本身结构的完整性遭到破坏，损害了心肌收缩的物质基础，导致心肌的收缩功能下降。

2. 心肌能量代谢障碍　心肌缺血、缺氧（冠状动脉粥样硬化、严重贫血和低血压）和严重的维生素 B_1 缺乏等病变，除直接引起心肌能量代谢障碍外，终会导致心肌结构的继发性损害，使得心肌收缩功能降低。

（二）心脏负荷过度

心脏负荷包括容量负荷和压力负荷两种。容量负荷（volume load）又称前负荷（preload），指心脏收缩前所承受的负荷，相当于心室舒张末期容量；压力负荷（pressure load）又称后负荷（afterload），指心室射血所要克服的阻力，即心脏收缩时所承受的阻力负荷。心室长期工作负荷过重，心肌发生适应性重塑，以承受增高了的工作负荷，维持较正常的心输出量，但这种长期的适应性重塑最终导致心肌舒缩性能降低而发生心功能不全。

1. 容量负荷过度　左心室容量负荷过度主要见于二尖瓣或主动脉瓣关闭不全；右心室容量负荷过度主要见于三尖瓣或肺动脉瓣关闭不全以及自左向右分流型先天性心脏病，如房室间隔缺损等。严重贫血、甲状腺功能亢进、维生素 B_1 严重缺乏及动静脉瘘等高动力循环状态时可引起左、右心室容量负荷都增加。

> **知识链接**
>
> 　　临床上先天性心脏病最常见的一种分类方法是根据血流动力学特点分为三种类型：左向右分流型（如动脉导管未闭、房室间隔缺损等）、右向左分流型（如法洛四联症、完全性大动脉转位等）、无分流型（如主动脉缩窄、肺动脉狭窄等），其中"左向右"分流型先天性心脏病，临床亦称之为"非发绀型先天性心脏病"。

2. 压力负荷过度　左心室压力负荷过度主要见于高血压、主动脉缩窄和主动脉瓣狭窄等；右心室压力负荷过度主要见于肺动脉高压、肺动脉瓣狭窄及肺栓塞等。血黏度明显增高时，左、右心室压力负荷都增加。

（三）心室充盈障碍

左心室肥厚、纤维化、限制型心肌病、房室瓣狭窄等使心室充盈受限，导致心输出量降低。心包炎时，心肌自身收缩性能正常，但因机械性因素限制心室的血液充盈，也会造成心输出量减少。

二、心功能不全的诱因

诱因是指可在心功能不全基本病因的基础上诱发心功能不全的所有因素。凡能使心肌耗氧量增加和（或）供氧（供血）减少的因素皆可成为心功能不全的诱因。据统计，临床上90%以上心功能不全的发病都有诱因存在，常见诱因有：

（一）感染

各种感染是心功能不全最常见的诱因，特别是呼吸道感染。感染诱发心功能不全的机制：①感染可引起发热，导致交感神经兴奋，代谢率增高，心脏负荷增大，心率加快，心肌耗氧量增加，同时心脏舒张期缩短，冠状动脉充盈不足，心肌供血供氧不足；②感染时病原体产生的内、外毒素可直接抑制心肌的收缩功能；③呼吸道感染时毒素可使得肺血管收缩，肺循环阻力增大，右心负荷加重，易诱发心功能不全。

（二）水、电解质代谢和酸碱平衡紊乱

水、电解质代谢和酸碱平衡紊乱均可诱发心功能不全，这是因为：①过量、过快输液可使血容量剧增，心脏负荷增大而诱发心力衰竭，对于老年患者及心功能贮备严重受损者尤其要注意；②酸中毒可通过干扰钙离子转运抑制心肌收缩力；③高钾、低钾血症不仅降低心肌收缩力，而且易导致心律失常而诱发心功能不全。

（三）心律失常

心律失常尤其是快速心律失常可诱发和加重心功能不全。因为心率增快，可使：①心肌

耗氧量增加；②舒张期缩短，冠状动脉血流不足，心肌缺血缺氧；③心室充盈不足，心输出量降低。此外，快速心律失常引起的房、室收缩不协调，也可因心输出量下降而诱发心功能不全。

知识链接

　　一个完整的心动周期包括收缩期和舒张期两部分，以成年人心率平均每分钟75次计，每个心动周期平均约持续0.8s。在一个正常的心动周期中舒张期比收缩期长，其中两心房先收缩，持续0.1s，继而心房舒张，持续0.7s。当心房收缩时心室处于舒张期，心房舒张后不久，心室也开始收缩，持续0.3s，随后进入舒张期，占时0.5s。因此心率加快时，收缩期和舒张期均缩短，但舒张期缩短更明显。

（四）妊娠与分娩

　　妊娠与分娩容易诱发心功能不全，这是因为：①妊娠与分娩时心率增快，心肌耗氧量增加，冠状动脉供血不足，导致心肌缺氧；②妊娠期血容量增加，且血浆容量比红细胞增加得更多，因此易出现稀释性贫血，使心脏负荷加重；③分娩时由于宫缩疼痛、精神紧张，使交感-肾上腺髓质系统兴奋，一方面使静脉回流增多，心脏容量负荷加大；另一方面使外周小血管收缩，阻力升高，心脏压力负荷增大。

　　除上述常见的心功能不全的诱因外，劳累、天气变化、情绪激动、洋地黄中毒、外伤与手术等均可加重心脏负荷，诱发心功能不全。

三、心力衰竭的分类

　　心力衰竭可按不同标准，从不同角度进行分类。

（一）按心力衰竭的发生部位进行分类

　　1. 左心衰竭　左心衰竭发生率较高，常见于高血压性心脏病、冠状动脉粥样硬化性心脏病、风湿性心脏病、心肌病、主动脉（瓣）狭窄及二尖瓣关闭不全等。由于左心室排血功能障碍，导致左心房压力增高，血液由肺静脉回流到左心受阻，故在心输出量下降的同时，还可出现肺淤血甚至肺水肿。

　　2. 右心衰竭　常见于各种原因引起的肺动脉高压、三尖瓣或肺动脉瓣病变，某些先天性心脏病（如法洛四联症和房间隔缺损）。衰竭的右心室不能将体循环回流的血液充分排至肺循环，故导致体循环淤血、静脉压升高而引起下肢、甚至全身性水肿。

　　3. 全心衰竭　左、右心室同时或先后发生衰竭，称为全心衰竭，是临床上常见的一类心力衰竭。见于病变一开始就同时侵犯左、右心室，如心肌炎、心肌病、严重贫血等；或一侧心力衰竭波及另一侧，最终导致全心衰竭。

（二）按心肌收缩与舒张功能障碍分类

　　1. 收缩性心力衰竭（systolic heart failure）　指因心肌收缩功能障碍而引起的心力衰竭。常见于高血压性心脏病、冠心病等，主要由心肌变性、心肌细胞死亡所致。

　　2. 舒张性心力衰竭（diastolic heart failure）　常见于二尖瓣或三尖瓣狭窄、缩窄性心包炎、肥大性心肌病及心肌缺血等，因心肌舒张功能受损而导致心脏充盈压升高。近年来，舒张功能不全性心力衰竭日益受到关注。

（三）按心输出量的高低分类

1. 低输出量性心力衰竭（low output heart failure） 常见于冠心病、高血压病、心瓣膜病及心肌炎等引起的心力衰竭，此类心力衰竭时心输出量低于正常。

2. 高输出量性心力衰竭（high output heart failure） 主要见于严重贫血、妊娠、甲状腺功能亢进症、动 - 静脉瘘及维生素 B_1 缺乏症等。上述疾病时因血容量扩大，静脉回流增加，心脏过度充盈，代偿阶段其心输出量明显高于正常，处于高动力循环状态。由于心脏容量负荷长期过重，供氧相对不足，能量消耗过多，一旦发展至心力衰竭（失代偿），心输出量较发生心力衰竭前（代偿阶段）有所下降，不能满足上述病因造成的高水平代谢需求，但其值仍高于或不低于群体（正常人）平均水平。

（四）按心力衰竭发生的速度分类

1. 急性心力衰竭 常见于急性广泛性心肌梗死、感染性心内膜炎等，此类心力衰竭患者在短时间内出现心输出量急剧降低，引起器官灌流明显不足及急性肺淤血的临床综合征。

2. 慢性心力衰竭 临床上大多数病因引起的心功能不全往往呈慢性经过，随着心脏储备的逐渐耗竭，会出现钠水潴留和血容量增加，静脉淤血及组织水肿，称为充血性心力衰竭（congestive heart failure，CHF）。

此外，按心力衰竭的严重程度，可将心力衰竭分为轻度、中度和重度心力衰竭。

> **知识链接**
>
> 临床上为更好地判断心力衰竭患者病情的轻重和指导治疗，常按心功能不全症状严重程度分类。纽约心脏病学会（New York Heart Association，NYHA）提出心功能不全四级分级法。Ⅰ级（代偿期）：日常体力活动不受限，无心力衰竭的症状；Ⅱ级（轻度）：体力活动轻度受限，日常中度体力活动可引发心悸、乏力、呼吸困难等症状；Ⅲ级（中度）：体力活动明显受限，轻度活动即可引发心力衰竭症状；Ⅳ级（重度）：体力活动严重受限，静息时也可出现心力衰竭症状。随后，美国心脏病学会／美国心脏学会（American College of Cardiology/ American Heart Association，ACC/AHA）联合发布心功能不全分期法，旨在对 NYHA 心功能不全分级法进行补充，强调慢性心功能不全的病情演变过程及早期预防的重要性。A 期：心力衰竭高危人群，经检查心脏无结构性损伤；B 期：已有心脏结构性损伤，但尚无心力衰竭症状；C 期：已有心脏结构性损伤并伴有心力衰竭症状，或既往有心力衰竭症状但经治疗后已消失；D 期：心脏器质性损害严重，虽经积极治疗但在静息时仍有明显心力衰竭症状。

第二节　心功能不全时机体的代偿

当心脏泵功能降低导致心输出量下降、组织器官供血不足时，机体首先会出现神经 - 体液的适应性变化以调节血流动力学稳态的改变。以此为基础，机体通过心脏本身及心脏以外的多种代偿方式进行代偿以缓解心输出量的不足。

一、神经 - 体液调节机制激活

在初始的心肌损伤以后，患者循环血或组织中去甲肾上腺素、血管紧张素Ⅱ（AngⅡ）、醛固酮、内皮素、肿瘤坏死因子 - α（TNF- α）等神经 - 体液因子的含量或活性升高。这在早期有一定的代偿意义，不仅可以迅速启动功能性代偿，同时还可引起缓慢持久的结构性代偿，这些适应性变化对于维持心脏泵血功能、血流动力学稳态及重要器官的血液灌注起着十分重要的作用。但是，长期神经 - 体液调节机制失衡又是加重心肌损伤，促使心脏泵血功能降低及心功能不全进展的基础。

（一）交感神经系统激活

心功能不全时，心输出量减少可以激活交感肾上腺髓质系统，使血浆儿茶酚胺浓度明显升高，使心率增快、心肌收缩性增强，心输出量增加；同时，腹腔内脏等阻力血管收缩可维持动脉血压，保证重要器官的血液灌注。但长期过度地激活交感神经，外周血管阻力持续增加又会加重心脏后负荷，器官供血不足可引起其代谢、功能和结构改变。此时，交感神经激活的负面效应将成为促使心功能恶化的重要因素。

（二）肾素 - 血管紧张素 - 醛固酮系统激活

交感神经兴奋、肾血流灌注量降低等可激活肾素 - 血管紧张素 - 醛固酮系统。AngⅡ不仅具有强大的缩血管作用，而且还可直接促进心肌和非心肌细胞肥大或增殖，是导致心室重塑的主要因子。近年来的研究发现，醛固酮增加除可促进远曲小管和集合管上皮细胞对钠水的重吸收，引起钠水潴留外，还可以作用于心脏成纤维细胞，促进胶原合成和心室重塑。

此外，心功能不全还会激活心房钠尿肽（atrial natriuretic peptide，ANP）的释放；激活肿瘤坏死因子等炎性介质的释放；引起内皮素和一氧化氮等血管活性物质的改变，这些因素都在不同程度上参与了心功能不全的代偿以及失代偿过程。

知识链接

心室肌可合成 B 型钠尿肽（B-type natriuretic peptide，BNP），在分泌入血的过程中，被蛋白水解酶裂解成具有生物学活性的 BNP 和无生物学活性的 N 末端 B 型钠尿肽（N-terminal pro B-type natriuretic peptide，NT-proBNP）。生理状态下，循环血中可检测到少量 BNP/NT-proBNP。心功能不全时，心脏负荷增加或心室扩大，心肌细胞受牵拉而合成并释放 BNP/NT-proBNP 入血，血浆 BNP/NT-proBNP 含量升高，并与心功能分级呈显著正相关。目前，动态监测血中 BNP/NT-proBNP 浓度已成为心力衰竭诊断和鉴别诊断、风险分层以及评估预后的重要生化指标。

二、心脏本身的代偿反应

心脏本身的代偿包括心率加快、心脏紧张源性扩张、心肌收缩性增强和心室重塑。其中，心率加快、心脏紧张源性扩张和心肌收缩性增强属于功能性调整，可以在短时间内被动员起来；而心室重塑则是心脏长期负荷过度时的主要代偿方式，属于以形态结构变化为主的适应性代偿。

（一）心率加快

心率加快是出现最早、见效最快的代偿方式，贯穿于心功能不全发生与发展的始终。一定范围内的心率加快可提高心输出量，对维持动脉血压，尤其是提高舒张压，增加冠状动脉血流量，保证重要器官的供血有积极意义。特别是在心脏泵血功能受损、每搏输出量低而相对固定时，对于维持每分输出量极为重要。

心率加快的机制主要是由于心脏泵血功能降低导致心输出量减少，引起：①动脉血压下降，使主动脉弓和颈动脉窦压力感受器传入冲动减少；②心房舒张末期容积增大，右心房和腔静脉淤血，刺激该区的容量感受器；③机体缺氧，刺激主动脉体和颈动脉体化学感受器。以上均可反射性引起交感神经兴奋，使心率加快。

但心率加快的代偿作用有一定限度，其原因是：①心率加快，心肌耗氧量增加；②心率过快（如成人 >180 次 / 分）使心脏舒张期明显缩短，不但影响冠状动脉灌流使心肌缺血、缺氧加重，还可引起心室舒张期充盈不足，心输出量反而降低，加重心力衰竭。

（二）心脏紧张源性扩张

根据 Frank-Starling 定律，肌节长度在 1.7~2.2μm 范围内时，心肌收缩力随心脏前负荷（心肌纤维初长度）的增加而增加，当达到 2.2μm 时，粗、细肌丝处于最佳重叠状态，有效横桥的数目最多，产生的收缩力最大。心力衰竭时，由于①心输出量减少，使心室舒张末期容积增加；②钠水潴留使回心血量增多，使心室的前负荷增加，导致心肌纤维初长度增大（肌节长度不超过 2.2μm），使心肌收缩力增强，代偿性增加心输出量，这种伴有心肌收缩力增强的心腔扩大称为紧张源性扩张。但当前负荷过大，舒张末期容积或压力过高时，则心肌初长度过长（肌节长度大于 2.2μm），收缩力反而明显下降，导致心输出量降低而转为失代偿。这种心肌拉长不伴有收缩力增强的心脏扩张称为肌源性扩张。当肌节长度达到 3.6μm时，粗、细肌丝不能重叠而丧失收缩能力。

应注意的是，通过增加前负荷而增强心肌收缩力是急性心力衰竭时的一种重要代偿方式，慢性心力衰竭时的心室扩张在一定限度内亦可增加心肌收缩力，但主要是引起心肌离心性肥大。此外，心室过度扩张还会增加心肌耗氧量，加重心肌损伤。

（三）心肌收缩性增强

心肌收缩性是指不依赖于心脏前、后负荷变化的心肌本身的收缩特性，其主要受神经 - 体液因素的调节。心功能受损时，由于交感 - 肾上腺髓质系统兴奋，儿茶酚胺增加，通过激活 β - 肾上腺素受体，增加胞质 cAMP 浓度，激活蛋白激酶 A，使得肌膜钙通道蛋白磷酸化，导致胞质 Ca^{2+} 浓度升高而发挥正性变力作用。在心功能损害的急性期，心肌收缩性增强对于维持心输出量和血流动力学稳态是十分必要的适应机制。当慢性心力衰竭时，心肌 β - 肾上腺素受体减敏，血浆中虽存在大量儿茶酚胺，但正性变力作用的效果显著减弱。

（四）心室重塑

心脏由心肌细胞、非心肌细胞（包括成纤维细胞、血管平滑肌细胞、内皮细胞等）及细胞外基质组成。心室重塑（ventricular remodeling）是心室在长期容量和压力负荷增加时，通过改变心室的结构、代谢和功能而发生的慢性代偿适应性反应。近年的研究资料表明，心脏的结构性适应不仅有量的增加，即心肌肥大（myocardial hypertrophy），还伴随着质的变化，即细胞表型（phenotype）改变。除心肌细胞外，非心肌细胞及细胞外基质也会发生明显的变化。

1. 心肌重塑　心肌重塑包括心肌肥大和心肌细胞表型改变。

（1）心肌肥大：是指心肌细胞体积增大（直径增宽，长度增加），重量增加，是心脏在长期负荷过度的情况下逐渐发展起来的一种慢性代偿措施。心肌肥大达到一定程度（成人心脏重量超过 500g）时，心肌细胞亦可有数量上的增多。心肌肥大包括向心性肥大（concentric hypertrophy）和离心性肥大（eccentric hypertrophy）两个基本类型（表 12-2）。

表 12-2　心肌肥大的分型

	向心性肥大	离心性肥大
常见病因	高血压性心脏病	二尖瓣或主动脉瓣关闭不全
发病机制	压力负荷过度，收缩期室壁张力持续增加	容量负荷过度，舒张期室壁压力持续增加
肌节增生方式	并联性增生	串联性增生
肌纤维变化	增粗	增长
室壁厚度 / 室腔半径	室壁明显增厚，心腔容积正常甚或减小，比值明显增大	心腔明显扩大，室壁轻度增厚，比值基本正常

　　心肌肥大时单位重量心肌的舒缩性是降低的，但由于整个心脏的重量增加，所以心脏总的收缩力是增加的，有助于维持心输出量。心肌肥大时，室壁增厚，可通过降低心室壁张力而减少心肌的耗氧量，有助于减轻心肌负担，使心脏在较长一段时间内能维持机体对心输出量的需求而不致发生心力衰竭。

　　（2）心肌细胞表型改变：是指在长期负荷过度和体液因子的刺激下，成年心肌中处于静止状态的胎儿期基因被激活，表达胎儿型蛋白质；同时其他一些功能基因受抑制，或发生同工型蛋白转换，引起细胞代谢和生长的变化。

　　重塑心肌的代偿作用也有一定的限度。当慢性心力衰竭发展至一定程度时，过度肥大的心肌可因不同程度的缺血、缺氧，能量代谢障碍，心肌舒缩性减弱等使心功能由代偿转为失代偿，最终发展至心力衰竭。

　　2. 非心肌细胞及细胞外基质的变化　肾素 - 血管紧张素 - 醛固酮系统是促进心肌间质重塑的重要因素。Ang Ⅱ 和醛固酮可刺激心肌纤维母细胞大量合成 Ⅰ 和Ⅲ型胶原。与此同时，血管紧张素可抑制基质金属蛋白酶对胶原的降解，从而导致胶原合成增多、分解减少。大量胶原沉积在心肌间质，使心肌僵硬度增加，顺应性下降，影响心肌的舒缩。

三、心脏以外的代偿

　　心功能减退时，机体一方面动员心脏本身的代偿机制，另一方面启动心外代偿活动，以适应因心输出量降低而致的组织灌流量的降低。

（一）血容量增加

　　血容量增加，进而使静脉回流及心输出量增加，这是慢性心功能不全时的主要代偿方式之一。血容量增加的机制有：

　　1. 肾小球滤过率降低　①心输出量减少，肾血液灌流量减少，直接导致肾小球滤过率降低；②交感 - 肾上腺髓质兴奋引起肾动脉收缩，进一步降低肾血流量，导致肾小球滤过率降低；③交感神经兴奋和血流量减少刺激近球细胞分泌肾素，激活肾素 - 血管紧张素 - 醛固酮系统，使血管紧张素 Ⅱ 活性增强，引起肾动脉强烈收缩，导致肾小球滤过率降低；④肾缺血导致 PGE_2 合成酶活性下降，使肾内具有舒张血管作用的 PGE_2 合成、释放减少。

　　2. 肾小管对水、钠的重吸收增加　心力衰竭时，①交感神经兴奋和血管紧张素Ⅱ的作用使大量血液从皮质肾单位进入髓质肾单位，引起肾内血流重分布，使钠水重吸收增加；②交感神经兴奋使肾出球小动脉收缩更加明显，使血液中非胶体成分滤出增多，导致流经肾小管的血液中胶体渗透压较高而流体静压较低，近曲小管水钠重吸收增加；③肾素 - 血管紧张素 - 醛固酮系统激活，使醛固酮增多，加上肝对 ADH 的灭活减少，使远曲小管和集合管对水钠的重吸收增多；④抑制钠水重吸收的激素减少：PGE_2 和心房钠尿肽可促进钠水的排出。心力衰竭时 PGE_2 和利钠激素的合成和分泌减少，促进钠水潴留。

一定范围内的血容量增加可提高心输出量和组织灌流量，但长期过度的血容量增加可加重心脏负荷，使心输出量下降而加重心力衰竭。

（二）血流重新分布

心功能不全时，交感 - 肾上腺髓质系统兴奋，使外周血管选择性收缩，引起全身血流重新分布。表现为皮肤、肾与内脏器官的血流量减少，其中以肾血流减少最显著，而心、脑血流量不变或略增加。这样，既能防止血压下降，又能保证重要器官的血流量。但是，若周围器官长期供血不足，亦可导致该脏器功能障碍。另外，外周血管长期收缩，也会导致心脏后负荷增大而使心输出量减少。

（三）红细胞增多

心功能不全时，体循环淤血和血流速度减慢可引起循环性缺氧，肺淤血和肺水肿又可引起乏氧性缺氧。缺氧刺激肾间质细胞分泌促红细胞生成素增加，后者促进骨髓造血功能，使红细胞和血红蛋白增多，以提高血液携氧能力，改善机体缺氧。但红细胞过多又可使血液黏度增大，加重心脏后负荷。

（四）组织利用氧的能力增加

心功能不全时，低灌注导致周围组织的供氧减少，组织细胞通过自身功能、代谢与结构的调整来加以代偿，使组织利用氧的能力增强。例如，慢性缺氧时细胞线粒体数量增多，表面积加大，细胞色素氧化酶活性增强等，可改善细胞内呼吸功能；细胞内磷酸果糖激酶活性增强，可以使细胞从糖酵解中获得能量的补充；肌肉中的肌红蛋白含量增多，可改善肌肉组织对氧的储存和利用。

综上所述，在心功能不全整个过程中机体可动用多种代偿机制进行代偿。一般说来，在心脏泵血功能受损的急性期，神经 - 体液调节机制激活，维持血压、器官血流灌注，同时启动心室重塑。随着代偿性心肌肥大使室壁应力"正常化"，心功能维持于相对正常水平，神经 - 体液系统的激活也进入相对稳定的代偿期。随着心室重塑缓慢而隐匿地进行，其副作用日益明显，终将进入心功能不全失代偿期。此期由于血流动力学稳态破坏，使神经 - 体液调控机制过度激活，进一步促进心室重塑，形成恶性循环。心功能不全时机体的代偿至关重要，它决定着心力衰竭是否发生，以及发病的快慢和程度。例如心肌梗死并发急性左心衰竭时，由于起病急，机体来不及充分动员代偿机制，患者常在短时间内陷入严重的心力衰竭状态。相反，高血压性心脏病发生心力衰竭之前往往可经历长达数年甚至十数年的代偿期。

第三节　心力衰竭的发病机制

心力衰竭的发病机制较复杂，迄今尚未完全阐明。目前认为，心力衰竭的发生发展是多种机制共同作用的结果。不同原因所致的心力衰竭以及心力衰竭发展的不同阶段参与作用的机制不同，但其基本机制是心肌舒缩功能障碍。

一、正常心肌舒缩的分子基础

（一）心肌细胞的结构

心肌组织由许多心肌细胞相互联结而成。心肌细胞内有成束的肌原纤维，与心肌细胞纵轴平行。肌原纤维由多个肌节联结而成，肌节是心肌舒缩的基本单位。心肌细胞膜向胞质中内陷形成横管系统，后者可将细胞膜的兴奋信号迅速传至细胞内的肌原纤维。肌浆网是沿心肌纤维纵轴分布的内质网，具有摄取、储存和释放钙的功能（图 12-1）。

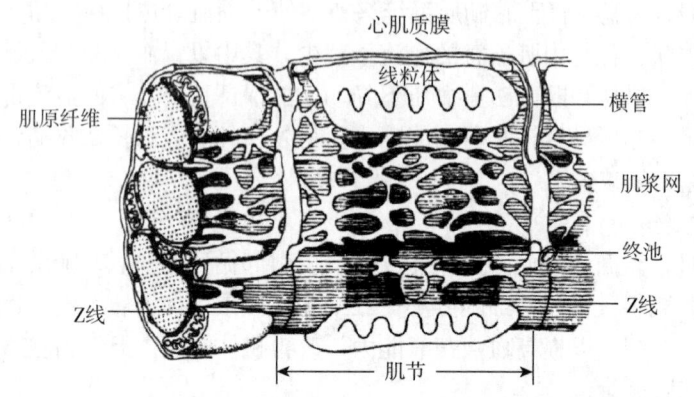

图 12-1　心肌细胞超微结构模式图

（二）心肌收缩的物质基础

肌节是心肌舒缩的基本单位，主要由粗、细肌丝组成，心肌收缩与舒张实质是肌节的缩短与伸长（图 12-2）。

1．**粗肌丝**　主要成分是肌球蛋白（myosin），由杆状的尾部、能弯曲的颈部和粗大的头部三部分构成。头部分为两片，具有 ATP 酶活性，构成肌动蛋白和肌球蛋白之间的横桥，在粗细肌丝之间的滑行中起重要作用。

2．**细肌丝**　由肌动蛋白（actin）、向肌球蛋白（tropomyosin）和肌钙蛋白（troponin）三部分组成。肌动蛋白为收缩蛋白，分子呈球形，互相串联成双螺旋状，上面有与肌球蛋白头部可逆结合的位点。向肌球蛋白为长杆状分子，互相连接形成双螺旋结构，可遮盖肌动蛋白上面的结合位点。向肌球蛋白附近有球形的肌钙蛋白复合体，由钙结合亚单位（TnC）、向肌球蛋白结合亚单位（TnT）和抑制性亚单位（TnI）三个亚基组成。向肌球蛋白和肌钙蛋白是调节蛋白，本身没有收缩功能，它们附着在细肌丝上，通过肌钙蛋白与 Ca^{2+} 的可逆性结合改变向肌球蛋白的位置，从而调节粗、细肌丝的结合与分离。

（三）心肌的兴奋 - 收缩耦联

心肌细胞完成一次有效的收缩，需具备以下基本条件：

1．**胞质内 Ca^{2+} 浓度迅速由 10^{-7}mol/L 升高到 10^{-5}mol/L**　这要通过：①细胞膜钙通道开放，细胞外 Ca^{2+} 顺浓度梯度进入细胞；②肌浆网向胞质释放 Ca^{2+}。

2．**胞质内 Ca^{2+} 和肌钙蛋白结合**　改变向肌球蛋白的位置，从而暴露肌动蛋白上肌球蛋白的作用点，使肌球蛋白头部与肌动蛋白结合形成横桥。

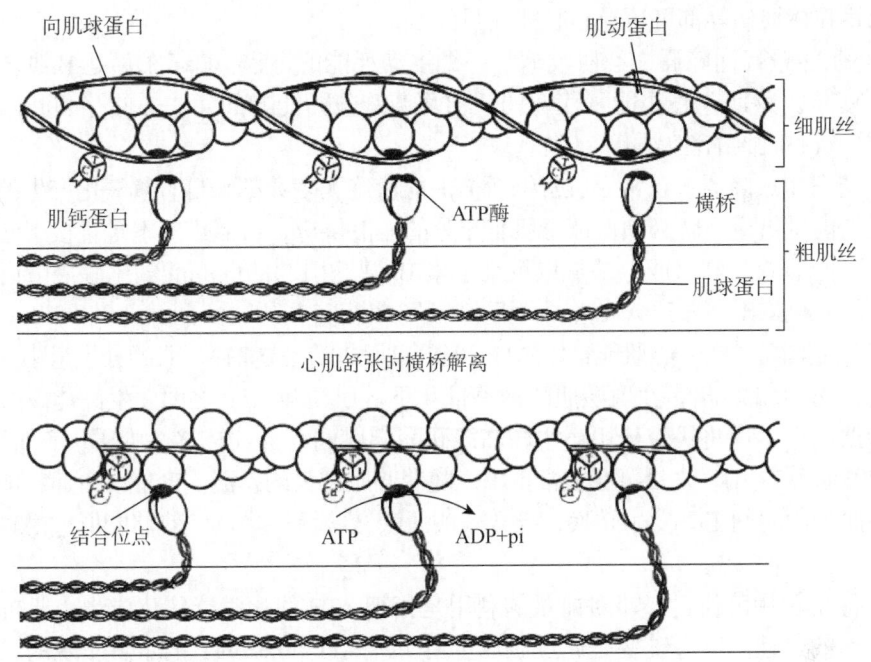

图 12-2　心肌舒缩的分子生物学基础

3．ATP 的充足供应和有效利用　胞质 Ca^{2+} 浓度的升高可激活肌球蛋白头部的 ATP 酶，水解 ATP 释放能量，引发心肌收缩，完成由化学能向机械能的转化，形成一次兴奋 - 收缩耦联。在此过程中，Ca^{2+} 为兴奋 - 收缩耦联活动中的重要调节物质，ATP 则为粗、细肌丝的滑动提供能量。

（四）心肌的舒张

当心肌收缩后复极化时，大部分 Ca^{2+} 由肌浆网钙泵吸收、储存，小部分由细胞膜钠钙交换蛋白和钙泵转运至细胞外，使胞质 Ca^{2+} 浓度迅速降至 $10^{-7}mol/L$，Ca^{2+} 与肌钙蛋白解离，肌动蛋白的作用位点又被掩盖，横桥解除，心肌舒张。

二、心力衰竭的发病机制

（一）心肌收缩功能障碍

心肌收缩功能减弱的基本机制包括心肌收缩相关蛋白被破坏、心肌能量代谢障碍和心肌兴奋 - 收缩耦联障碍。

1．收缩相关蛋白质破坏　心肌细胞死亡导致与心肌收缩有关的蛋白质被破坏，心肌收缩力随之降低。心肌细胞死亡分坏死（necrosis）与凋亡（apoptosis）两种表现形式。

（1）心肌细胞坏死：当心肌细胞受到各种损伤性因素如严重的缺血缺氧、细菌、病毒感染、中毒（锑、阿霉素）等作用后，心肌细胞发生坏死，由于溶酶体破裂，大量溶酶体酶特别是蛋白水解酶释放，引起细胞成分自溶，与收缩功能相关的蛋白质也被破坏，心肌收缩功能严重受损。

（2）心肌细胞凋亡：凋亡引起的心肌细胞数量的减少在心力衰竭发病中起重要作用。在心力衰竭的发生和发展过程中出现的许多病理因素，如氧化应激、某些细胞因子（如 TNF）、钙超载及线粒体损伤等都可诱导心肌细胞凋亡。

2. 心肌能量代谢障碍 心肌收缩是一个主动耗能的过程，Ca^{2+} 的转运和肌丝的滑行等都要消耗能量。因此，心肌能量代谢的任何环节（包括能量的生成、储存和利用）发生障碍，都可导致心肌收缩性减弱。

（1）能量生成障碍：正常心脏舒缩所需的能量绝大多数都来自有氧氧化产生的 ATP。要保证心肌的能量供应，就必须保证心肌有充分的血液供应，血氧供应不足直接引起心肌能量生成障碍。心肌缺血和（或）缺氧以及维生素 B_1 缺乏引起的丙酮酸氧化脱羧障碍，均使心肌细胞有氧氧化障碍，导致 ATP 生成不足。

（2）能量储备减少：心肌能量以 ATP 和磷酸肌酸的形式储存，肌酸分子量小且在心肌内的浓度比 ADP 大 100 倍，在磷酸肌酸激酶催化下，肌酸与 ATP 之间发生高能磷酸键转移而生成磷酸肌酸，迅速将线粒体中产生的高能磷酸键以储存形式转移至胞质。心肌肥大初期，细胞内磷酸肌酸与 ATP 含量可在正常范围，随着心肌肥大的发展，产能减少而耗能增加，尤其是磷酸肌酸激酶同工型发生转换，导致磷酸肌酸激酶活性降低，使储能形式的磷酸肌酸含量减少。

（3）能量利用障碍：心肌对能量的利用是指把 ATP 的化学能转化成为心肌机械收缩做功提供能量的过程。这一转变是通过肌球蛋白头部 ATP 酶对 ATP 的水解实现的，因此位于肌球蛋白头部的 Ca^{2+}-Mg^{2+}-ATP 酶活性是决定心肌收缩速率的内在因素，即肌球蛋白 ATP 酶的活性正常是心肌细胞对 ATP 进行有效利用的物质基础。当心脏因长期负荷过重而产生心肌肥大时，肌球蛋白头部 ATP 酶活性降低，ATP 水解发生障碍，心肌收缩性因而减弱。

3. 心肌兴奋 - 收缩耦联障碍 心肌的兴奋是电活动，而收缩是机械活动，将两者耦联在一起的是 Ca^{2+}。Ca^{2+} 在把兴奋的电信号转化为收缩的机械活动中发挥了极为重要的中介作用，任何影响 Ca^{2+} 转运和分布的因素都会影响心肌的兴奋 - 收缩耦联。

（1）肌浆网 Ca^{2+} 处理功能障碍：心力衰竭时肌浆网对 Ca^{2+} 摄取能力减弱、储存量减少、释放量下降，导致心肌兴奋 - 收缩耦联障碍。其机制是：①心肌缺血缺氧，ATP 供应不足导致肌浆网 Ca^{2+}-ATP 酶的活性降低，使肌浆网摄取和储存 Ca^{2+} 的量均减少，使心肌收缩性降低；②酸中毒时，由于 Ca^{2+} 与肌浆网中的钙结合蛋白结合更为牢固，引起 Ca^{2+} 释放障碍，影响心肌收缩性。

（2）胞外 Ca^{2+} 内流障碍：胞外 Ca^{2+} 内流不但可以直接提高细胞内 Ca^{2+} 浓度，还可诱发肌浆网释放 Ca^{2+}。长期心脏负荷过重、心肌缺血缺氧时，都会出现细胞外 Ca^{2+} 内流障碍，其机制为：①过度肥大的心肌细胞上 β 受体密度相对减少；②心肌内去甲肾上腺素含量下降（合成减少，消耗增多）；③酸中毒时 $[H^+]$ 增高可降低 β 受体对去甲肾上腺素的敏感性。以上机制均可使细胞膜钙通道开放减少，导致 Ca^{2+} 内流受阻。此外，高钾血症时胞外 K^+ 可阻止 Ca^{2+} 内流，也会导致胞内 Ca^{2+} 浓度降低。

（3）肌钙蛋白与 Ca^{2+} 结合障碍：酸中毒时，H^+ 与 Ca^{2+} 竞争肌钙蛋白的结合位点，使肌动蛋白作用位点不能暴露，肌球 - 肌动蛋白复合体（横桥）无法形成；H^+ 增多还可增加肌浆网与 Ca^{2+} 的亲和力，使除极化时 Ca^{2+} 释放速度减慢。

（二）心肌舒张功能障碍

心脏舒张功能正常是保证心室有足够血液充盈的基本因素。据统计，大约 30% 心力衰竭的发生是由心肌舒张功能障碍引起的，其发生机制可能与下列因素有关：

1. 钙离子复位延缓 心力衰竭时由于 ATP 供应不足和 Ca^{2+}-ATP 酶活性下降，使心肌细

胞胞质内 Ca^{2+} 在收缩后不能迅速下降到与肌钙蛋白脱离的水平，从而引起心肌舒张功能降低，导致心室舒张迟缓。

2．肌球 - 肌动蛋白复合体解离障碍　心力衰竭时由于 ATP 缺乏及 Ca^{2+} 与肌钙蛋白亲和力增加，使肌球 - 肌动蛋白复合体解离困难，影响心室舒张充盈。

3．心室舒张势能减少　心室收缩末期由于心室几何结构的变化可产生一种促使心室复位的舒张势能。心肌肥大、冠状动脉狭窄、室壁张力过大及心室内压过高，均可引起心室舒张势能下降，影响心室舒张。

4．心室顺应性下降　心肌肥大引起的室壁增厚和心肌炎、水肿、纤维化及间质增生等均可引起心室顺应性下降，导致舒张期心室充盈受限，舒张末期压力升高及冠状动脉灌流减少，从而加重心力衰竭症状。

（三）心脏各部分舒缩活动不协调

为保持心功能的稳定，除要保证心肌的舒缩功能正常外，左右心之间、房室之间、心室本身各区域的舒缩活动也要处于高度协调状态。一旦协调性被破坏，将会导致心泵功能紊乱而使心输出量下降。特别是严重的心律失常时，如急性心肌梗死的病变区和非病变区的心肌在兴奋性、自律性、传导性、收缩性方面发生差异，在此基础上可引起心律失常，使心脏各部舒缩活动的协调性遭到破坏，导致心输出量明显下降。

第四节　心功能不全时机体的功能与代谢变化及其机制

心脏泵血功能障碍及神经 - 体液调节机制过度激活可引起两个主要的血流动力学异常，并相应地表现为两类症候群。

一、低排出量综合征

（一）心脏泵血功能降低

1．心输出量减少及心脏指数降低　心输出量是评价心脏泵血功能的重要指标之一，但其横向可比性较差，心脏指数是单位体表面积的心输出量，横向可比性较好。在低心输出量性心力衰竭时二者均降低，多数心力衰竭患者心输出量 <3.5L/min，心脏指数 <2.2L/ $(min \cdot m^2)$ 。

2．射血分数降低　射血分数是心搏出量占心室舒张末容积的百分比，是评价心室射血效率的指标，能较好地反映心肌收缩功能的变化。收缩性心力衰竭时射血分数降低。

> **知识链接**
>
> 　　在静息状态下，正常人左心室射血分数（ejection fraction, EF）为 55%~65%，可通过无创性超声心动图检查而获得。心力衰竭时，每搏输出量降低而左心室舒张末容积增大，射血分数降低。但老年患者特别是舒张性心力衰竭患者的射血分数可以大于50%，故不应单以射血分数判断是否存在心力衰竭。

3．心室充盈受损　由于射血分数降低、心室射血后剩余血量增多，使容量负荷增大，心室充盈受限。

4．心率增快　由于交感神经系统兴奋，在心力衰竭早期即有明显的心率增快。随心搏出量的进行性降低，心输出量的维持对心率增快的依赖程度增大。因此心悸常是心力衰竭患者最早和最明显的症状。而心率过快不但可使心输出量转而降低，且可造成心肌缺血、缺氧而加重心肌损害。

（二）外周血液灌注不足

在心功能不全代偿期，尽管心输出量尚可维持正常，但心脏储备功能已经下降。当心肌损伤继续加重或心脏负荷突然增加时，心功能储备消耗殆尽，心输出量明显下降，机体出现一系列外周血液灌注不足的症状与体征。

1．皮肤苍白或发绀　心输出量不足，交感神经兴奋，使皮肤血管收缩，患者皮肤苍白，皮温降低，出冷汗。如合并缺氧，可出现发绀。

2．疲乏无力　心输出量下降使肌肉供血减少，能量代谢降低，不能为肌肉活动提供充分的能量。

3．失眠、嗜睡、晕厥　在心功能不全代偿期，机体可通过血流重新分布效应使脑血流量仍保持在正常水平，但病情加重或代偿失调后，脑血流量下降。患者出现头痛、失眠、烦躁、眩晕等症状，严重时可有嗜睡，甚至昏迷。

4．尿量减少　心力衰竭时，心输出量下降，交感神经兴奋，使肾动脉收缩，肾血流减少，肾小球滤过率下降，同时肾小管重吸收功能增强，使尿量减少。

5．心源性休克　轻度及慢性心力衰竭时，由于机体的代偿作用，动脉血压仍可维持相对正常。急性心力衰竭时，由于心输出量急剧减少，动脉血压随之下降，甚至发生心源性休克。

二、静脉淤血综合征

慢性心力衰竭时，神经 - 体液调节机制过度激活，通过血容量增加和容量血管收缩导致前负荷增加。由于心肌收缩力降低，非但不能使心搏出量有效增加，反而导致充盈压显著升高而造成静脉淤血。

（一）肺循环淤血

肺循环淤血征主要见于左心衰竭患者，但发展到全心衰竭时肺淤血反而减轻。肺淤血严重时可出现肺水肿，二者共同的表现是呼吸困难。

1．呼吸困难的基本机制　肺淤血、水肿时：①肺顺应性降低，要吸入同样量的空气，就必须增加呼吸肌做功，消耗更多的能量，故患者感到呼吸费力；②肺毛细血管压增高和间质水肿，反射性地引起呼吸中枢兴奋；③支气管黏膜充血、肿胀，使气道阻力增加，患者感到呼吸费力。

根据心力衰竭的进展程度，呼吸困难可表现为不同的形式。

（1）劳力性呼吸困难：轻度心力衰竭患者，仅在体力活动时出现呼吸困难，休息后消失，称为劳力性呼吸困难（dyspnea on exertion），为左心衰竭最早的表现。其机制是：①体力活动时四肢血流量增加，回心血量增多，肺淤血加重；②体力活动时心率加快，舒张期缩短，左心室充盈减少，肺循环淤血加重；③体力活动时机体需氧量增加，但衰竭的左心室不能相应地提高心输出量，因此机体缺氧进一步加重，刺激呼吸中枢，使呼吸加快加深，出现呼吸困难。

（2）端坐呼吸：心力衰竭患者在静息时也感呼吸困难，平卧位时尤为明显，需被迫采取端坐位或半卧位以减轻呼吸困难的程度，称为端坐呼吸（orthopnea）。其机制是：①端坐位时下肢血液回流减少，肺淤血减轻；②膈肌下移，胸腔容积增大，肺活量增加，通气改善；③端坐位可减少下肢水肿液的吸收，使血容量降低，减轻肺淤血。

（3）夜间阵发性呼吸困难：心力衰竭患者夜间入睡后因突感气闷而被惊醒，坐起咳嗽和喘气后逐渐缓解，称为夜间阵发性呼吸困难（paroxysmal nocturnal dyspnea），为左心衰竭的典型表现。其发生机制是：①平卧位时胸腔容积减小不利于通气，同时下半身静脉回流增多，水肿液吸收入血液循环也增多，加重肺淤血；②入睡后迷走神经兴奋性升高，使支气管收缩，气道阻力增大；③入睡后神经反射敏感性降低，只有当肺淤血程度较为严重，动脉血氧分压降低到一定程度时，方能刺激呼吸中枢，使患者感到呼吸困难而惊醒。若患者在气促咳嗽的同时伴有哮鸣音，则称为心源性哮喘（cardiac asthma）。

2. 急性肺水肿　严重急性左心衰竭典型临床表现。此时，患者出现发绀、气促、端坐呼吸、咳嗽、咳粉红色（或无色）泡沫样痰等症状和体征。其发生是由于肺毛细血管内压力升高，肺毛细血管壁通透性增大，血浆渗出到肺间质与肺泡而引起的。

（二）体循环淤血

当中心静脉压 >16cmH$_2$O 时，通常出现体循环淤血征，见于右心衰竭及全心衰竭。主要表现有静脉系统过度充盈、静脉压升高、水肿及内脏充血等。

1. 静脉淤血和静脉压升高　右心衰竭时因钠水潴留及舒张末期压力升高，使静脉回流受阻，静脉淤血；静脉淤血及交感神经兴奋可引起血管收缩，使得静脉压升高。右心淤血明显时可见颈静脉怒张、肝颈静脉反流征阳性等特征性临床表现。

> **知识链接**
>
> 　　肝颈静脉反流征检查法：嘱患者取半卧位，观察平静呼吸时的颈静脉充盈度，用手掌以固定的压力按压肝区，如见颈静脉充盈度增加，则称为肝 - 颈静脉反流征阳性，亦称腹 - 颈静脉反流征阳性，提示肝淤血。

2. 水肿　水肿是右心衰竭的重要体征，由右心衰竭引起的水肿称为心性水肿（cardiac edema）。受重力影响，心性水肿在低垂部位最显著，主要与钠水潴留及毛细血管内压增高有关（图 12-3）。此外，摄食减少、肝功能障碍及钠水潴留导致的低蛋白血症及淋巴回流障碍也是导致心性水肿的因素。

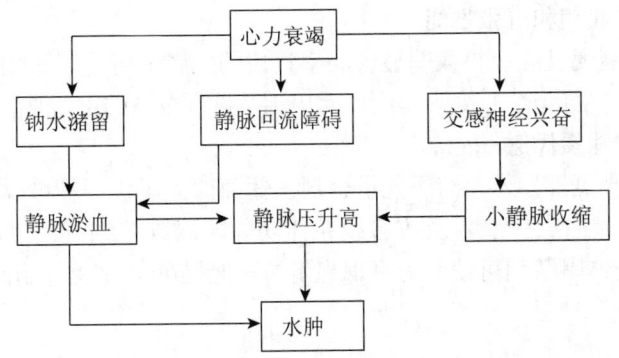

图 12-3　心力衰竭时静脉淤血、静脉压升高和水肿的形成机制

3．肝功能异常　右心衰竭时，下腔静脉回流受阻，使肝淤血、肿大，局部有压痛。长期右心衰竭，还可造成心源性肝硬化。由于有肝细胞变性、坏死，患者可出现转氨酶水平增高及黄疸。

4．胃肠功能改变　慢性心力衰竭时，由于胃肠淤血及动脉血液灌流不足，可出现消化系统功能障碍，表现为消化不良、食欲不振、恶心、呕吐和腹泻等。

第五节　心功能不全防治的病理生理基础

一、防治原发病及消除诱因

采取积极有效的措施防治原发性心脏疾患。如行冠状动脉旁路移植术来解除冠状动脉堵塞，用药物控制严重的高血压等。同时积极寻找并消除诱因，如控制感染、避免过度紧张和劳累、合理补液、纠正水、电解质和酸碱平衡紊乱等，减缓心力衰竭的发展。

二、调整神经 - 体液系统失衡及干预心室重塑

神经 - 体液系统的功能紊乱在心室重塑和心力衰竭的发生、发展中起重要作用。大量的临床试验表明，应用血管紧张素转化酶抑制剂（angiotensin converting enzyme inhibitor，ACEI）可抑制循环和心脏局部的肾素 - 血管紧张素系统，延缓心室重塑；并可作用于激肽酶Ⅱ，抑制缓激肽的降解，减少胶原沉积和改善急性心肌梗死后冠状动脉血流，使一氧化氮和前列环素产生增多，对改善心室功能和心室重塑有益。因 β 肾上腺素受体阻滞剂可通过抑制受体的活性，防止交感神经对衰竭心肌的恶性刺激，在应用 ACEI 的基础上加用 β 肾上腺素受体阻滞剂更为有效。对于不能耐受 ACEI 的患者，可用 AngⅡ受体阻滞剂替代。此外，醛固酮拮抗剂螺内酯对中重度心力衰竭患者也有心脏保护作用。

三、改善心脏泵血功能

（一）减轻心脏后负荷、调整心脏前负荷

选用合适的动脉血管扩张剂如 ACEI、钙拮抗剂等降低外周阻力使平均动脉压适当降低，不仅可减少心肌耗氧量，且可因射血时间延长及射血速度加快，在每搏功不变的情况下提高心输出量。使用扩张静脉的药物如硝酸甘油，可减少回心血量，减轻心脏前负荷。而适当限制钠盐摄入，选用合适的利尿剂不仅可减轻水肿及淤血症状，也可使患者的泵血功能改善。

（二）改善心肌的收缩和舒张性能

对于收缩性心力衰竭且心腔扩大明显、心率过快的患者，可适当选用正性肌力药物（如洋地黄类、钙增敏剂）。舒张性心力衰竭则可使用钙拮抗剂及 ACEI 等改善其舒张性能。

（三）改善心肌的能量代谢

除一般措施（如吸氧等）外，给予能量合剂、葡萄糖、氯化钾等可改善心肌代谢。近来主张增强心肌对丙酮酸的氧化能力及改善线粒体功能，以维持细胞内 [H^+] 稳态、减少氧自由基产生。如 α 受体阻断剂可使心力衰竭患者游离脂肪酸氧化受抑制而葡萄糖氧化增强。

丙酮酸脱氢酶激动剂用于临床也取得了较好疗效。

此外，对终末期不可逆性心力衰竭患者可考虑采用人工心脏或心脏移植。且随着分子生物学技术的发展，基因治疗、干细胞移植也为心力衰竭的治疗开辟了新的前景。

案例12-1

某女，30岁，因发热、呼吸急促及心悸3周入院。2年前患者开始于劳动时自觉心慌气短，近半年症状加重。1个月前，经常被迫采取端坐位并时常于晚间睡眠时惊醒，气喘不止，经急诊抢救好转。近三周来，出现恶寒、发热、咳嗽、痰中时有血丝，心悸气短加重。患者于儿童时期曾因患咽喉肿痛而做扁桃体摘除术，以后时有膝关节肿痛史。

体检：体温39.6℃，脉搏161次/分，呼吸33次/分，血压110/80mmHg。重症病容，口唇发绀，半卧位，嗜睡。心界向两侧扩大，心尖区可听到明显收缩期杂音，肺动脉瓣第二心音亢进，两肺可闻广泛湿性啰音。颈静脉怒张，肝肋下5cm，有压痛，脾肋下4cm，腹部移动性浊音（+）、肝颈静脉反流征（+），双下肢明显水肿。

实验室检查：红细胞3.0×10^{12}/L，白细胞18×10^9/L，中性粒细胞90%；尿量300~500ml/d，可见少量红细胞。

入院后立即给予抗生素、洋地黄和利尿剂治疗，病情有所好转。经巩固治疗一周后，症状明显减轻、病情稳定而出院。

问题与思考：

1．该患者曾患什么原发病？本次入院最可能的诊断是什么？
2．引起本次心力衰竭加重的诱因有哪些？简述其机制。
3．你认为患者发生了哪种类型的心力衰竭？有何根据？
4．该患者的主要临床表现的发病机制分别是什么？

 思考题

1．引发心功能不全的常见病因有哪些？
2．试述呼吸道感染诱发心力衰竭的机制。
3．心功能不全时心脏本身可通过哪些方式进行代偿？
4．心力衰竭患者为什么会引起血容量增加？
5．简述心肌收缩功能障碍的发生机制。
6．右心衰竭患者发生心性水肿的机制是什么？

（董雅洁）

第十三章

呼吸功能不全

内容提要

　　呼吸功能不全是指外呼吸功能障碍引起动脉血氧分压低于正常范围的病理过程，可伴有或不伴有动脉血二氧化碳分压升高。呼吸功能不全的发生机制包括：肺通气障碍（限制性通气不足与阻塞性通气不足），肺换气障碍（肺泡膜面积减少、肺泡膜厚度增加），通气/血流比例失调（功能性分流、死腔样通气及解剖分流增加）。呼吸功能不全时的低氧血症、高碳酸血症和酸碱平衡紊乱使机体出现一系列功能和代谢的变化，这些变化对机体各系统功能会产生重要影响。

学习目标

掌握：

1. 呼吸功能不全的概念和判断标准。
2. 限制性和阻塞性通气不足的概念。
3. 急性呼吸窘迫综合征和肺性脑病的概念。

熟悉：

1. 限制性和阻塞性通气不足的发病机制。
2. 弥散障碍的发生机制。
3. 功能性分流、死腔样通气、真性分流的发生机制。
4. 急性呼吸窘迫综合征的发病机制。
5. 呼吸衰竭时机体的主要功能和代谢变化。
6. 呼吸衰竭时给氧治疗的原则。

了解：

1. 呼吸衰竭时酸碱平衡及电解质紊乱。
2. 肺性脑病的发病机制。

　　呼吸的基本功能是为机体提供组织代谢所需的氧气和排出组织代谢产生的二氧化碳。呼吸包括外呼吸（肺泡与大气之间的气体交换），气体在血液中的运输，及内呼吸或组织呼吸（血液与组织、细胞之间的气体交换）。外呼吸又可分为肺通气和肺换气两个部分。肺通气指肺泡气与体外气体的交换过程；肺换气是肺泡气与血液气体的交换过程。由于外呼吸功能障碍导致动脉血氧分压（PaO_2）低于正常范围，伴有或不伴有动脉二氧化碳分压（$PaCO_2$）升高的病理过程称为呼吸功能不全（respiratory insufficiency）或呼吸衰竭（respiratory failure）。

正常人 PaO_2 约为 100mmHg，$PaCO_2$ 约为 40mmHg。当 PaO_2 低于 60mmHg，伴有或不伴有 $PaCO_2$ 高于 50mmHg 时，可诊断为呼吸衰竭。根据 $PaCO_2$ 是否升高，可将呼吸衰竭分为低氧血症型（Ⅰ型）和低氧血症伴高碳酸血症型（Ⅱ型）。根据发病机制的不同，可分为通气性和换气性呼吸衰竭。根据原发病变部位不同可分为中枢性和外周性呼吸衰竭。根据发病的缓急可分为急性和慢性呼吸衰竭。

第一节　呼吸功能不全的原因及发病机制

维持正常的呼吸功能需要健全的肺通气与肺换气功能，需要肺泡通气量与血流量之间的正常比例。以上任何环节发生障碍，都可导致呼吸功能不全。

一、肺通气功能障碍

肺通气是指肺泡气与外界气体交换的过程。在静息时，成人每分钟肺通气量 6L。减去呼吸道内的死腔通气量约 2L，每分钟肺泡有效通气量为 4L。当肺通气功能障碍使肺泡通气不足时可发生呼吸功能不全。

肺通气功能障碍可分为限制性通气不足与阻塞性通气不足。肺泡在吸气时扩张受限造成肺泡通气量不足称为限制性通气不足（restrictive hypoventilation）；由于气道狭窄或阻塞所致的通气障碍称为阻塞性通气不足（obstructive hypoventilation）。

（一）限制性通气不足

肺本身不具有舒缩能力，它的扩张与缩小依赖于胸廓的扩张与缩小。吸气时，膈肌与肋间外肌等吸气肌收缩使胸廓扩张，从而使得肺泡扩张。平静时呼气主要由于膈肌与肋间外肌的被动舒张，用力呼气时，除了吸气肌舒张外，还由肋间内肌与腹肌等呼气肌收缩来协同。呼吸肌的收缩和舒张是肺通气的直接动力。常见的造成呼吸肌功能障碍的病因主要为：①呼吸中枢受损：中枢病变如脑水肿、脑炎、脑瘤、脑血管意外和脑外伤可抑制呼吸中枢，某些药物中毒，如吗啡、巴比妥中毒以及麻醉过深也可抑制呼吸中枢；②周围神经受损：脊髓灰质炎、脊髓高位损伤和多发性脊神经炎可引起呼吸肌收缩无力；③呼吸肌本身收缩功能障碍：缺氧与低钾血症可使呼吸肌无力甚至麻痹，周期性麻痹、重症肌无力、箭毒药物中毒等疾病也可使呼吸肌无力。呼吸肌本身的病变往往需同时累及肋间肌与膈肌时才会引起明显的血气变化而出现呼吸衰竭。

弹性阻力的大小直接影响肺和胸廓在吸气时是否易于扩张。肺与胸廓扩张的难易程度通常以顺应性来表示，它是指在外力作用下弹性组织的可扩张性。顺应性是指弹性阻力的倒数。弹性阻力包括肺和胸廓的弹性阻力，两者则构成静息时呼吸的主要阻力，约占总阻力的 70%。

胸廓顺应性降低见于胸廓畸形、大量胸腔积液、胸膜增厚等病变。肺顺应性主要取决于肺的弹性回缩力。肺泡的弹性回缩力是由肺组织本身的弹性结构和肺泡表面张力所决定，肺水肿、肺纤维化、肺不张、肺泡表面活性物质减少均可增强患者的肺弹性阻力，肺的顺应性降低。在生理情况下，由肺泡Ⅱ型上皮细胞分泌一种脂蛋白混合物的表面活性物质，覆盖于肺泡和呼吸性细支气管液层表面。它能降低肺泡表面张力，降低肺泡回缩力，提高肺顺应性。正常情况下，表面活性物质的代谢保持着动态平衡，大约在18~24h全部更新一次。表面活性物质的生理功能主要为：①降低肺泡表面张力；②保证大、小肺泡的稳定性；③防止毛细血管液体进入肺泡内。当肺泡表面活性物质减少时肺的顺应性降低，形成很多微型肺不张。所以表面活性物质缺乏是发生呼吸功能不全的一个重要原因。

（二）阻塞性通气不足

阻塞性通气不足指由气道狭窄或阻塞造成的通气障碍。气道阻力来自于气体流经呼吸道时气体分子间和气体分子与气道壁之间的摩擦。影响气道阻力的因素包括气道内径、气道长度、气流速度以及气体的密度等，其中最主要的是气道内径。因此，任何能引起气道狭窄或阻塞的因素，均可使通气功能障碍，导致呼吸衰竭。使气道阻力增大的常见因素是：①与肺泡相连的气道数目减少：如肿瘤或结核等病变引起肺组织破坏，导致气道数目减少；②气道半径变小：气道阻力与气道半径成反比，当气道半径略有缩小时，气道阻力则明显增加，成为肺泡通气量减少的重要原因。气道半径缩小多见于支气管哮喘时气道壁痉挛；急性和慢性炎症时，细支气管管壁水肿或纤维组织增生导致的管腔狭窄，以及分泌物、渗出物致使管腔完全或不完全阻塞。根据阻塞或狭窄的部位可分为中央气道阻塞和外周气道阻塞。

1. 中央气道阻塞　指气管分叉处以上气道阻塞。多见于气管异物、肿瘤压迫气道，白喉、喉头水肿等疾病。急性而严重的阻塞可引起窒息，对生命构成威胁。若阻塞位于胸外，吸气时气道内压小于大气压，气道阻塞加重；而呼气时气道内压大于大气压，气道阻塞减轻，表现为吸气性呼吸困难。若阻塞位于胸内，吸气时气道内压大于胸内压，气道阻塞减轻；而呼气时气道内压小于胸内压，气道阻塞加重，表现为呼气性呼吸困难。

2. 外周气道阻塞　指发生于直径小于2mm的细支气管的阻塞。多见于慢性支气管炎、支气管哮喘等疾病。直径小于2mm的细支气管无软骨支持，管壁薄，又与周围肺泡组织紧密牵连，其口径受胸内压影响很大。吸气时随着肺泡扩张，细支气管受周围弹性组织牵拉，其口径变大；呼气时胸内压大于气道内压，患者表现为呼气性呼吸困难。

在阻塞性通气不足时，由于气道阻力升高，呼吸受限，患者用力呼气量（forced expiratory volume，FEV）特别是1秒用力呼气量（FEV_1）以及用力肺活量（forced vital capacity，FVC）均降低，但FEV1降低更明显，导致FEV_1/FVC降低（正常成人FEV_1~4.0L，FVC~5.0L，FEV_1/FVC：0.8）。在限制性通气不足，肺扩张受限，FVC降低，此类患者气道阻力通常并不增加，因而FEV_1/FVC并不降低甚至升高。

（三）肺泡通气不足时的血气变化

由中枢或周围神经受损所致的呼吸肌麻痹引起的通气不足是全肺均匀一致的，肺泡气氧分压和PaO_2下降，同时$PaCO_2$增高。由局部肺病变或下呼吸道堵塞引起的通气不足时，除通气不足外，还有通气-血流分布不均和气体弥散障碍，此时PaO_2降低，而$PaCO_2$的高低取决于机体的代偿情况。

二、肺换气功能障碍

肺换气是肺泡气与肺毛细血管内血液之间的气体交换过程，是指氧和二氧化碳在气体分压差的作用下通过肺泡-毛细血管膜（简称肺泡膜）弥散的过程。弥散障碍（diffusion impairment）通常由肺泡膜增厚、肺泡膜面积减少或弥散时间缩短引起。

（一）肺泡膜厚度增加

肺泡膜由肺泡表面液层、肺泡上皮细胞、上皮基底膜、间质成分、毛细血管基底膜和内皮细胞组成，厚约 0.6μm。矽肺、弥漫性间质纤维化、间质性肺炎、胶原性疾病、间质性肺水肿以及在肺泡壁表面形成透明膜时都可使肺泡膜厚度增加。

（二）肺泡膜面积减少

正常成人约有 6 亿个肺泡，总面积约为 80m²，静息时参与换气的面积约为 35~40m²，当肺泡面积减少到正常的 1/2 以上时，静息状态下气体交换将出现障碍。而对于剧烈运动，甚至轻度的肺泡膜面积减少都会明显地影响气体交换。肺叶切除、肺实变、肺不张和肺气肿时可使肺泡弥散面积减少。

案例 13-1

　　患者张某，70岁，因咳嗽、咯血1个月，肺部CT检查诊断为肺癌，做肺叶切除术。

　　问题与思考：当切除1/2肺后，患者能否存活？

（三）弥散时间缩短

正常静息时，血液流经肺泡毛细血管的时间约为 0.7s，只需 0.25s 血液氧分压就可升至肺泡气氧分压水平。当体力负荷增加使心输出量增加和肺血流加快，血液和肺泡接触时间过于缩短的情况下，才会由于气体交换不充分而发生低氧血症。

（四）弥散障碍时血气的变化

气体通过肺泡膜的弥散速度与该气体的跨肺泡膜压及该气体在肺泡膜的溶解度成正比，CO_2 在水的溶解度是 O_2 的 20.8 倍。在相同的跨肺泡膜压下 CO_2 的弥散速度约为 O_2 的 20.3 倍。所以在发生弥散障碍时，血液中的 CO_2 能够很快地弥散入肺泡，肺泡气 - 动脉血 CO_2 分压差不升高，而只表现为 PaO_2 降低。如果存在因 PaO_2 下降引起的代偿性肺总通气量增多，$PaCO_2$ 有可能低于正常值。所以在单纯性弥散障碍时，患者较常出现低氧血症（Ⅰ）型呼吸功能不全。

三、通气 - 血流比值失调

成人在静息状态下，每分钟肺泡通气量（VA）约为 4L，每分钟肺泡毛细血管血液灌流

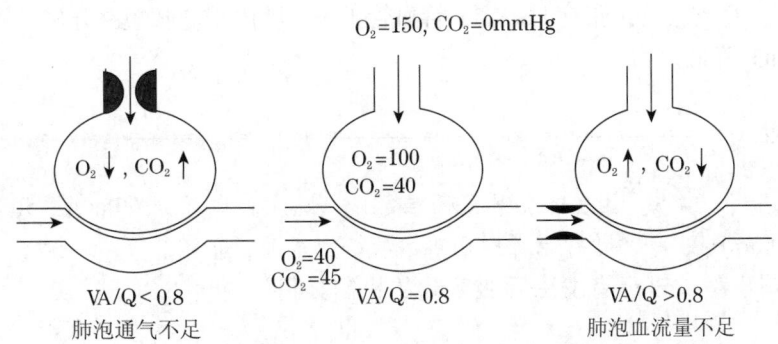

$O_2=150, CO_2=0mmHg$

图 13-1　通气 - 血流比值的失调对肺泡内 O_2 分压与 CO_2 分压的影响

量（Q）是 5L，两者的比率（VA/Q）为 0.8。通气 - 血流量比例（ventilation-perfusion ratio）的适当是保证流经肺的血液获得足够的氧和充分排出 CO_2 的必要条件，肺泡通气不足或肺泡血流量不足均可导致通气 - 血流比值的失调（图 13-1）。

（一）部分肺泡通气不足

VA/Q 比值降低是指静脉血流经通气不足的肺泡时，血中的气体不能进行充分的气体交换就掺入到动脉血，称为功能性分流（functional shunt）或静脉血掺杂（venous admixture）。支气管哮喘、慢性支气管炎、阻塞性肺气肿、肺纤维化、肺萎陷和肺水肿等疾病均可引起部分肺泡通气不足，导致 VA/Q 比值降低。

VA/Q 比值降低时，流经部分肺泡的血液不能充分氧合，血液中的 CO_2 也不能充分排出，造成这部分血液氧分压下降和二氧化碳分压增高。机体此时代偿性地使正常肺泡的通气量增多，VA/Q 比值升高，流经正常肺泡的血液氧分压增高，二氧化碳分压降低。代偿的结果可使 $PaCO_2$ 不变，过度代偿可使 $PaCO_2$ 低于正常，代偿不足可使 $PaCO_2$ 高于正常，这三种情况取决于通气不足肺泡与正常肺泡的比例以及代偿的情况（表 13-1）。但是，在以上三种情况下 PaO_2 都会有不同程度的降低。这是由于血液氧和二氧化碳解离曲线特点的不同决定的。

表 13-1　部分肺泡通气不足对 VA/Q、PaO_2 及 $PaCO_2$ 的影响

	病肺	健肺		全肺	
VA/Q	0.8	>0.8	=0.8	>0.8	<0.8
PaO_2	↓↓	↑	↓	↓	↓
$PaCO_2$	↑	↓	不变	↓	↑

在血液中的氧 98.5% 通过与血红蛋白结合，1.5% 以直接溶解的方式进行运输。因而，氧与血红蛋白的解离曲线决定了其在血液中的运输特征。氧的解离曲线呈 "S" 形，在氧分压为 100mmHg 时，血红蛋白氧合已接近饱和，正常肺泡代偿时通过增高通气量进一步提高氧分压所产生的对血红蛋白氧饱和度的影响有限；然而，在通气不足的部分肺泡当其氧分压低于 60mmHg 时，血红蛋白氧饱和度明显降低。因而，在来自正常肺泡与通气不足的部分肺泡的血液混合之后，PaO_2 仍然降低。

生理条件下一部分静脉血经支气管静脉和极少的肺内动静脉吻合支直接流入肺静脉（约等于 2%~3% 心输出量），称作解剖分流（anatomic shunt），也叫做真性分流（true shunt），对 PaO_2 影响不大。患支气管扩张症时，支气管血管扩张，肺内动静脉短路开放，使得解剖分流增加，从而 PaO_2 降低。

案例13-2

　　患者，男，34岁，因肺不张呼吸困难急诊入院。查血气分析 PaO_2：56.8mmHg，$PaCO_2$：50mmHg，手术治疗后呼吸困难改善，血气分析正常。

　　问题与思考：该患者发生呼吸衰竭的机制如何？

（二）部分肺泡的血流量不足

部分肺泡血流量减少时，VA/Q 比值增高，流经这部分肺泡的血液二氧化碳分压下降，氧分压则轻微升高。流经这部分肺泡的通气量不能被有效利用，相当于生理死腔内气量，称为死腔样通气（dead space like ventilation）。当部分肺泡血流量减少时，进入肺的血液被转移使其他肺泡血流量增多。由于这些肺泡的通气量并未相应增加，流经这里的血液氧分压下降和二氧化碳分压增高。它们在与来自血流量不足的肺泡的血液进入体动脉混合之后，$PaCO_2$ 可为正常、低于正常或高于正常。这三种情况取决于血流量不足的肺泡与正常肺泡的比例，以及代偿的情况。但是，在以上三种情况下 PaO_2 都会有不同程度的降低（表 13-2）。

表 13-2　部分肺泡的血流量不足对 VA/Q、PaO_2 及 $PaCO_2$ 的影响

	病肺	健肺		全肺	
VA/Q	>0.8	<0.8	=0.8	>0.8	<0.8
PaO_2	↑	↓↓	↓	↓	↓
$PaCO_2$	↓	↑	不变	↓	↑

肺动脉栓塞、肺动脉炎、肺血管收缩等疾病时可出现肺泡的血流量不足。严重肺气肿时很多肺泡融合成大肺泡，肺泡死腔明显增加，亦可使通气与血流比增大，导致死腔样通气。

第二节　急性呼吸窘迫综合征

急性呼吸窘迫综合征（acute respiratory distress syndrome，ARDS）是指由心源性以外的多种致病因素所导致的以肺泡 - 毛细血管膜损伤为特征的急性呼吸衰竭，由直接肺损伤与间接肺损伤引起。直接肺损伤包括严重肺炎、吸入呕吐的胃内容物、吸入有害气体或烟雾、肺挫伤等。间接肺损伤包括菌血症、休克和严重创伤等。

ARDS 的主要临床特征是吸氧难以纠正的低氧血症。ARDS 的诊断主要依据为：急性发作，胸部 X 线片显示双侧肺弥散性雾状浸润，排除心源性肺病，氧合指数 $PaO_2/FiO_2 \leqslant 200mmHg$（fractional concentration of inspired oxygen，FiO_2，吸入氧浓度）。ARDS 发病很急，对 695 例危重病的调查发现，创伤和败血症患者在 24h 内发生 ARDS 的比例分别为 29% 和 54%，在诱发 ARDS 危险因素出现后的 5 天内，90% 以上患者发生 ARDS，到 7 天时，所有患者均发生 ARDS。ARDS 有较高的死亡率（~50%），尤其是 65 岁以上老年患者。在严重急性呼吸综合征（severe acute respiratory syndrome，SARS；一种可能由冠状病毒引起的非典型肺炎），呼吸窘迫综合征是导致患者死亡的主要原因之一。

ARDS 的致病机制尚不明确。各种致病因素引起弥散性肺泡毛细血管膜损伤可致：①肺泡毛细血管膜通透性增高，大量富含蛋白质的水肿液进入肺泡内，造成肺水肿，损害肺泡与毛细血管之间的气体弥散；②肺内中性粒细胞和巨噬细胞聚集，释放炎症物质，引起支气管堵塞和痉挛，造成阻塞性通气不足；③Ⅱ型肺泡细胞的受损使表面活性物质生成减少，肺的顺应性降低，形成肺不张。以上三点均可促使功能性分流产生；④肺内炎症介质引起肺血管收缩及微血栓，可引起死腔样通气。这些因素均可导致低氧血症及高碳酸血症（图 13-2）。

对 ARDS 的肺组织进行镜检，主要发现为弥散性肺泡毛细血管膜损伤与透明膜形成。

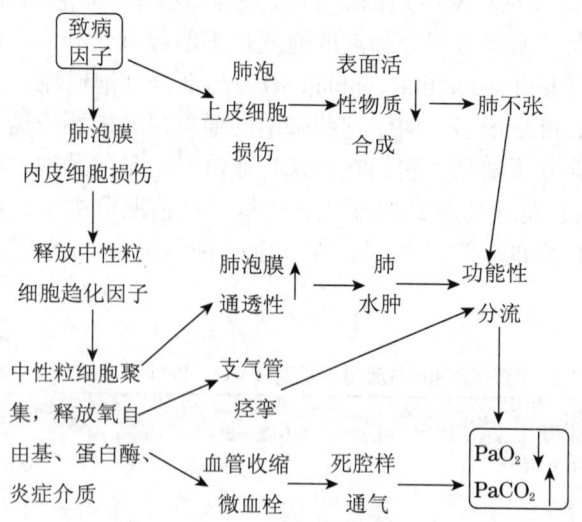

图 13-2　急性呼吸窘迫综合征的发生机制

第三节　呼吸功能不全时机体功能代谢变化的病理生理机制

体内血液和组织对二氧化碳有较大的缓冲能力，在呼吸暂停时，二氧化碳以每分钟 3~6mmHg 速度缓慢增加，要在 10~15 分钟以后才达到 90~100mmHg。血液和组织液中氧的储存有限，在无氧条件下，脑细胞只能存活约 6 分钟，心肌组织能存活约 15 分钟，骨骼肌能存活约 60~90 分钟。因而急性呼吸衰竭时低氧血症对患者的威胁很大。

一、低氧血症

（一）对呼吸中枢的作用

一定程度低氧血症刺激颈动脉体和主动脉体化学感受器，反射性引起呼吸加深加快，这一效应在正常 PaO_2 范围内作用很小，在 PaO_2 低于 60mmHg 时作用显著增强。低氧刺激外周化学感受器的效应也受 $PaCO_2$ 的影响，在 $PaCO_2$ 升高时作用增强。严重低氧血症对呼吸中枢为抑制作用。对呼吸调节来说，二氧化碳比氧更为重要。二氧化碳升高可通过刺激颈动脉体化学感受器增加潮气量与呼吸频率，在 20~80mmHg 范围内 $PaCO_2$ 与颈动脉体化学感受器兴奋性成近似正比例关系。二氧化碳亦可通过中枢化学感受器调节呼吸，其作用与外周化学感受器可能同等重要。二氧化碳对呼吸的调节在 PaO_2 降低时更为显著。氢离子亦可通过外周与中枢化学感受器调节呼吸。

（二）对心血管功能的作用

在急性低氧血症初期，由于缺氧反射性兴奋心血管运动中枢，使血压升高、心跳加快和心输出量增加。严重缺氧使血压、脉率和心输出量都降低。急性缺氧时，皮肤、内脏血管收缩，脑和冠状血管扩张，这一血液重新分布对保护生命器官是有利的。急性缺氧可使肺血管收缩。

缺氧对心脏的直接作用是抑制心脏活动。缺氧可直接损害心肌，降低心肌舒缩功能。长期持续的缺氧还可引起心肌变性、坏死及纤维化等病变。呼吸衰竭可引起肺源性心脏病（cor pulmonale）。其机制为：①缺氧引起肺小动脉收缩，肺动脉压升高，增加右心室后负荷；②慢性缺氧使肺小动脉长期处于收缩状态，可引起肺血管壁平滑肌细胞和成纤维细胞肥大和增生，使血管硬化，形成持续的肺动脉高压；③慢性缺氧所致红细胞增多，使血液黏滞度增高，可增加肺血管阻力；④心肌缺氧可抑制心肌舒缩功能，二氧化碳潴留所致的酸中毒抑制心肌收缩功能。

缺氧还可引起肾血管收缩，减少肾血流量。胃肠道缺氧时，局部血管收缩，黏膜屏障功能减弱，临床上可出现黏膜出血糜烂，甚至形成溃疡。

（三）对中枢神经系统的作用

中枢神经系统对缺氧最敏感，当 PaO_2 降至 60mmHg 时，可出现智力和视力轻度减退、记忆力下降和性格改变等。如 PaO_2 迅速降至 40~50mmHg 以下，会引起一系列神经精神症状，如头痛、定向与记忆障碍、精神错乱、嗜睡以至昏迷。当 PaO_2 低于 20mmHg 时，数分钟内即可造成神经细胞的不可逆损害。

二、高碳酸血症

血中二氧化碳浓度轻度升高可直接刺激呼吸中枢，引起呼吸加深加快。如 $PaCO_2$ 进一步升高，则刺激作用丧失而出现对呼吸的抑制作用。一般认为，当 $PaCO_2$ 超过 80mmHg 时，患者可出现头痛、头晕、烦躁不安和精神错乱等表现；当 $PaCO_2$ 达到 120mmHg 时，患者几乎不可避免地发生昏迷。因血中二氧化碳浓度过高而引起的中枢神经系统抑制称为二氧化碳麻醉。

呼吸衰竭时出现的中枢神经系统功能障碍称为肺性脑病（pulmonary encephalopathy），其发生的机制可能是：①缺氧和酸中毒使脑血管扩张、充血、颅内压增高。$PaCO_2$ 升高 10mmHg，可使脑血流量增加 50%；②缺氧和酸中毒使脑血管内皮细胞损伤，管壁通透性增高，出现脑间质水肿；③降低脑组织和脑脊液 pH：由于存在血脑屏障，正常时脑脊液 pH 较血液低（pH7.33~7.40），而 PCO_2 却较血液高 8mmHg 左右。血液中 H^+ 和 HCO_3^- 不易通过血脑屏障进入脑脊液，故脑脊液的酸碱调节需时较长。当二氧化碳潴留时，脑脊液内碳酸很快增加，脑内 pH 降低更为明显，加重了对脑细胞的损害。其机制尚未完全阐明。神经细胞内酸中毒可增加脑谷氨酸脱羧酶活性，使 γ-氨基丁酸生成增多，导致中枢抑制。酸中毒还可增强磷脂酶活性，使溶酶体酶释放，引起神经细胞和组织的损伤。

在通气障碍型呼吸功能不全患者，二氧化碳潴留的损伤作用大于缺氧的作用。二氧化碳潴留还可引起皮肤血管扩张，致使肢体皮肤温暖红润，常伴大量出汗。此外，二氧化碳分压升高还可引起肾小动脉和肺小动脉收缩。

三、酸碱平衡改变

呼吸衰竭时，酸碱平衡不仅受呼吸功能的影响，也受肾功能、代谢变化和治疗用药的影响。最常见的形式有：

（一）呼吸性酸中毒

主要见于通气障碍所致的呼吸功能不全，常见原因有药物、脑损伤或缺氧等致呼吸中枢抑制，支配呼吸肌的神经肌肉病变，胸廓或肺运动受限，肺病变（肺炎、肺水肿等）以及呼吸道阻塞。因大量二氧化碳潴留，导致原发性血浆碳酸过多。

（二）呼吸性碱中毒

某些呼吸衰竭（如急性呼吸窘迫综合征引起的呼吸衰竭）的患者，由于发生持续性通气过度，CO_2 排出过多，故在早、中期多为失代偿性呼吸性碱中毒。

（三）代谢性酸中毒或呼吸性酸中毒合并代谢性酸中毒

由于缺氧严重，无氧酵解增强，酸性代谢产物增多，因而可引起代谢性酸中毒，或呼吸性酸中毒合并代谢性酸中毒。如患者合并有肾功能不全或休克、感染等，则可因肾排酸保碱功能障碍或体内固定酸产生增多而进一步加重代谢性酸中毒。此时血清钾浓度增高更为明显。

第四节　呼吸功能不全防治的病理生理基础

一、一般原则

1. 积极治疗原发病　如炎症进行抗感染治疗，毒物或药物中毒进行解毒治疗等。

2. 防止与去除诱因　如对创伤、休克患者要避免吸入高浓度氧、避免输入久存血库的血液以及避免输液过量，以免诱发急性呼吸窘迫综合征。

3. 维持内环境稳定　注意纠正酸碱平衡紊乱与水电解质平衡紊乱，维持心、脑、肾等重要器官功能。

4. 改善肺泡通气量　保持呼吸道通畅，以保证适当的通气功能，必要时可考虑行气管切开和气管插管术。当患者通气功能不足以维持机体的需要或呼吸行将停止时，应及时实行人工呼吸或利用呼吸机以辅助通气。

二、给氧治疗、改善缺氧

呼吸功能不全时对患者生命威胁最大的因素是严重缺氧，因此纠正缺氧、提高动脉血氧分压水平是非常重要的。对只有缺氧而无二氧化碳潴留的患者，可给予高浓度的氧气（一般浓度在 50% 以下）。而对有通气障碍致使二氧化碳潴留的患者，则不应给高浓度氧。因为患者此时主要靠缺氧反射性地兴奋呼吸中枢而调节呼吸。血中浓度过高的二氧化碳已不再能兴奋呼吸中枢，反而对呼吸中枢产生抑制作用。因而，如果给高浓度氧，则缺氧对呼吸中枢的刺激停止，呼吸中枢兴奋性进一步降低，呼吸更为减弱，从而加重二氧化碳潴留甚至产生二氧化碳麻醉，使肺功能进一步受到损害。一般认为，对这类患者的给氧原则以持续低浓度低流量为宜。

案例13-3

患者，男，65岁，从20岁起吸烟，每日至少30支，15年前开始有慢性支气管炎，近6年来常有呼吸困难。入院时咳嗽，有脓痰，肺部可听到细啰音，血气分析 PaO_2：48mmHg，$PaCO_2$：80mmHg。

问题与思考：当给该患者吸入高浓度氧时，患者会出现什么现象？

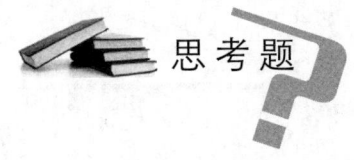

思考题

1．简述呼吸衰竭的病因和发病机制。
2．Ⅱ型呼吸衰竭的患者应如何给氧，为什么？

（刘改萍）

第十四章

黄　疸

内容提要

　　黄疸是指当胆红素的生成、运输及肝排泄功能发生障碍，血浆胆红素浓度增高，引起巩膜、皮肤、黏膜、部分组织和内脏器官及体液黄染的现象。非酯型胆红素性黄疸主要包括溶血性黄疸和新生儿生理性黄疸，可因胆红素生成增多引起，也可由肝对胆红素摄取和结合障碍所致。酯型胆红素性黄疸主要包括肝细胞性黄疸和肝外胆道梗阻性黄疸，是因肝细胞排泄胆红素障碍或肝内、肝外胆道阻塞导致酯型胆红素反流入血所引起。

学习目标

掌握：

1. 黄疸、高胆红素血症、显性黄疸及隐性黄疸的概念。
2. 溶血性黄疸、肝细胞性黄疸、肝外阻塞性黄疸的病因、发生机制及其胆红素的代谢特点。

熟悉：

1. 酯型胆红素和非酯型胆红素的区别。
2. 黄疸的分类方法。
3. 新生儿生理性黄疸的概念及核黄疸的概念和发生机制。

了解：

1. 胆红素的正常代谢过程。
2. 新生儿生理性黄疸的发生机制。

　　当胆红素的生成、运输及肝排泄功能发生障碍，血浆胆红素浓度增高，引起巩膜、皮肤、黏膜、部分组织和内脏器官及体液黄染的现象称为黄疸（jaundice 或 icterus）。胆红素与弹性蛋白有较强的亲和力，故富含弹性蛋白的巩膜和皮肤容易被黄染。正常血清胆红素浓度为 1.7~17.1μmol/L（1~10mg/L），血清胆红素浓度增高称为高胆红素血症（hyperbilirubinemia）。当血清胆红素浓度超过 34.4μmol/L（20mg/L）时，肉眼即可看出组织黄染，称为显性黄疸。当血清胆红素浓度已超过正常但尚无肉眼可见的组织黄染，称为隐性黄疸。黄疸一般是因胆红素代谢障碍所致的病理性变化，生理性黄疸主要见于新生儿。

第一节　胆红素的正常代谢

生理情况下，胆红素的生成、运输及肝细胞对其摄取、排泄处于一个动态的平衡，进而维持血液胆红素的正常水平。

一、胆红素的生成

胆红素是含铁的卟啉化合物在体内分解代谢的产物。衰老的红细胞被单核 - 巨噬细胞系统破坏后，其中的血红蛋白可脱去珠蛋白生成血红素，血红素在微粒体血红素加氧酶（heme oxygenase）催化下形成胆绿素，再由胆绿素还原酶催化还原为胆红素，此种来源约占胆红素的80%。

细胞色素、肌红蛋白、过氧化氢酶、过氧化物酶也可脱去蛋白而生成含铁的卟啉化合物，并经进一步代谢生成胆红素。上述胆红素未经肝处理即未与葡萄糖醛酸结合，故称为非酯型胆红素（unconjugated bilirubin）或非结合胆红素。非酯型胆红素呈脂溶性，易透过生物膜，对细胞有毒性，因血清胆红素定性试验呈间接阳性反应，故又称为间接胆红素（indirect bilirubin）。

二、非酯型胆红素的血液运输

正常情况下，非酯型胆红素与血浆白蛋白结合形成复合体，降低游离的非酯型胆红素的脂溶性，防止胆红素渗入组织内造成损伤。当白蛋白含量不足或由于各种原因影响白蛋白与非酯型胆红素结合时，游离的非酯型胆红素水平增高可导致组织损伤。非酯型胆红素与白蛋白结合的复合体不能透过肾小球基底膜，所以尿中不会出现非酯型胆红素。

三、肝对胆红素的处理

非酯型胆红素随血液被携带至肝血窦内进行代谢，其中包括肝细胞对胆红素摄取、结合（酯化）和排泄三个步骤（图 14-1）。

（一）摄取

非酯型胆红素随血液循环运行到肝后，脱去白蛋白经微绒毛进入肝细胞。摄入肝细胞内的胆红素与细胞内的载体蛋白相结合，并被固定在细胞内，防止其再反流入血循环。肝内载体蛋白包括胆红素载体蛋白 Y 和胆红素载体蛋白 Z。Y 蛋白与胆红素的结合能力较强，是固定胆红素的主要蛋白；Z 蛋白则在胆红素浓度过高时才与胆红素结合。

（二）结合

在肝细胞内与载体蛋白相结合的胆红素被运送到滑面内质网，在胆红素葡萄糖醛酸基转移酶（bilirubin glucuronyl transferase，BGT）催化下，胆红素与葡萄糖醛酸结合形成酯型胆红素（conjugated bilirubin）亦称为结合胆红素。酯型胆红素呈水溶性，对细胞无毒性，在血清胆红素定性试验中呈直接反应，故又称为直接胆红素（direct bilirubin）。酯型胆红素可透过肾小球基底膜，如在血中浓度超过肾阈时即可由尿排出。

非酯型胆红素和酯型胆红素的区别见表 14-1。

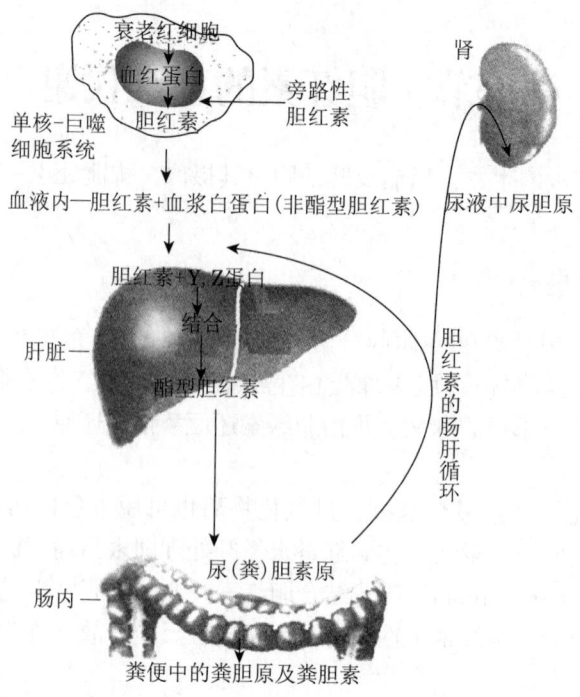

图 14-1　胆红素的正常代谢

表 14-1　非酯型胆红素与酯型胆红素特点的比较

	非酯型胆红素	酯型胆红素
胆红素定性试验	间接阳性	直接阳性
溶解性	脂溶性	水溶性
能否透过细胞膜	自由透过	不易通过
经肾随尿排出	不能	能
对细胞的毒性作用	有	无

（三）排泄

酯型胆红素一旦形成，即由肝细胞经胆小管分泌到毛细胆管成为胆汁成分，这是由一系列细胞器如内质网、高尔基复合体、溶酶体等参与的耗能过程，与胆盐的合成及分泌有密切关系，进入毛细胆管的酯型胆红素随胆汁排入肠道。

四、胆红素的肠内代谢

酯型胆红素随胆汁排入肠道后，在肠道细菌作用下还原成为无色的胆素原，如尿胆原和粪胆原。胆素原在肠道下段与空气接触后氧化为胆素，如 L- 尿胆素、D- 尿胆素和粪胆素，呈黄褐色，是粪便的主要颜色，随粪便排出体外。约有 10%~20% 的胆素原由肠道再吸收入血，经门静脉回肝，其中大部分再经肝细胞分泌，排入胆汁而再进入肠腔，形成胆红素的肠肝循环（entero-hepatic bilinogen cycle），小部分则进入血液，经体循环从肾随尿排出。

正常情况下，肝对胆红素的摄取、结合和排泄是协调持续进行的，胆红素的生成、运输和排泄保持动态平衡。因此，正常人血中胆红素含量极少，基本为非酯型胆红素，胆红素定性试验为间接反应弱阳性，直接反应阴性。尿中尿胆原含量极少，无酯型胆红素，粪便中有粪胆原和粪胆素。

第二节　黄疸的分类

根据发病学原因可将黄疸分为溶血性、肝细胞性和梗阻性三类；根据病变发生的部位可分为肝前性、肝性和肝后性三类；根据血清中增多的胆红素种类分为以非酯型胆红素为主的黄疸和以酯型胆红素为主的黄疸。因为最后一种方法有助于比较全面地从胆红素代谢障碍的各个环节去了解黄疸的病因和发病机制，因此，本章将采用该种分类方法分别论述两大类型黄疸的病因和发病机制。

第三节　黄疸的病因和发病机制

一、非酯型胆红素为主的黄疸

各种原因引起的胆红素生成过多，肝对胆红素的摄取、运载、酯化功能障碍均可导致血中非酯型胆红素增多而引起黄疸。由胆红素生成过多引起的黄疸又可称为肝前性黄疸；由后三种原因引起的黄疸又可称为肝性非酯型胆红素性黄疸。

（一）胆红素生成过多引起的黄疸

胆红素生成过多以至超过肝的处理能力时，非酯型胆红素即可在血中潴留而引起黄疸。根据发病机制，这种肝前性黄疸可分为两种类型。

1. 溶血性黄疸（hemolytic jaundice）　溶血时，非酯型胆红素在血中潴留而引起黄疸。引起溶血的常见原因有：

（1）免疫性因素：异型输血引起的红细胞破坏是溶血性黄疸的常见原因。另外还可见于新生儿溶血病、自身免疫性溶血性贫血以及某些药物如奎宁、磺胺类药物等作用于被相应药物致敏的机体。

（2）生物性因素：病毒（如病毒性肝炎）、细菌（如细菌性心内膜炎）、疟原虫（疟疾）、某些毒蛇咬伤等可致溶血。脾功能亢进时，使红细胞破坏增多，产生溶血。

（3）理化因素：高温、大面积烧伤、机械性损伤（如体外循环及人工瓣膜）等可引起溶血。某些化学物质，如砷、铅、苯肼、氯酸钾、萘等可直接引起红细胞膜破裂引起溶血。

（4）遗传因素：遗传性球形细胞增多症患者由于红细胞膜有遗传异常，对阳离子的通透性发生改变，Na^+ 内流增加，使红细胞形态发生改变，可塑性变小，易被单核 - 巨噬细胞系统所破坏。蚕豆病患者的红细胞有葡萄糖 -6- 磷酸脱氢酶的遗传性缺陷，在摄入含有类似氧化剂的蚕豆时，可以发生溶血。

溶血性黄疸时，由于胆红素的生成超过肝处理的能力，故血清中非酯型胆红素浓度增高，胆红素定性试验呈间接反应阳性。由于肝细胞对胆红素的摄取、酯化和排泄功能代偿性增强，进入肠内的酯型胆红素增多，肠内粪胆原和粪胆素增多并使粪便颜色加深。非酯型胆红素不能通过肾随尿排出，故尿中检测不到胆红素，但尿胆原可增多，尿色变深（图14-2）。

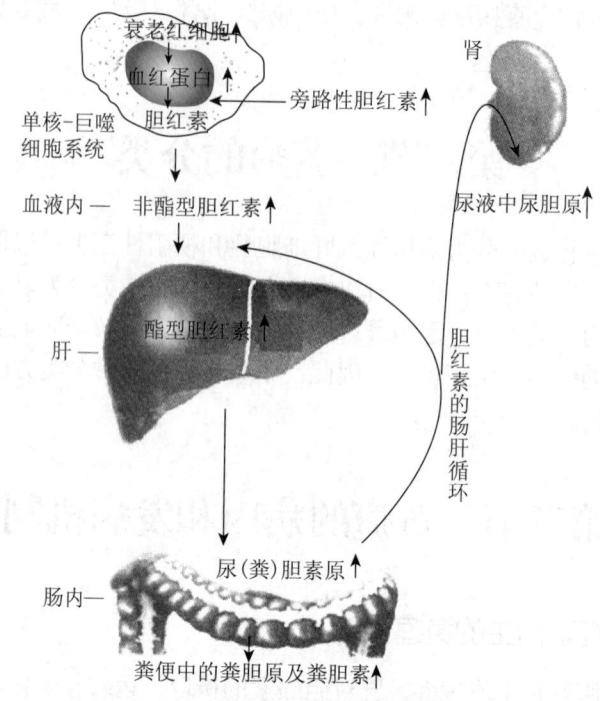

图14-2　肝前性黄疸的胆红素代谢

2. 肝前性非溶血性黄疸　主要指造血功能紊乱（如恶性贫血、地中海贫血、铅中毒等）时，较多的血红蛋白在骨髓内尚未成为成熟红细胞成分之前就发生分解，骨髓中也有较多的新生红细胞在尚未释放入血之前就发生崩解。这种"无效造血"的增强，可使旁路胆红素生成过多而导致"旁路性高胆红素血症（shunt hyperbilirubinemia）"，而引起黄疸。此型在临床上较少见，血中和尿中的代谢特点与溶血性黄疸相似。

（二）肝摄取、运载胆红素功能障碍引起的黄疸

肝细胞对血中非酯型胆红素的摄入及与载体蛋白的结合，可迅速清除血中非酯型胆红素。当肝细胞摄取、运载非酯型胆红素功能障碍时，可使血中非酯型胆红素增多。

肝对胆红素摄取和运载功能异常可见于某些遗传性疾病，如 Gilbert 综合征。此病有比较明显的家族史，可能是常染色体显性遗传病，多见于青年，常于 15~20 岁起病。血清非酯型胆红素轻度增多，通常低于 51.3μmol/L（30mg/L），常规肝功能和肝组织活检结果均正常。一般认为轻型 Gilbert 综合征的发病机制为肝摄取胆红素障碍。

知识链接

某些有机阴离子或药物（如磺溴酞、某些胆道造影剂、甲状腺素、新生霉素等）均可与胆红素竞争被肝细胞摄取或竞争与 Y 蛋白相结合，从而使肝对非酯型胆红素的摄取和运载功能抑制，导致暂时性非酯型高胆红素血症。

（三）胆红素酯化障碍引起的黄疸

非酯型胆红素在肝细胞内转变为酯型胆红素的过程需要胆红素葡萄糖醛酸转移酶（BGT）的催化。各种使 BGT 缺乏或活性不足的原因均可引起胆红素在肝细胞内的酯化障碍，从而导致血清中非酯型胆红素增高。

知识链接

Crigler-Najjar 综合征是因肝细胞内缺乏 BGT 而不能形成酯型胆红素所致，此病有两种类型。Ⅰ型病情严重，为常染色体隐性遗传病。患者 BGT 完全缺乏，血清非酯型胆红素升高明显，持续应用酶诱导剂苯巴比妥也不能减轻黄疸，患儿多在出生后2 周内发生核黄疸。Ⅱ型病情较轻，大部分为常染色体隐性遗传病。患者肝 BGT 活性降低或部分缺乏，血清非酯型胆红素轻度升高，很少发生核黄疸。给予苯巴比妥后，黄疸可减轻，这种效应可能是由于苯巴比妥在本型患者能诱导出肝细胞内 BGT 活性的原因。

（四）新生儿生理性黄疸及核黄疸

1. 新生儿生理性黄疸 是指新生儿特别是早产儿出生后数日内由于血浆非酯型胆红素轻度升高引起的一时性黄疸，约 1~2 周后逐渐消退。生理性黄疸时血清非酯型胆红素浓度一般不超过 205.2μmol/L（120mg/L），早产儿一般不超过 256.5μmol/L（150mg/L）。新生儿生理性黄疸的发生机制可能与下述因素有关：①新生儿在母体内相对缺氧，红细胞数量较多，出生后红细胞破坏较多；②新生儿肝细胞内 Y 蛋白相对不足，对胆红素的摄取、运载过程低下；③新生儿肝内 BGT 发育不成熟，肝不能充分酯化胆红素，因而发生非酯型高胆红素血症。

2. 核黄疸（nuclear jaundice 或 kernicterus） 新生儿因血清中非酯型胆红素极度升高（高于 344μmol/L 即 200mg/L），大脑基底神经核被游离的非酯型胆红素黄染并引起相应临床表现的综合征称为核黄疸。临床上出现肌肉抽搐、全身痉挛和锥体外系运动障碍等神经症状，患儿往往因此死亡，或留有紧张性肢体瘫痪、智力减退等后遗症。

知识链接

当血浆中呈游离状态的非酯型胆红素增多时，对组织细胞有较强的毒性作用。非酯型胆红素为脂溶性，与神经组织亲和力极大。一般认为游离的非酯型胆红素不能通过成人的血脑屏障，而新生儿由于血脑屏障不成熟，通透性较高，因而血浆中游离的非酯型胆红素得以穿过屏障而进入脑组织。

非酯型胆红素毒性作用的机制至今尚不明确。有观点认为非酯型胆红素能抑制脑细胞呼吸，使氧化磷酸化脱耦联，导致细胞损害和功能异常。近来有人发现，脂溶性的非酯型胆红素可与脑细胞的脂质膜形成磷脂复合物，从而改变质膜的组成和功能。细胞质膜的一些重要酶类如 Na^+-K^+-ATP 酶、线粒体电子传递链的有关酶类都可能发生改变，从而使细胞膜电位和能量代谢发生变化，神经递质的生成也发生障碍。

二、酯型胆红素为主的黄疸

酯型胆红素在血浆中增多的主要机制是酯型胆红素的排泄减少而反流入血。在酯型胆红素性黄疸中比较重要且临床较常见的是肝细胞性黄疸和肝外梗阻性黄疸。

（一）肝排泄障碍引起的黄疸

1. 肝细胞性黄疸（hepatocellular jaundice）　肝细胞性黄疸是指因肝细胞受损而发生的黄疸。引起肝细胞损伤和坏死的常见原因为病毒感染、毒物和药物的作用。

由于胆红素的排泄是许多肝细胞器参与的耗能过程，因此肝细胞受损时该环节最容易发生障碍。此时血清中增加的主要是酯型胆红素。其机制可能是：①由于肝细胞排泄功能障碍，酯型胆红素在肝细胞内滞留并反流入血；②相邻肝细胞坏死引起毛细胆管破裂，胆汁成分从破裂处反流入血；③毛细胆管通透性增高，胆汁成分可经肝细胞进入血液；④毛细胆管被肿大的肝细胞压迫，或细胆管被炎性细胞阻塞，都可促使胆汁成分反流入血。

肝细胞性黄疸也可出现血中非酯型胆红素增高，这是因为：①酯型胆红素的排泄障碍可反馈性抑制 BGT 活性和肝对非酯型胆红素的摄取，导致非酯型胆红素在血中积聚；②肝细胞受损时，溶酶体释出的 β - 葡萄糖苷酸酶能将酯型胆红素水解为非酯型胆红素和葡萄糖醛酸，非酯型胆红素可反流入血。

知识链接

肝细胞性黄疸时，血中以酯型胆红素升高为主，但亦可伴有非酯型胆红素升高，故血清胆红素定性试验呈双相阳性反应。排入肠道的酯型胆红素减少，粪胆素原减少，故粪便颜色变浅；酯型胆红素可经肾排出，尿胆红素阳性，故尿的颜色加深。

由于肝排泄酯型胆红素减少，因此进入肠道的胆红素减少，肠道内尿胆原、尿胆素的形成也因而减少，故粪色可能稍淡。由肠道重吸收的尿胆原亦较少，但因肝细胞功能障碍，故摄取并重新向肠道内排泄尿胆原的能力减弱，因而血中尿胆原浓度升高并经肾排出，此时尿液中尿胆原含量增多。

2. 肝内胆汁淤滞性黄疸　肝内胆汁淤滞是指肝细胞内、毛细胆管直至肝内较大胆管内发生的胆汁淤滞。其发生机制可能与下列因素有关：①胆汁酸的代谢异常：胆汁酸的分泌是胆汁排泄的原动力，当胆汁酸分泌障碍时，包括胆红素在内的胆汁其他成分也不能被排出而发生胆汁淤滞；②毛细胆管膜 Na^+-K^+-ATP 酶活性抑制：毛细胆管膜上的 Na^+-K^+-ATP 酶可使 Na^+ 主动转入毛细胆管，并伴有水的转移而促进胆汁的输送，因此，抑制 Na^+-K^+-ATP 酶活性可影响胆汁输送；③毛细胆管微丝的改变：微丝通过产生节律性收缩和舒张，推动胆汁流入较大的胆管。某些毒素可引起微丝功能障碍、毛细胆管侧的质膜通透性增高并引起肝内胆汁淤滞（图 14-3）。

（二）肝外胆道梗阻性黄疸

肝外胆道梗阻是指肝外或肝门部大胆管因各种原因所致的机械性梗阻。肝外胆道梗阻的原因很多，常见的有异物阻塞（如胆管内结石）、炎症（如化脓性胆管炎）、胆管狭窄（由于手术或外伤所致）以及肿瘤压迫胆管（如胰腺癌等）。

两侧肝胆管或胆总管因各种原因引起完全或不完全阻塞后，整个胆道系统内压就会因胆汁淤积而显著增高，致使胆红素经淋巴管反流入血。

完全梗阻性黄疸时，血清酯型胆红素显著增多，故血清胆红素定性试验呈直接阳性反应，尿胆红素阳性，尿的颜色加深。由于胆汁完全不能进入肠道，大便呈陶土色，由于肠内很少或没有尿胆原和尿胆素，故尿中尿胆原缺乏或很少。梗阻性黄疸持续一定时间后，血清中非酯型胆红素亦可增多，其原因可能是：①肝细胞功能受损，不能充分摄取、运载和结合非酯型胆红素；②酯型胆红素经组织中 β-葡萄糖苷酸酶水解而形成非酯型胆红素（图14-4）。

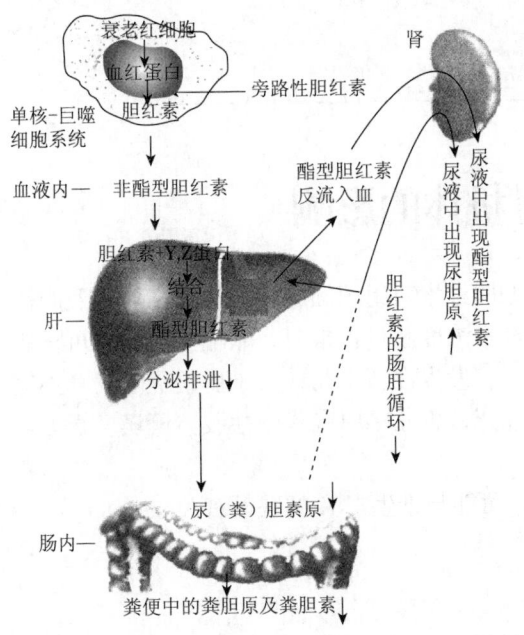

图 14-3　肝细胞性黄疸的胆红素代谢

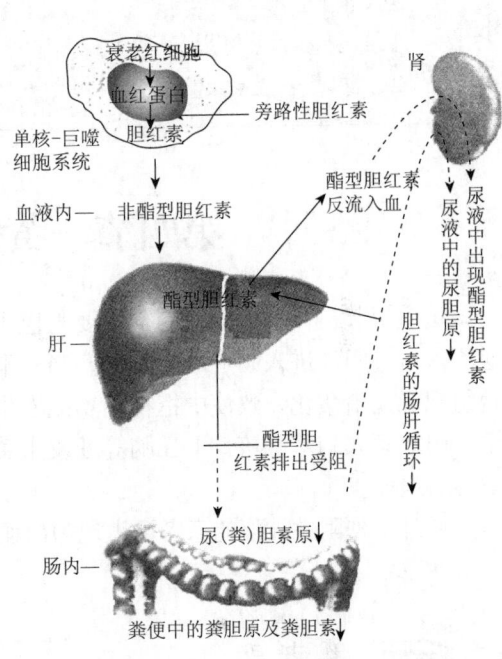

图 14-4　梗阻性黄疸的胆红素代谢

由各种原因引起的黄疸，其胆红素代谢的特点不同，了解这些变化的特点有助于区分黄疸的病因（表14-2）。

表 14-2　溶血性黄疸、肝细胞性黄疸及梗阻性黄疸的鉴别

	溶血性黄疸	肝细胞性黄疸	梗阻性黄疸
血浆总胆红素浓度	多在 50mg/L 以内	10~700mg/L	不完全梗阻 100~150mg/L
未结合胆红素	明显增加	增加	增加
结合胆红素	正常	增加	明显增加
尿胆红素定性	阴性	阳性	强阳性
尿中胆素原	增多	不定，或升高	减少或消失
粪中胆素原	增多	减少	减少或消失

案例 14-1

患者，男，34岁，司机。患银屑病16年。近日口服中药丸剂进行治疗，每次2粒，每日3次。服药至20天时出现恶心、呕吐、腹部隐痛，曾就诊于当地医院，疑为"胃肠炎"，经治疗无好转。患者服药至40天，上述症状加重，尿色加深，皮肤黄染逐渐加重。在当地职业病防治所化验尿铅增高，遂于次日收住院治疗。根据病史、临床表现和实验室检查等临床资料，诊断为：亚急性中度铅中毒、溶血性黄疸、银屑病。经驱铅、对症治疗，各项检查指标正常出院。

问题与思考：

1. 铅中毒为何引起溶血性黄疸？
2. 该患者胆红素代谢的特点是什么？

第四节　黄疸对机体的影响

黄疸引起机体功能代谢变化主要与血中非酯型胆红素对组织细胞的直接毒性作用及胆汁逆流入血、胆汁进入肠道减少有关。当非酯型胆红素浓度超过正常时，非酯型胆红素可抑制脑组织氧化磷酸化，致使中枢神经功能发生障碍。若发生在新生儿，由于血脑屏障发育不完全，引起其大脑基底核、下丘脑等处发生黄染、坏死，患儿多留有紧张性肢体瘫痪、智力低下等后遗症。

此外，梗阻性黄疸的患者可表现为出血倾向，可能与维生素K的缺乏有关。

思考题

1. 简述溶血性黄疸的发生机制。
2. 试述肝细胞性黄疸时胆红素代谢的特点。

（王秀丽）

第十五章

肝功能不全

内容提要

　　各种致肝损伤因素使肝细胞发生损害，使其代谢、合成、分泌、排泄、生物转化与免疫等多种功能发生严重障碍，机体出现黄疸、出血、腹水、继发性感染、肾功能障碍及肝性脑病等临床表现的综合征称为肝功能不全。其中肝性脑病和肝肾综合征是肝功能不全的严重并发症，也是最常见的死亡原因。

　　肝性脑病是继发于严重肝疾患的神经精神综合征，其发病的主要机制包括：①氨中毒学说；②假性神经递质学说；③氨基酸失衡学说；④γ-氨基丁酸学说等。慢性肝功能不全发生肝性脑病常有明显的诱发因素，主要有：①消化道出血和高蛋白饮食；②电解质和酸碱平衡紊乱；③感染；④镇痛、镇静、麻醉药使用不当；⑤肾衰竭等。

　　肝肾综合征是指肝硬化患者在失代偿期所发生的功能性肾衰竭及重症肝炎所伴随的急性肾小管坏死；其主要发生机制是由于肝病时各种因素所致的有效循环血量不足和肾血管持续收缩等。

学习目标

掌握：

1. 肝功能不全、肝功能衰竭、肝性脑病、假性神经递质的概念。
2. 肝性脑病的发病机制中氨中毒、假性神经递质及血浆氨基酸失衡学说的概念及发生机制。
3. 肝性脑病的常见诱因。

熟悉：

1. γ-氨基丁酸学说和高血氨-氨基酸失衡综合学说。
2. 肝功能不全的主要代谢和功能障碍。
3. 防治肝性脑病的病理生理基础。
4. 肝肾综合征的概念。

了解：

1. 肝功能不全的主要病因。
2. 肝肾综合征的发生机制。

第一节　概述

肝是由肝实质细胞即肝细胞和非实质细胞组成。肝非实质细胞包括肝巨噬细胞（枯否细胞），肝星形细胞，肝相关淋巴细胞和肝窦内皮细胞。各种致肝损伤因素使肝细胞发生损害，使其代谢、合成、分泌、排泄、生物转化与免疫等多种功能发生严重障碍，机体出现黄疸、出血、腹水、继发性感染、肾功能障碍和肝性脑病等临床表现的综合征称为肝功能不全（hepatic insufficiency）。肝功能衰竭（hepatic failure）一般是指肝功能不全的晚期阶段，主要临床表现为肝性脑病与肝肾综合征（功能性肾衰竭）。

肝功能不全按其病情经过可分为急性和慢性两种类型。急性肝功能不全（acute hepatic insufficiency）起病急促、病情凶险，又称暴发性肝功能衰竭，最常见于重症病毒性肝炎、药物性肝炎（利血平、扑热息痛、氟烷等）、中毒性肝炎（毒蕈、四氯化碳）、妊娠期急性脂肪肝等，其发病原因主要是由于严重而广泛的肝细胞变性（主要为脂肪变性）或坏死。临床表现常有明显的出血及伴有肾衰竭。慢性肝功能不全病情大多进展缓慢，病程较长，往往在某些诱因（如感染、上消化道出血、电解质和酸碱平衡紊乱等）作用下病情突然加剧，进而发生昏迷。慢性肝功能不全多见于各种原因引起的肝硬化和部分肝癌的晚期，其发病学基础为肝细胞广泛坏死和弥漫性结缔组织增生。

第二节　肝功能不全的病因和主要代谢、功能变化

一、肝功能不全的病因

（一）生物因素

肝炎病毒感染是肝功能不全的最常见病因。现已确定的肝炎病毒有甲、乙、丙、丁、戊、己和庚型七种类型，其中乙型肝炎病毒对肝的损害最大。另外，细菌、阿米巴滋养体、肝吸虫、血吸虫等也可造成肝损伤。

（二）理化因素

许多药物如异烟肼、氟烷、四环素、中枢神经类药、麻醉剂等可对肝造成严重损害，引起肝实质细胞坏死或脂肪变性等。某些工业毒物如四氯化碳、三氯乙烯、磷、氯仿等对肝也会产生严重损伤作用。酒精及其代谢产物均能导致肝损伤，尤其是乙醛对肝细胞具有很强的毒性作用，可引起脂肪肝，促进肝纤维化的形成进而发展成肝硬化。

（三）遗传因素

主要见于遗传性酶缺陷所致的物质代谢紊乱，如肝豆状核变性、原发性血色病等。由遗传性因素所致的肝功能障碍较为少见。

（四）免疫因素

机体的免疫状态对肝病的发生发展起着极其重要的作用，可通过肝细胞分泌多种炎症细胞因子和激活 T 淋巴细胞等方式损害肝细胞。

二、肝功能不全时机体的代谢和功能变化

（一）物质代谢障碍

1. **糖代谢障碍**　肝糖原是血糖的主要来源，其合成与分解受到胰高血糖素和胰岛素的调节。肝功能严重障碍可导致低血糖，其机制是：①大量肝细胞坏死致使肝糖原储备锐减；②受损肝细胞内质网葡萄糖 -6- 磷酸酶遭到破坏，致使残存的肝糖原转变为葡萄糖的过程障碍；③肝细胞对胰岛素的灭活降低，血中胰岛素含量增加，引起低血糖。另外，因糖原合成障碍，患者饱餐后可出现持续较长时间的血糖升高，即糖耐量降低。

2. **脂类代谢障碍**　肝在脂类的消化、吸收、分解、合成以及运输等代谢过程中均起重要作用。肝内脂肪酸的分解是在线粒体内进行的，通过 β 氧化最后将脂肪酸氧化为乙酰辅酶 A，并产生大量能量。此外，肝还合成三酰甘油和脂蛋白，参与磷脂和胆固醇的代谢。当肝功能严重受损时，肝内脂肪氧化降低或脂肪转运发生障碍，中性脂肪在肝细胞内堆积引起脂肪肝。此外，肝细胞大量受损时，血浆胆固醇酯化减少，转化为胆汁酸的能力降低，造成血浆胆固醇浓度升高。

3. **蛋白质代谢障碍**　肝是人体合成和分解蛋白质的主要器官，也是血浆蛋白质的重要来源（包括血浆白蛋白、凝血因子、运载蛋白、多种酶类等）。严重急性肝功能损害或慢性肝疾患时，由于有效肝细胞总数减少和肝细胞代谢障碍，白蛋白合成明显减少，出现低白蛋白血症，使血浆胶体渗透压下降，导致水肿。

4. **维生素代谢障碍**　肝功能障碍时，维生素 K 吸收减少引起体内维生素 K 缺乏，导致凝血因子生成不足，引起出血。肝功能障碍也可导致维生素 A 储存减少，引起暗适应能力降低，严重者出现夜盲症。

5. **电解质代谢紊乱**

（1）肝性水肿：严重肝功能不全的患者常伴有液体在体内异常积聚称之为肝性水肿。其发生机制可能与下列因素有关：①肝硬化时，假小叶形成，压迫门静脉分支，门静脉压升高，组织液回收减少，向腹腔内漏出增多；②严重肝功能障碍，造成低蛋白血症，血浆胶体渗透压降低，使组织液生成增加；③肝功能障碍时，肝对醛固酮的灭活能力减弱，加之肝硬化伴有大量腹水形成，可致有效循环血量减少，从而激活肾素 - 血管紧张素 - 醛固酮系统，引起醛固酮分泌增多。肝病时有效循环血量减少而引起抗利尿激素（ADH）分泌增多，导致肾小管对钠水重吸收增加，促进水肿的形成。

（2）低钾血症：肝功能障碍时，醛固酮增多可使肾排钾增多，出现低钾血症。低钾血症和由此引起的代谢性碱中毒在诱发肝性脑病中具有一定作用。

（3）低钠血症：①有效循环血量减少促进抗利尿激素分泌及肝对 ADH 的灭活能力减弱，使肾小管对水的重吸收增加；②长期限盐饮食，钠摄入不足以及长期应用利尿剂，大量放腹水等导致钠丢失过多，均可造成低钠血症。

知识链接

　　低钠血症使细胞外液渗透压过低，水分进入细胞内形成细胞水肿。脑细胞发生水肿时，中枢神经系统功能将发生障碍，低钠血症往往是病情危重的表现。

（二）分泌和排泄功能障碍

肝的分泌功能主要表现为肝细胞对胆汁酸的分泌，其排泄功能主要表现为肝对胆红素、药物和（或）毒物的排泄。当肝功能受损时，比较常见的症状是因肝对胆红素的摄取、结合和排泄障碍而出现黄疸（详见"黄疸"章）。

（三）凝血功能障碍

生理状态下血液中的凝血和抗凝血系统保持动态平衡。肝在这一动态平衡中起着重要的调节作用，这是因为：①肝合成几乎所有的凝血因子（除凝血因子Ⅲ和Ⅳ即 Ca^{2+} 外）；②肝可清除多种被激活的凝血因子和纤溶酶原激活物；③合成纤溶酶原和抗纤溶酶。因此，肝功能障碍时，常伴有凝血功能的紊乱，易发生出血倾向或出血。

（四）免疫功能障碍

肝巨噬细胞是肝抵御细菌、病毒感染的主要屏障，能吞噬血液中的异物、细菌、内毒素及其他颗粒物质。严重肝病时往往出现肠源性内毒素血症。其原因主要是：①严重肝病、肝硬化时，由于大量侧支循环的建立，使来自肠道的内毒素绕过肝，未接触枯否细胞，直接进入体循环；②肝巨噬细胞功能受损，使内毒素难以被枯否细胞吞噬清除，而进入体循环；③严重肝病时，结肠壁水肿，使漏入腹腔的内毒素增多；④严重肝病时肠黏膜屏障功能受损，使肠道内毒素吸收增多。

（五）生物转化功能障碍

对于体内产生的多种活性物质（如激素等）、代谢终末产物，特别是来自肠道的毒性分解产物（如氨、胺类、酚类等）以及由外界进入体内的各种异物（如药物、毒物等），肝或将它们通过胆道排出体外，或先经过生物转化作用（氧化、还原、水解、结合等反应）将其转变为水溶性物质再从肾排出体外。肝在这种生物转化中居核心地位。

1．药物代谢障碍　肝疾患时，可因肝细胞功能受损，而导致生物转化功能障碍，或由于肝硬化后出现门 - 体分流，使经肠吸收入门静脉的药物或毒物绕过肝细胞的代谢，引起药物在血中的半衰期明显延长，增加了药物的毒性作用，尤其是使用镇静、催眠类药物时极易发生药物中毒。

2．解毒功能障碍　严重肝病时体内代谢产生和肠道吸收的蛋白质代谢终末产物（如氨、胺类、酚类等），因肝的解毒功能降低，致使毒物在体内蓄积而引起中枢神经系统的功能障碍，以致发生肝性脑病。

3．激素灭活功能减弱　肝细胞在激素灭活中有重要作用。肝既是许多激素作用的靶器官，也是激素降解、排泄、转化和储存的主要场所。激素降解涉及一系列特异酶，其中许多酶是由肝合成的。因此，肝功能障碍时可使胰岛素、雌激素、皮质醇、醛固酮和抗利尿激素等灭活减少。

知识链接

灭活胰岛素减少是造成低血糖和糖耐量降低的重要原因；对醛固酮和抗利尿激素灭活减少，促进钠水潴留，在腹水的形成及加重上起重要作用；雌激素灭活减弱，可产生女性患者月经失调、男性患者女性化等变化。因雌激素过多引起小动脉扩张，患者可出现蜘蛛痣、肝掌等临床表现。

第三节　肝性脑病

一、肝性脑病的概念、分期与分类

肝性脑病（hepatic encephalopathy）是继发于严重肝疾患的神经精神综合征。早期表现为性格、行为改变，晚期常出现肝昏迷（hepatic coma），过去习惯于把肝性脑病称为肝昏迷，这并不准确。因为肝性脑病患者在出现昏迷前常常表现出一系列神经精神症状，并未发生昏迷，故用肝性脑病更为确切。肝性脑病从轻微的精神异常到昏迷可人为地分为四期（表 15-1），肝昏迷是肝性脑病的最后阶段，是肝功能衰竭的终末表现。

表 15-1　肝性脑病的分期

分期	临床表现
一期（前驱期）	有轻微的性格和行为异常，反应迟钝，注意力不易集中，睡眠节律改变
二期（昏迷前期）	精神错乱、睡眠障碍、行为失常、肌张力增强及明显的扑翼样震颤
三期（昏睡期）	严重精神错乱、昏睡可唤醒、可引出扑翼样震颤
四期（昏迷期）	意识丧失，不能唤醒、不能引出扑翼样震颤

常见的肝性脑病分类有两种，一种是根据发病原因、毒性物质进入机体的途径，将其分为内源性和外源性肝性脑病。内源性肝性脑病常见于暴发性病毒性肝炎、伴有肝细胞广泛变性、坏死的中毒或药物型肝炎和急性脂肪肝等。如无适当治疗多数患者数小时或数天后死亡。外源性肝性脑病常见于门脉性肝硬化或晚期血吸虫病肝硬化等，患者大都因为门脉高压而存在侧支循环，以致由肠道吸收入门脉系统的毒性物质因分流而绕过肝，未经解毒直接进入体循环而引起肝性脑病，故该型脑病又称为门 - 体型肝性脑病（portal systemic encephalopathy）。两者区别见表 15-2。另一种是根据肝性脑病的临床表现和发展过程的急缓程度分为急性和慢性肝性脑病。急性肝性脑病多见于暴发性肝功能衰竭，此型相当于内源性肝性脑病。慢性肝性脑病多见于肝硬化患者，此型相当于外源性肝性脑病。

表 15-2　内源性和外源性肝性脑病的区别

	内源性肝性脑病	外源性肝性脑病
常见病因	暴发性病毒性肝炎、伴有肝细胞广泛变性	门脉性肝硬化或门体静脉分流
病程	短、多为急性发作	长、反复发作
诱因	常无明显诱因	多有明显诱因
预后	差	稍好，易复发

二、肝性脑病的发病机制

肝性脑病的发生机制较为复杂，目前普遍认为，肝性脑病患者脑组织并无明显的特异性病理形态学的变化，有时可见脑含水量增加，脑细胞及血管周围星形细胞突起肿胀及脑水肿，但这些均被看作是继发性改变。肝性脑病的发生与严重肝疾病时的物质代谢障碍和肝的解毒功能障碍有关，即由于物质代谢障碍和毒性物质侵入中枢神经系统导致脑组织的代谢和功能障碍所致。迄今为止，有关肝性脑病发病机制的学说主要有：氨中毒学说、假性神经递质学说、血浆氨基酸失衡学说和 γ-氨基丁酸学说等，均能从一定角度解释肝性脑病的发生发展过程。

（一）氨中毒学说

很早以前人们就发现严重肝疾病患者摄入高蛋白饮食可诱发脑病，而限制蛋白质的摄入，病情可好转；动物实验也证实，注入氯化铵可引起与人类肝性脑病相类似的症状。临床统计表明，80% 的肝性脑病患者血液和脑脊液中氨的浓度可升高（＞正常 2~3 倍）。上述事实表明，肝性脑病的发生与血氨升高有明显关系。

正常人血氨浓度一般不超过 59μmol/L，这是因为血氨的生成和清除之间保持着动态平衡。通过鸟氨酸循环使氨在肝中合成尿素是维持此平衡的关键。肝功能严重受损时，由于氨的清除不足和生成增多而使血氨增高。增高的血氨通过血脑屏障进入脑组织，干扰了脑细胞的功能和代谢，从而引起脑病。

1. 血氨升高的原因　主要包括氨的生成增多和（或）氨的清除不足。近年来的研究认为，血氨水平升高主要是由于肝清除氨的功能发生障碍。

（1）氨清除不足：氨在体内被清除的主要途径是在肝内经鸟氨酸循环合成尿素，再由肾排出体外。鸟氨酸循环需多种酶参与，并且每生成一分子的尿素能清除两分子的氨，同时消耗三分子 ATP。肝功能严重障碍时，由于能量代谢障碍导致 ATP 供给不足，肝内各种酶系统严重受损，加之底物缺乏，使鸟氨酸循环障碍，尿素合成减少，血氨水平增高。氨清除不足是肝性脑病患者血氨升高的主要原因。此外，尿素合成酶的遗传性缺陷也可导致高血氨症。

（2）氨生成增多：血氨主要来源于肠道产氨，小部分来自肾、肌肉及脑。在肠腔内，食物蛋白质经消化变成的氨基酸以及由血液弥散入结肠的尿素，可分别在肠道细菌释放的氨基酸氧化酶和尿素酶作用下水解生成氨而被吸收入血。正常人每天肠道内产生的氨约为 4g，经门静脉入肝，通过鸟氨酸循环生成尿素而被解毒。

肝功能严重障碍时产氨增多的机制：①门静脉血流受阻（如肝硬化时），致使肠黏膜淤血、水肿，肠蠕动减慢以及胆汁分泌减少等，使食物的消化、吸收和排空都发生障碍，导致肠道细菌大量繁殖，氨的生成明显增多；②肝硬化晚期合并肾功能障碍而发生氮质血症，尿素排出减少，使弥散至肠道的尿素增加，经肠道内细菌尿素酶作用，产氨增加；③肝功能衰竭患者常合并上消化道出血，血液蛋白质在肠道内细菌作用下可产生大量的氨；④肾可产生少量的氨，当尿 pH 较低时，管腔中的 NH_3 和 H^+ 结合生成的 NH_4^+ 随尿液排出体外，肝功能障碍患者由于过度通气常伴有呼吸性碱中毒或者应用碳酸酐酶抑制剂利尿时，使尿液的 pH偏高，肾小管上皮分泌的 H^+ 减少，管腔内的 NH_3 和 H^+ 结合生成的 NH_4^+ 减少，氨弥散入血增加；⑤肌肉产氨增多。病理状态下肌肉组织中腺苷酸分解是重要的产氨方式。当肌肉收缩加剧时，这种分解代谢增强，产氨增多。肝性脑病患者在前驱期出现躁动和抽搐，使肌肉活动增强，因而产氨增多。

知识链接

　　肝功能严重障碍的患者需灌肠时，应选弱酸性灌肠液。因为肠道 pH 较低时，肠道的 NH_3 与 H^+ 结合成不被吸收的 NH_4^+，并随粪便排出体外。反之，当肠道内 pH 升高时，氨的吸收增多，从而促进血氨水平增高。因此，临床使用肠道不易吸收的乳果糖等，使其在肠腔内被细菌分解产生乳酸、醋酸，降低肠腔 pH，减少氨的吸收，从而达到降低血氨的作用。

　　2. 血氨升高引起肝性脑病的机制　氨进入脑内与下列因素有关：① NH_3 增多：氨在血中主要以铵（NH_4^+）形式存在，NH_4^+ 不易通过血脑屏障。当血 pH 增高时，NH_4^+ 与 H^+ 解离，生成的脂溶性 NH_3 增多，并通过血脑屏障进入脑内；②血脑屏障的通透性增高：某些细胞因子（如 TNF-α）可使其通透性增高，进入脑内的氨增多，从而对脑产生如下作用：

　　（1）干扰脑组织的能量代谢：脑需能量较多，其能量来源主要依靠葡萄糖的有氧氧化，而脑内糖原储存极少，主要依赖血糖供给能量。氨干扰脑组织的能量代谢主要是通过影响葡萄糖的有氧氧化，使 ATP 的产生减少而消耗增多，导致脑细胞代谢和功能所需的能量严重不足，不能维持中枢神经系统的兴奋活动而昏迷。

　　进入脑内的氨首先与 α-酮戊二酸结合，生成谷氨酸，同时使还原辅酶 I（NADH）变成 NAD^+，从而消耗了 NADH。进而氨又与谷氨酸结合，生成谷氨酰胺，这一过程消耗了大量 ATP。大量的氨进入脑内可导致如下后果：①消耗大量 α-酮戊二酸，α-酮戊二酸是三羧酸循环的重要中间产物，且很难通过血脑屏障，因此脑组织不能从血中获得 α-酮戊二酸的补充，故引起三羧酸循环受阻导致脑部 ATP 产生减少；②消耗大量 NADH，妨碍了呼吸链中的电子传递过程，以致 ATP 生成减少；③大量的氨在与谷氨酸结合生成谷氨酰胺的过程中，消耗了大量的 ATP；④高浓度的氨可抑制丙酮酸脱羧酶系的活性，阻碍丙酮酸氧化脱羧过程，使乙酰辅酶 A 生成减少，从而影响三羧酸循环的正常进行，同时也使乙酰胆碱生成减少（图 15-1）。

　　（2）使脑内神经递质发生改变：脑内氨增多干扰了神经递质间的相互平衡，使脑内兴奋性递质（谷氨酸、乙酰胆碱）减少，抑制性递质（谷氨酰胺、γ-氨基丁酸）增多，因而造成中枢神经系统的功能紊乱。其可能机制：①谷氨酸减少，谷氨酰胺增加：当脑组织中氨浓度升高时，氨与谷氨酸结合生成谷氨酰胺，谷氨酸被消耗，使中枢兴奋性递质谷氨酸减少，而中枢抑制性递质谷氨酰胺增多；②乙酰胆碱减少：乙酰胆碱为中枢兴奋性递质，高浓度的氨抑制丙酮酸氧化脱羧过程，导致脑组织内乙酰辅酶 A 的生成减少，乙酰胆碱的合成也随之减少，引起中枢神经系统抑制；③ γ-氨基丁酸增加：γ-氨基丁酸是中枢抑制性递质，由谷氨酸脱羧形成。氨中毒时，氨可抑制 γ-氨基丁酸转氨酶活性，使 γ-氨基丁酸无法形成琥珀酸最终进入三羧酸循环。而脑组织 γ-氨基丁酸蓄积可引起中枢神经系统抑制（图 15-1）。

　　（3）氨对神经细胞膜的抑制作用：氨增多可干扰神经细胞膜钠泵活性，影响膜的离子转运，使膜电位变化和兴奋性异常。此外，氨在细胞膜钠泵中可与钾竞争进入细胞内，造成细胞内钾缺乏，因而影响到 Na^+、K^+ 在神经细胞膜内外的分布，并影响到正常静息电位和动作电位的产生，使神经的兴奋和传导过程受到干扰。

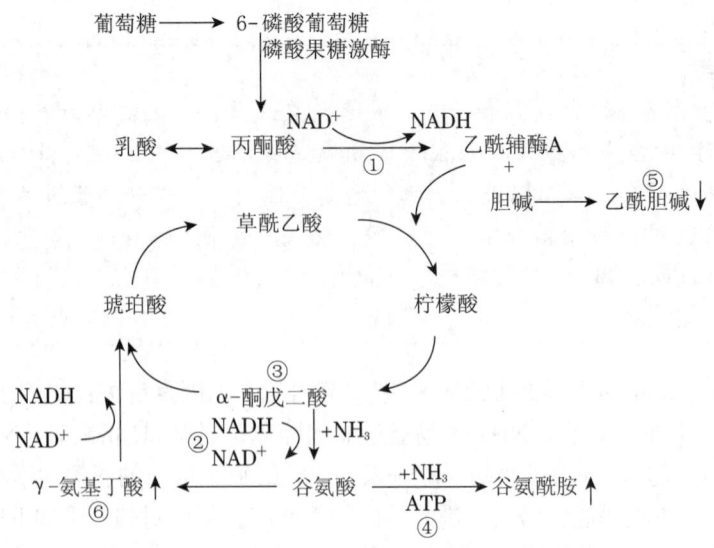

图 15-1　氨对脑毒性作用的机制

①丙酮酸氧化脱羧障碍；②NADH 减少，呼吸链递氢过程受抑；③α- 酮戊二酸减少；④谷氨酰胺合成时消耗 ATP，谷氨酰胺增多；⑤乙酰胆碱合成减少；⑥γ- 氨基丁酸蓄积

肝性脑病的发生虽与血氨升高有密切关系，但临床仍有 20% 的肝性脑病患者血氨保持在正常水平；部分肝硬化患者血氨浓度虽然很高，却并未发生肝性脑病；部分肝性脑病患者经降低血氨治疗后，脑病症状并未减轻或好转，这些现象均说明氨中毒并非是引起肝性脑病的唯一机制。

（二）假性神经递质学说

1. 脑干网状结构与清醒状态的维持　脑干网状结构位于中枢神经系统的中轴位置，它是中枢神经系统的一个具有广泛调节和整合作用的组织，对于维持大脑皮质的兴奋性和觉醒具有特殊的作用。上行激动系统在网状结构中多次更换神经元经过许多突触，而作为神经突触间传递信息的神经递质具有十分重要的作用。脑干网状结构中正常的神经递质是多巴胺和去甲肾上腺素等。肝功能衰竭时，网状结构中的正常神经递质可被假性神经递质取代，致使神经冲动的传递发生障碍，大脑皮质从兴奋转入抑制状态。这种在结构上与正常神经递质相似，却不能完成正常神经递质功能的一类物质称为假性神经递质（false neurotransmitter）。

2. 假性神经递质的形成与肝性脑病的发生　食物中蛋白质在消化道中经水解产生氨基酸，其中芳香族氨基酸（苯丙氨酸和酪氨酸）在肠道细菌脱羧酶的作用下生成苯乙胺和酪胺。正常时，此类生物胺被吸收后经门静脉入肝，在肝的单胺氧化酶作用下，被氧化分解而解毒。当肝功能障碍时，特别是在肝硬化伴有门脉高压时，由于胃肠道淤血、消化功能降低，肠内蛋白质腐败分解过程增强，使苯乙胺和酪胺产生增多；另一方面，由于肝解毒功能低下或由于门 - 体分流的形成而使大量生物胺绕过肝直接进入体循环，也可使血中苯乙胺和酪胺的水平升高。

血中苯乙胺和酪胺的水平升高，可使苯乙胺和酪胺进入脑内增多，在脑干网状结构神经细胞内非特异性 β- 羟化酶作用下，羟化形成苯乙醇胺和羟苯乙醇胺（图 15-2）。这两种物质的化学结构与正常神经递质去甲肾上腺素和多巴胺极为相似（图 15-3），当其增多时，可取代去甲肾上腺素和多巴胺被肾上腺素能神经元所摄取、贮存和释放，但其生理效应却远较去甲肾上腺素和多巴胺弱。

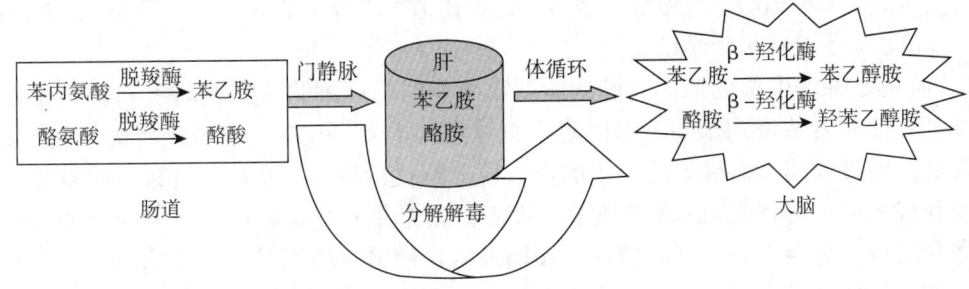

图 15-2 假性神经递质的形成过程

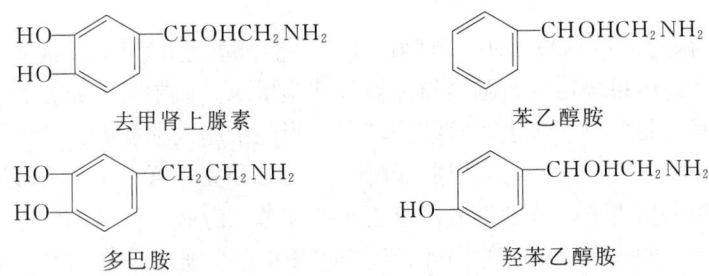

图 15-3 正常神经递质与假性神经递质的结构

当脑干网状结构中假性神经递质增多时，可竞争性地取代正常神经递质而被肾上腺素能神经元摄取，并储存在突触小体的囊泡中，当发生神经冲动时再释放出来。由于假性神经递质的生理效能远不及正常神经递质，从而导致神经传导功能障碍。当中脑网状结构的去甲肾上腺素能神经元内去甲肾上腺素被假性神经递质取代时，上行投射纤维维持皮质觉醒的功能减弱，机体出现意识障碍甚至昏迷；当锥体外系的中脑黑质的多巴胺能神经元摄取、储存并释放假性神经递质增多后，患者由于机体的协调运动障碍，出现扑翼样震颤。

知识链接

临床应用左旋多巴可以改善肝性脑病的病情，这是因为正常神经递质（去甲肾上腺素、多巴胺）无法通过血脑屏障，但其前体左旋多巴可进入脑内，并可在脑内转变成多巴胺和去甲肾上腺素，使正常神经递质增多，从而竞争并取代假性神经递质，使神经传导功能恢复，促进患者的苏醒。

（三）血浆氨基酸失衡学说

研究证实，在肝性昏迷发生前或发生中，脑内假性神经递质和（或）抑制性神经递质增多。这种增多与血浆氨基酸间的比值改变有关，其中主要是支链氨基酸的减少和芳香族氨基酸的增多，以致二者的比值失衡。生理情况下，血浆支链氨基酸/芳香族氨基酸的比值约为3~3.5。当肝功能受损时，支链氨基酸（亮氨酸、异亮氨酸、缬氨酸）明显减少，而芳香族氨基酸（酪氨酸、苯丙氨酸、色氨酸）增多，二者比值可下降至0.6~1.2。因其与肝性脑病关系密切，提出血浆氨基酸失衡学说。

1. 血浆氨基酸失衡的原因　肝功能严重障碍时，肝细胞灭活胰岛素和胰高血糖素的功能降低，使两者浓度均增高，但以胰高血糖素的增多更显著，血中胰岛素/胰高血糖素比值降低。增多的胰高血糖素使组织的蛋白质分解代谢增强，致使大量芳香族氨基酸由肝和肌肉释放入血。芳香族氨基酸主要在肝降解，肝功能严重障碍时，一方面使芳香族氨基酸的降解减少；另一方面，肝的糖异生作用障碍，使芳香族氨基酸转为糖减少，这些均可使血中芳香族氨基酸含量增高。血中支链氨基酸减少的机制主要与血胰岛素增多有关。支链氨基酸的代谢主要在骨骼肌进行，胰岛素可促进肌肉组织摄取和利用支链氨基酸。肝功能严重障碍，血中胰岛素水平增高，支链氨基酸进入肌肉组织增多，因而使其血中含量减少。

2. 氨基酸失衡与肝性脑病　在生理情况下，芳香族氨基酸与支链氨基酸同属电中性氨基酸，借同一载体转运系统通过血脑屏障并被脑细胞摄取。血中芳香族氨基酸的增多和支链氨基酸的减少，使芳香族氨基酸进入脑细胞增多。当脑细胞内酪氨酸、苯丙氨酸和色氨酸增多时，可通过抑制酪氨酸羟化酶与多巴脱羧酶使多巴胺和去甲肾上腺素合成减少。同时，在芳香族氨基酸脱羧酶作用下，分别生成羟苯乙醇胺和苯乙醇胺，使脑内假性神经递质明显增多。脑内色氨酸增多的机制除前述原因外，还与严重肝病时血浆白蛋白减少有关，与白蛋白结合的色氨酸不能通过血脑屏障，而游离的色氨酸可进入脑内。在脑内，增多的色氨酸在色氨酸羟化酶作用下，生成5-羟色胺（图15-4）。5-羟色胺是抑制性神经递质，同时也可作为一种假性神经递质而被肾上腺素能神经元摄取、储存和释放。另外，5-羟色胺也可抑制酪氨酸转变为多巴胺。

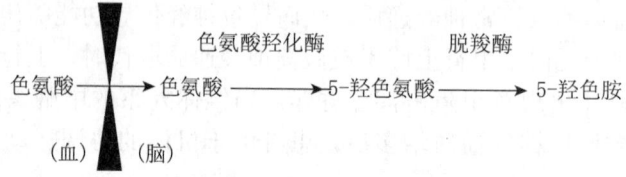

图15-4　色氨酸的代谢途径

由此可见，血中氨基酸的失平衡使脑内产生大量假性神经递质，并使正常神经递质的产生受到抑制，最终导致昏迷。氨基酸失衡学说的提出，实际上是对假性神经递质学说的补充和发展。也有学者认为氨基酸失衡可能是肝损害的结果，而不是引起肝性脑病的原因，补充支链氨基酸只能改善症状而不能提高患者的生存率。因此，该学说尚有待进一步深入研究。

（四）γ-氨基丁酸学说

γ-氨基丁酸（GABA）被认为是哺乳动物最主要的抑制性神经递质。脑内γ-氨基丁酸储存于突触前神经元的胞质囊泡内，在细胞内γ-氨基丁酸是无生物活性的。当突触前神经元兴奋时，γ-氨基丁酸从囊泡中释放，通过突触间隙与突触后神经元胞膜上的γ-氨基丁酸受体结合，使细胞膜对Cl^-通透性增高。由于胞外的Cl^-浓度比胞内高，因而Cl^-由细胞外进入细胞内，产生超极化，从而发挥突触后的抑制作用。1980 年 Schafer 等首先在家兔实验性肝昏迷中发现外周血 γ- 氨基丁酸水平明显升高。临床研究也证明，急性肝功能衰竭患者血清 γ- 氨基丁酸水平比正常人高 10 倍，且发现肝性昏迷的动物脑神经元突触后膜上的 γ- 氨基丁酸受体数量也增加。

神经细胞内 γ- 氨基丁酸主要是由谷氨酸脱羧产生的，血中 γ- 氨基丁酸主要由肠道细菌作用于肠内容物而产生，正常肝在清除来自门脉血中的 γ- 氨基丁酸具有重要作用。当肝功能严重障碍时，由于 γ- 氨基丁酸分解减少或通过侧支循环绕过肝，使其在血中含量增加，特别是伴有上消化道出血时，由于血液蛋白质是细菌生成 γ- 氨基丁酸的良好底物，来自肠道的 γ- 氨基丁酸更多，因而使血中 γ- 氨基丁酸浓度明显增多。正常时血中 γ- 氨基丁酸并不能通过血脑屏障而进入脑内，但严重肝病可引起血脑屏障通透性增高，γ- 氨基丁酸可进入脑内并结合于神经元突触后膜上的 γ- 氨基丁酸受体，二者相互作用增强了细胞外氯离子内流，神经元呈超极化状态，导致中枢神经系统功能抑制，产生肝性脑病。

γ- 氨基丁酸学说是从大脑抑制性递质 γ- 氨基丁酸和其相应受体相互作用的角度来探讨肝性脑病的发病机制，而不仅限于神经活性物质及其代谢物质的含量，因而此学说逐渐受到人们的关注。但此学说是在动物实验的基础上提出的，临床资料报道甚少，故有待于进一步验证。

（五）高血氨 - 氨基酸失衡综合学说

由于上述学说并不能圆满解释肝性脑病的全部现象，故一些学者转向研究各学说间的相互影响，以此探索并阐明肝性脑病的发生机制。Jones 等研究了氨对脑组织氨基酸代谢的影响，提出了高血氨 - 氨基酸失衡综合学说，使目前对肝性脑病发生机制的认识有了进一步的提高。该学说认为高血氨的可能作用如下：

1. 高血氨可刺激胰高血糖素的分泌，从而导致来自氨基酸的糖异生与产氨的进一步增高。此时，胰岛素分泌随之增多，增高的胰岛素促进肌肉和脂肪组织对支链氨基酸的摄取和分解，导致血浆支链氨基酸水平下降；由于胰高血糖素增强分解代谢的作用使得血浆芳香族氨基酸水平增高，从而使血浆氨基酸失衡（支链氨基酸/芳香族氨基酸比值下降）。

2. 高血氨在脑内与谷氨酸结合形成谷氨酰胺，后者使中性氨基酸通过血脑屏障入脑增多或从脑内流出减少。根据这一假设，血浆氨基酸失衡所导致的肝性脑病不但依赖于血浆氨基酸之比值，而且与氨密切相关，氨则通过谷氨酰胺起作用，从而修正了假性神经递质学说和血浆氨基酸失衡学说。血浆氨基酸失衡和谷氨酰胺自脑外逸均可促进脑对芳香族氨基酸的摄取，其结果是假性神经递质生成增多，而正常神经递质合成受阻，从而引发肝性脑病。

3. 高血氨不仅对脑细胞代谢和功能具有直接的毒性作用，它还可使氨基酸代谢紊乱更加严重，如氨进入脑内的量增多，可促进脑内谷氨酰胺形成增多，造成神经毒性作用。

4. 高血氨可抑制 γ- 氨基丁酸转氨酶活性，这使得 γ- 氨基丁酸不易形成琥珀酸半醛进而变成琥珀酸进入三羧酸循环。由于脑组织内 γ- 氨基丁酸大量蓄积导致中枢神经系统抑制加深。

　　临床给肝功能衰竭患者注射支链氨基酸溶液，将有助于控制高血氨的毒性作用。这是因为支链氨基酸的分解可形成谷氨酸，后者与氨结合，而使血氨降低。由此学说可看出，高血氨与血浆氨基酸失衡以及假性神经递质的形成是相互依赖、互为因果，共同促进昏迷的发生。在治疗过程中，不仅要纠正高血氨，更要强调氨基酸失衡的防治才能奏效。

　　此外，研究发现许多神经毒质可能在肝性脑病的发病过程中发挥作用，如硫醇、脂肪酸、酚等物质。因此，对不同类型的肝性脑病要做具体分析，研究其发生发展规律，制定出相应的治疗措施，这是治疗肝性脑病的关键。

三、肝性脑病的诱发因素

　　慢性肝性脑病患者在发生肝性昏迷时，往往与某些诱发因素（诱因）有关，熟悉这些诱因对于慢性肝病特别是失代偿性肝硬化患者尤为重要。现将常见的诱因及其诱发肝性脑病的机制简述如下：

（一）上消化道出血和高蛋白质饮食

　　消化道出血是肝硬化患者发生肝性脑病最常见的诱因，肝硬化患者食管下端静脉曲张，当食入粗糙食物或腹压升高时，易导致静脉破裂，使大量血液进入消化道，血中的蛋白质经肠道细菌作用生成大量氨。

　　出血还可造成低血容量，一方面损害肝、脑和肾功能，直接诱发肝性脑病；另一方面由于肾功能不全，使尿素排出减少，通过尿素的肠肝循环，使产氨增多而诱发脑病。出血还可以导致休克和缺氧，使组织分解增强，氨产生增多。高蛋白质饮食后食物中的蛋白质经肠道细菌的分解，产生了大量氨和有毒物质，从而诱发肝性脑病。

（二）电解质和酸碱平衡紊乱

　　严重肝病患者由于对醛固酮的灭活功能减弱，易发生低钾血症，低钾血症易发生低钾性碱中毒；肝硬化腹水或肝肾综合征患者，常需利尿治疗，若利尿剂使用不当，可使钾排出过多，从而引起低钾性碱中毒。严重肝病患者由于血氨增高，可刺激呼吸中枢，使呼吸加深加快，CO_2呼出过多引起呼吸性碱中毒。这些原因造成pH升高，有利于氨通过血脑屏障，而诱发肝性脑病。

（三）感染

　　感染可造成缺氧和体温升高，全身各组织分解代谢增强，氨的产生增多。感染可通过激活细胞因子网络，使 TNF-α、IL-6 等增多，TNF-α、IL-6 等一方面可直接损伤肝，更重要的是可增加血脑屏障的通透性，使大量毒物进入中枢，引起肝性脑病。感染还可使脑组织的能量消耗增加，使脑对氨与其他毒性物质的敏感性增强。感染还可因过度通气引起呼吸性碱中毒。

（四）镇静剂及麻醉药使用不当

由于肝是代谢和清除这些药物的器官，长期使用这些药物的肝病患者，往往在体内已有不同程度的药物蓄积，在大量应用上述药物时易导致大脑功能的抑制而诱发肝性脑病。另外，在毒物作用下，脑对中枢神经抑制药物的敏感性增强也是诱发肝性脑病的机制之一。

（五）肾衰竭

肾衰竭时，从肾排出尿素减少，引起血氨增高。同时也因体内其他代谢产物和毒性物质的排出障碍，使血液中毒性物质增多而诱发肝性脑病。

另外，凡能增加氨和其他毒性物质来源、增加血脑屏障通透性和增加脑对毒性物质敏感性等因素，均可成为诱发肝性脑病的因素。

四、肝性脑病防治的病理生理基础

（一）消除诱因

1. 防止上消化道大出血　避免食入粗糙质硬的食物。

2. 控制蛋白质的摄入　每天蛋白质的摄入量应控制在 40g 以下，以减少氮负荷。以糖为主供给热量，可输注葡萄糖以保证每日提供 5000~6700kJ（千焦，能量单位）和充足的维生素，并可减少组织蛋白质的分解。

3. 合理应用利尿剂和抽放腹水，预防和纠正碱中毒。

4. 防止便秘，以减少肠道有毒物质进入体内。

5. 慎用镇静剂和麻醉剂　由于患者血脑屏障通透性增强、脑敏感性增高，在应用上述药物时，即使使用较低量也易引起药物蓄积和毒性而诱发肝性脑病。

（二）降低血氨

1. 口服乳果糖等使肠道 pH 降低，减少肠道产氨和增加氨的排出。

2. 应用谷氨酸钠或精氨酸降低血氨。

3. 纠正水、电解质和酸碱平衡紊乱，尤其要注意纠正低钾血症和代谢性碱中毒。

4. 口服抗生素，采用不易被肠道吸收的抗生素来抑制肠道细菌，减少氨的产生。

（三）其他治疗措施

1. 口服或注射以支链氨基酸为主的氨基酸混合液，纠正氨基酸失衡。

2. 应用左旋多巴，使其进入脑内形成多巴胺，以取代假性神经递质，促进患者清醒。

3. 综合治疗　采取保护脑细胞功能、维持呼吸道通畅、防止脑水肿等措施。

总之，由于肝性脑病的发病机制复杂，而且其发病机制是多因素综合作用的结果，应结

案例15-1

患者男性，60岁。10年前因上腹部不适、疼痛及食欲不振而住院治疗。住院检查肝大、肋下2.5cm，肝功能正常，经服用"保肝药物"和对症治疗后好转出院。出院后常有腹胀，上腹部钝痛，病情时轻时重。

4年前上述症状加重，出现皮肤、巩膜黄染，进食后上腹部不适感加剧，腹胀明显，并伴有恶心、呕吐，便稀，症状反复持续至今。

近半年来，患者进行性消瘦，四肢乏力，面色憔悴，皮肤、巩膜黄染加深，尿少，下肢水肿，活动不便，鼻和齿龈时有出血，常有便血。1天前因吃牛肉出现恶心、呕吐、神志恍惚、烦躁不安而急诊入院。

患者自年轻时喜欢饮酒，长年不断。既往无疟疾史，亦无血吸虫病史。

体格检查：体温36.5℃，脉搏90次/分，呼吸26次/分，血压130/90mmHg。发育正常，营养差，消瘦，神志恍惚，烦躁不安，皮肤、巩膜黄染，腹壁静脉曲张，面部及前胸有多个蜘蛛痣，腹部膨隆，肝肋下2.5cm，质较硬，边缘钝。脾肋下3cm，腹水征阳性。心肺未发现异常，双下肢凹陷性水肿（++），食管吞钡X线显示食管下段静脉曲张。

实验室检查：血红蛋白：120g/L，白细胞：$4.5×10^9$/L，中性粒细胞：76%，淋巴细胞：24%。血清胆红素：27μmol/L（正常3.5~17.2μmol/L），丙氨酸氨基转移酶（ALT）：128U/L（正常10~40U/L），天门冬氨酸氨基转移酶（AST）：132U/L（正常10~40U/L），单胺氧化酶：62单位，血氨：89μmol/L，血浆总蛋白：52g/L，白蛋白：27g/L，球蛋白：25g/L。

入院后，静脉输入谷氨酸钠、葡萄糖、维生素和肌苷等，限制蛋白质摄入，口服大量抗生素，并用酸性溶液灌肠。经积极抢救后，患者神志逐渐清楚，病情好转，准备出院。次日，患者大便时突觉头晕、虚汗、乏力，站立困难而昏倒，被发现时患者面色苍白，血压90/40mmHg，第二天清晨，患者再次出现神志恍惚，烦躁不安，尖叫。检查时双手出现扑翼样震颤，大便呈柏油样。继而发生昏迷，血压100/60mmHg，瞳孔中度散大，对光反射减弱，皮肤、巩膜深度黄染，血清胆红素：58μmol/L，血氨：106.7μmol/L。经各种降氨治疗后，血氨降至61.82μmol/L，但上述症状无明显改善，患者仍处于昏迷状态。后改用左旋多巴静脉滴注，经过一周治疗，症状逐渐减轻，神志渐渐恢复。又经过月余的综合治疗，临床症状基本消失，出院疗养。

问题与思考：

1. 该患者肝功能不全的主要原因是什么？其机体的功能和代谢有哪些变化？

2. 该患者是否发生了肝性脑病？其两次发生肝性脑病的诱因有何不同？分析肝性脑病的发生机制。

3. 为什么给患者输入谷氨酸钠、葡萄糖、维生素和肌苷等药物，其意义是什么？

4. 为什么用酸性溶液灌肠？

5. 为什么改用左旋多巴治疗后病情好转？

合患者的具体情况，采取综合性治疗措施才能获得满意的疗效。

第四节　肝肾综合征

一、肝肾综合征的概念

肝肾综合征是指肝硬化患者在失代偿期所发生的功能性肾衰竭（又称肝性功能性肾衰竭）及暴发性肝炎时伴发的急性肾小管坏死（肝性器质性肾衰竭）。临床表现为出血倾向、低蛋白血症、少尿或无尿、氮质血症、代谢性酸中毒、钠水潴留及高钾血症等。肝肾综合征是肝功能不全的严重并发症，其死亡率较高。

按照肾受损程度可将肝肾综合征分为肝性功能性肾衰竭和肝性器质性肾衰竭两种。多数肝肾综合征患者表现为前者，肾一般未出现器质性损伤，肝病病情得到改善，肾恢复血液灌注后，肾功能即可恢复。如果病情持续发展，造成肾小管缺血坏死，则可引起肾功能不可逆性损伤，发生器质性肾衰竭，其发生机制可能与肠源性内毒素血症有关。

二、肝肾综合征的发病机制

肝肾综合征的发生机制较复杂，目前尚不完全清楚。但多数研究证明肝肾综合征主要是由于肾血管收缩、肾血流量减少、肾小球滤过率降低所致的功能性肾衰竭。肾一般无器质性损害，如果肝病得到改善，肾功能也可得到恢复。引起肾血管收缩、肾血流量减少的可能因素有：

（一）交感-肾上腺髓质系统兴奋

肝硬化患者一方面由于大量腹水形成或放腹水、胃肠道出血、大量利尿等造成低血容量；另一方面由于门静脉高压使大量血液淤积在门静脉所属的内脏血管内，二者均可导致有效循环血量减少，因而使交感-肾上腺髓质系统兴奋，儿茶酚胺增多，使肾血管收缩，肾血流量减少，肾小球滤过率降低，引起肾衰竭。

（二）肾素-血管紧张素-醛固酮系统活动增强

肾血流量减少，激活肾素-血管紧张素-醛固酮系统，使醛固酮增加，再加上肝功能障碍时对醛固酮的灭活功能减弱，使肾对钠水的重吸收增加。

（三）激肽释放酶-激肽系统异常

严重肝硬化患者血浆中激肽释放酶和缓激肽减少，而肾素与血管紧张素Ⅱ活性增强。造成扩血管物质的减少和缩血管物质的增多，导致肾血管的强烈收缩，而发生功能性肾衰竭。

（四）前列腺素合成不足

现已证明，肝硬化腹水患者在不伴肾衰竭时，肾素-血管紧张素系统和交感神经活动虽然增强，但因肾产生前列腺素增多，肾血液灌注仍可维持。而严重肝病伴有功能性肾衰竭时，由于肾合成前列腺素减少，其扩血管和解聚血小板的功能随之减弱，而血栓素 A_2（thromboxane A_2，TXA_2）水平明显增高，使肾血管收缩，加重肾缺血。

（五）内皮素产生增多

肝功能严重障碍者内皮素的产生明显增多，其具有强烈的缩血管作用，使肾血流量减少，降低肾小球滤过率和减少尿钠、水的排泄。

（六）内毒素血症

内毒素血症在功能性肾衰竭的发病中具有重要作用。肝硬化伴有内毒素血症患者大多出现功能性肾衰竭，肝硬化不伴有内毒素血症患者则肾功能大多正常。目前认为，内毒素一方面可通过直接作用，引起肾血管阻力增大、肾血流量减少而导致功能性肾衰竭；另一方面也可通过产生细胞因子等而发挥作用。

综上所述，肝功能不全时引起肾血管收缩、肾血流量减少的因素可归纳为两大类。一类是肝功能严重障碍时循环中有毒物质（内毒素）不能清除；另一类是由门静脉高压引起，如腹水、门静脉淤血所致的有效循环血量减少。两者主要是通过交感 - 肾上腺髓质系统的兴奋性增强、肾素 - 血管紧张素系统活动增强和其他血管活性物质发挥综合作用，使肾血管收缩。由于肾血管持续收缩导致肾内血液重新分布，肾皮质缺血与肾小球滤过率下降，进而发展为功能性肾衰竭。

 思考题

1. 简述肝性脑病的发生机制。
2. 引起血氨升高的原因有哪些?
3. 预防肝性脑病的措施有哪些?

（王 麟）

第十六章

肾功能不全

内容提要

　　肾具有多种生理功能，如排泄、调节和内分泌等。当各种原因引起肾功能严重障碍时，会引起代谢产物、药物和毒物在体内蓄积，水、电解质和酸碱平衡紊乱，以及内分泌功能障碍，导致一系列症状和体征的临床综合征，称为肾功能不全。根据病因和发病的急缓，肾功能不全可分为急性和慢性两类，其原因不同，发病机制及临床表现等方面也有所不同。无论急性或慢性肾功能不全，到晚期均出现明显的全身中毒症状，即尿毒症。

学习目标

掌握：

1. 急性肾功能不全、慢性肾脏病、慢性肾衰竭及尿毒症的概念。
2. 引起急、慢性肾损伤的主要原因。
3. 肾性急性肾功能不全的发病机制。
4. 少尿型急性肾功能不全少尿期的临床表现及机制。
5. 慢性肾衰竭发病机制中的健存肾单位学说和矫枉失衡学说。

熟悉：

1. 急性肾功能不全的分类。
2. 急性、慢性肾损伤时多尿的发病机制。
3. 慢性肾脏病的临床表现及机制。
4. 非少尿型急性肾功能不全的特点。
5. 功能性和器质性急性肾功能不全少尿期尿液变化的特点。

了解：

1. 慢性肾衰竭发病机制中的肾小球过度滤过学说和肾小管-间质损伤学说。
2. 尿毒症常见的几种毒素及对机体的影响。
3. 防治急、慢性肾衰竭及尿毒症的病理生理基础。

　　肾具有多种生理功能：①排泄功能：通过肾泌尿功能，排出体内各种代谢终产物、药物及毒物等；②调节功能：调节水、电解质和酸碱平衡以及维持血压；③内分泌功能：能分泌多种生物活性物质如肾素、促红细胞生成素、前列腺素、1,25-$(OH)_2$-D_3等。胃泌素、胰岛素和甲状旁腺素则经肾灭活，在维持机体内环境的稳定中发挥重要作用。当各种原因引起肾排泄、调节及内分泌功能障碍，导致各种代谢产物、毒物在体内蓄积，引起水、电解质和酸碱平衡紊乱，并伴有肾内分泌功能障碍的临床综合征，称为肾功能不全（renal insufficiency）。

根据病因与发病速度，肾功能不全分为急性和慢性两种类型。相对而言，急性肾功能不全预后更为严重，但其大多数是可逆的。无论是急性还是慢性肾功能不全发展到晚期阶段，均以尿毒症告终。肾功能不全是一个病情由轻到重、从代偿到失代偿的全过程，而肾衰竭则是这个全过程的晚期阶段，两者没有本质上的区别。

第一节　急性肾功能不全

急性肾功能不全（acute renal insufficiency，ARI）是指多种原因在短期内引起双侧肾泌尿功能急剧障碍，以致机体内环境出现严重紊乱的病理过程。临床表现主要有水中毒、高钾血症、代谢性酸中毒和氮质血症。

急性肾功能不全是临床常见的重症之一，由于病因繁多，且受经济条件、生活环境以及医疗条件的影响，不同国家、地区，不同年龄段的人群发病率差异较大。急性肾功能不全若延误治疗，死亡率可高达49%~71%。如能早期诊断，及时抢救，肾功能可完全恢复。患者的预后与原发病、年龄、诊治早晚、是否合并多脏器功能衰竭等因素有关。

一、急性肾功能不全的病因与分类

引起急性肾功能不全的病因很多，根据发病环节，将其分为肾前性、肾性和肾后性三大类。

（一）肾前性急性肾功能不全

由肾灌流量急剧下降引起的急性肾功能不全，肾无器质性病变，如肾灌流量能及时恢复，肾功能也随即恢复正常，所以又称功能性急性肾功能不全。凡是能引起有效循环血量减少以及肾血管收缩的因素都会导致肾灌流量下降，肾小球滤过率降低而出现肾前性急性肾功能不全，同时有效循环血量减少还可引起醛固酮和ADH分泌增多，使肾小管对钠、水重吸收增多，导致少尿。常见于各种类型的休克、严重脱水、急性心力衰竭等。若肾灌流量不能及时恢复，持续时间过长可发展为肾性急性肾功能不全。

（二）肾性急性肾功能不全

由肾实质病变引起的急性肾功能不全，又称器质性急性肾功能不全。急性肾小管坏死（acute tubular necrosis，ATN）是临床上引起肾性急性肾功能不全的最常见、最重要原因。引起急性肾小管坏死的因素主要有：

1. 持续肾缺血和再灌注损伤　急性持续性肾缺血是急性肾小管坏死最常见的原因，部分是由于肾前性因素的持续作用和发展，造成较长时间肾缺血、缺氧而引起急性肾小管坏死。此外，休克复苏后的再灌注损伤也是导致急性肾小管坏死的主要原因之一。

2. 肾中毒　导致肾中毒的毒性物质很多，包括外源性和内源性肾毒物。外源性肾毒物如抗生素（磺胺类、氨基糖苷类、四环素、两性霉素、一代和二代头孢菌素）、碘造影剂、重金属（汞、砷、铋、铅等）、有机溶剂（四氯化碳、四氯乙烯、乙二醇、甲醇等）和生物毒素（蛇毒、蕈毒、生鱼胆等）。内源性肾毒物如异型输血或疟疾等引起的溶血、挤压综合征等严重创伤引起的横纹肌溶解症，过度运动、中暑等引起的非创伤性横纹肌溶解症，从红细胞和肌肉分别释出的血红蛋白和肌红蛋白，经肾排泄时，可阻塞肾小管管腔，损伤肾小管。

3．体液因素异常　严重低钾血症、高钙血症和高胆红素血症等，也可导致肾实质损伤。

此外，肾小球、肾间质、肾血管病变如急性肾小球肾炎、狼疮性肾炎、肾盂肾炎等均可引起肾实质损伤，导致肾性急性肾功能不全。

（三）肾后性急性肾功能不全

由各种原因导致肾以下尿路（从肾盂到尿道口）阻塞引起的急性肾功能不全，称为肾后性急性肾功能不全。常见于双侧尿路结石、盆腔肿瘤压迫、前列腺肥大和前列腺癌等。由于梗阻后梗阻上方的压力增高，引起肾小球囊内压增高，导致肾小球有效滤过压下降，肾小球滤过率降低。肾后性急性肾功能不全早期由于无肾实质损害，如能及时解除梗阻，肾泌尿功能可很快恢复。

二、急性肾功能不全的发病机制

急性肾功能不全的发病机制十分复杂，不同病因引起的急性肾功能不全，其发生机制有所不同，但中心环节均为肾小球滤过率下降。肾前性和肾后性因素引起肾小球滤过率下降的机制较简单，如前所述；而肾性因素引起肾小球滤过率下降的机制比较复杂，涉及多个方面。本节主要围绕急性肾小管坏死引起的急性肾功能不全，并主要针对少尿型的发病机制进行阐述。

（一）肾血管及血流动力学改变

现已证实，急性肾功能不全早期存在肾血流量减少和肾内血流分布异常的现象，肾血管造影可见肾血管床持续收缩，肾血流量明显减少，尤其是肾皮质外层的血流量减少最为明显。目前认为，肾血管及血流动力学的改变是急性肾功能不全早期肾小球滤过率降低及少尿的主要发病机制。

1．肾灌注压降低　动脉血压在 80~160mmHg 范围时，肾通过自身调节能力使肾血流和肾小球滤过率维持相对恒定。当全身血压低于 80mmHg 时，肾失去自身调节能力，肾血流量明显减少，同时伴有肾毛细血管的收缩，使肾小球滤过率下降。

2．肾血管收缩　肾血管收缩的机制主要与体内神经体液等因素有关。

（1）肾素 - 血管紧张素系统激活：肾组织内有完整的肾素 - 血管紧张素系统。当有效循环血量减少时，肾灌注压降低，入球小动脉管壁张力下降，刺激球旁细胞分泌肾素；有效循环血量减少引起交感神经兴奋，肾上腺素和去甲肾上腺素增多，也可刺激球旁细胞分泌肾素；肾缺血或肾中毒时，近曲小管及髓袢升支粗段受损，使这些部位对 Na^+ 和 Cl^- 的主动重吸收能力减弱，到达远曲小管管液中的 Na^+ 浓度升高，可通过管 - 球反馈作用刺激肾素分泌。肾素增多，促使肾内血管紧张素 II 增加，肾血管收缩，从而导致肾小球滤过率降低。

（2）交感 - 肾上腺髓质系统兴奋：肾缺血或肾毒物引起急性肾功能不全时，因有效循环血量减少，交感 - 肾上腺髓质系统兴奋，血液中儿茶酚胺急剧增加。分布在肾皮质外 1/3 的皮质肾单位，其入球小动脉对儿茶酚胺的敏感性高，因而急性肾功能不全时以肾皮质外层血流量减少最为明显。

（3）前列腺素生成减少：肾内前列腺素特别是前列环素（PGI_2）在肾皮质合成，有显著扩张血管的作用，并有利钠和对抗 ADH 在集合管对水的重吸收作用，从而起到利尿的作用。

急性肾功能不全时血中及肾组织内 PGI_2 明显减少，使肾血管收缩。此外，肾缺血时肾皮质合成血栓素增加，亦促使肾血管收缩。

3. 肾毛细胞血管内皮细胞肿胀　肾缺血、肾中毒时，由于细胞能量代谢障碍，导致细胞水肿。肾毛细胞血管内皮细胞肿胀，管径变小，也可引起肾小球滤过率降低。

4. 肾血管内凝血　其发生与急性肾功能不全时血液黏滞度升高、白细胞变形能力降低、黏附于血管壁的能力增强及血管内皮细胞肿胀、破损等因素有关。

（二）肾小管损伤

急性肾功能不全时，肾小管细胞可因肾缺血、肾毒物或二者的共同作用引起损伤，主要与细胞 ATP 不足引起依赖 ATP 的膜转运系统功能变化有关。此外，近几年炎性反应在细胞损伤中的作用也受到关注。肾小管上皮细胞严重损伤和坏死脱落可导致肾小管阻塞和原尿回漏。

1. 肾小管阻塞　由于肾缺血或肾中毒导致肾小管上皮细胞坏死、脱落，脱落的细胞及碎片阻塞肾小管，异型输血或挤压综合征使大量血红蛋白、肌红蛋白在肾小管内形成管型，磺胺药物结晶、尿酸盐结晶等均可沉积在肾小管管腔内，造成肾小管阻塞，原尿不易通过，可直接导致少尿；同时，阻塞上方管腔内压升高，有效滤过压降低，引起肾小球滤过率下降。

2. 原尿回漏　肾缺血、肾中毒时，肾小管上皮细胞广泛坏死，基底膜断裂，原尿经破裂的基底膜进入到肾间质，导致少尿；另一方面，扩散到肾间质的原尿可引起肾间质水肿，压迫肾小管和肾小管周围的毛细血管。肾小管受压，阻塞加重，阻碍原尿在肾小管内通过并造成囊内压升高，使肾小球有效滤过压进一步降低。毛细血管受压，肾小管血流量减少，导致肾损伤加重，形成恶性循环。

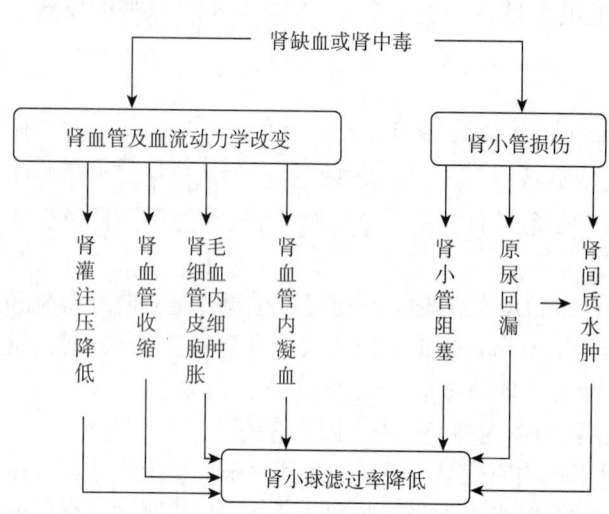

图 16-1　肾缺血或肾中毒引起急性肾功能不全的发病机制

综上所述，肾性急性肾功能不全发生机制十分复杂，涉及肾血管及血流动力学改变、肾小管损伤等方面。肾缺血或肾中毒引起急性肾功能不全的发病机制见图 16-1。

三、急性肾功能不全的临床表现及病理生理基础

根据尿量变化，急性肾功能不全分为少尿型和非少尿型两种类型。

（一）少尿型急性肾功能不全

少尿型急性肾功能不全的发生发展过程包括少尿期、多尿期和恢复期。

1. 少尿期　此期患者的尿量显著减少，机体出现严重的内环境紊乱，是病程中最危险的阶段，可持续数天到数周。少尿期持续时间越长，预后越差。

（1）尿的变化：①尿量：发病后尿量迅速减少，出现少尿（成人 24h 尿量少于 400ml）或无尿（成人 24h 尿量少于 100ml）。出现少尿或无尿的机制是肾血流量减少使肾小球滤过率

降低、肾小管阻塞或原尿回漏等；②尿比重：功能性急性肾功能不全时，因 ADH 分泌增加，使肾小管对水的重吸收增加而出现尿比重高，常大于 1.020；器质性急性肾功能不全时，因肾小管坏死，对水的重吸收减少，出现尿比重低，常固定于 1.010~1.020 之间；③尿钠：功能性急性肾功能不全，由于醛固酮分泌增加使肾小管对钠的重吸收增加而使尿钠降低。而器质性急性肾功能不全，由于肾小管损伤，受损的肾小管上皮细胞对 Na^+ 的重吸收障碍，从而使尿钠常增高；④尿蛋白和镜检：器质性急性肾功能不全时，由于肾小球滤过功能障碍以及肾小管上皮细胞坏死、脱落，尿中常出现蛋白质、红细胞、白细胞等，尿沉渣检查可见各种管型。

知识链接

尿比重是反映肾浓缩与稀释功能的一个实验室指标。正常值范围：成人 1.015~1.025，新生儿 1.002~1.004。尿比重的高低主要取决于肾小管的浓缩稀释功能，与尿内所含溶质（盐类、有机物）的浓度成正比，与尿量成反比。

临床上无论是功能性还是器质性急性肾功能不全均有少尿，但两者在少尿发生机制及尿液成分上存在很大区别。对两者进行鉴别，对指导临床治疗及对病情的评估具有十分重要的意义。功能性和器质性急性肾功能不全尿液变化特点见表 16-1。

表 16-1　功能性和器质性急性肾功能不全尿液的变化特点

	功能性急性肾功能不全	器质性急性肾功能不全
尿比重	>1.020	<1.015
尿钠含量	<20mmol/L	>40mmol/L
尿渗透压	>500mmol/L	<250mmol/L
血/尿肌酐比值	>40：1	<20：1
尿蛋白	阴性或微量	多为阳性
尿沉渣	镜检基本正常	出现细胞和管型
甘露醇利尿效果	佳	差

（2）水中毒：急性肾功能不全时，由于尿量减少以及机体分解代谢增强导致内生水增多，出现水潴留。如治疗不当，输入液体过多，则可加重水潴留，严重时可出现脑水肿、肺水肿和心力衰竭，是急性肾功能不全的常见死因之一。

知识链接

对急性肾功能不全少尿期的患者，要严密观察和记录水的出入量，严格控制补液的总量和速度，量出而入，防止水中毒的发生和发展。

（3）高钾血症：高钾血症是急性肾功能不全患者在少尿期最危险的并发症，也是引起死亡最常见的原因。高钾血症可引起传导阻滞和诱发心律失常，严重时出现心室颤动或心脏骤停。急性肾功能不全引起高钾血症的原因有：①肾小球滤过率降低，钾排出减少；②组织损伤和机体分解代谢增强，细胞内钾释放增多；③酸中毒使钾从细胞内转移至细胞外；④摄入过多含钾的药物、食物、输库存血和使用保钾利尿剂等。

（4）氮质血症：急性肾功能不全时，由于肾小球滤过率下降，含氮的代谢终产物如尿素、肌酐、尿酸等在体内堆积，使血中非蛋白氮（nonprotein nitrogen，NPN）的含量显著升高，称为氮质血症（azotemia）。正常人血中有多种非蛋白含氮化合物，最常见的非蛋白氮包括血尿素氮（blood urea nitrogen，BUN）、血清肌酐（serum creatinine，S_{Cr}）及血尿酸（blood uric acid），均须通过肾排出体外。当急性肾功能不全时，这三种化合物特别是尿素和肌酐在血中浓度升高。

知识链接

　　临床上常用血尿素氮和血肌酐浓度作为氮质血症的指标。血尿素氮的正常值在 3.57~7.14mmol/L，血肌酐的正常值为 44~133μmol/L。急性肾功能不全少尿期一开始，血中非蛋白氮即明显增高，如合并感染、中毒、烧伤、创伤或摄入过多高蛋白饮食时，可加重氮质血症。

（5）代谢性酸中毒：急性肾功能不全发生代谢性酸中毒的原因是：①肾小球滤过率降低，酸性产物排出减少；②肾小管泌 H^+、NH_3 能力降低，$NaHCO_3$ 重吸收障碍；③体内分解代谢增强，固定酸产生增加。酸中毒可使心肌收缩力减弱，心输出量减少。酸中毒还能使外周血管对儿茶酚胺的反应性降低。严重酸中毒使中枢神经系统代谢紊乱，导致意识障碍。

2．多尿期　急性肾功能不全患者的尿量超过 2000ml/24h 时，提示病程进入多尿期。此期尿量增多的机制是：①肾血流量和肾小球滤过功能逐渐恢复；②新生的肾小管上皮细胞功能尚未成熟，原尿不能充分浓缩；③肾间质水肿消退，肾小管内管型被冲走，肾小管阻塞解除；④少尿期滞留在体内的代谢产物，经肾小球大量滤过，产生渗透性利尿；⑤少尿期大量水分在体内潴留，当肾功能逐渐恢复时，肾代偿性排出多余水分。

多尿期早期由于肾功能尚未完全恢复，肾小球滤过率仍低于正常，不足以排出每天的代谢产物，因此血尿素氮等仍明显增高，但随着尿量继续增多，水肿消退，血尿素氮等逐渐恢复正常。同时，由于尿量显著增多，导致水、电解质大量排出，如此时不注意补充，则容易发生脱水、低钾血症和低钠血症。因此，在多尿期仍需控制和调整摄入的水和电解质的量。此期一般持续 1~2 周，可进入恢复期。

3．恢复期　一般在发病后 1 个月进入恢复期，此期尿量恢复正常，水、电解质和酸碱平衡紊乱得到纠正，血尿素氮和血肌酐基本恢复正常。但肾功能完全恢复至正常需较长的时间，尤其是肾小管浓缩功能恢复更慢。多数急性肾功能不全患者经过一定时间的恢复过程可达到痊愈，少数患者由于肾小管上皮细胞破坏严重和修复不全，可转变为慢性肾脏病。

（二）非少尿型急性肾功能不全

非少尿型急性肾功能不全是指急性肾功能不全患者在氮质血症期内每日尿量超过 400ml，甚至 1000~2000ml 以上。非少尿型急性肾功能不全的病理损害较轻，肾小管损伤也较轻，主要表现为尿浓缩功能障碍,所以尿量相对较多,尿钠含量较低,尿比重也较低。但是,非少尿型急性肾功能不全患者有肾小球滤过率降低,可引起氮质血症,因尿量不少,因此高钾血症不常见。非少尿型急性肾功能不全临床表现一般较轻,病程较短,并发症少,病死率低,预后较好,但若不及时治疗,病情加重可转化为少尿型。

四、急性肾功能不全防治的病理生理基础

(一)病因学治疗

尽可能明确引起急性肾功能不全的病因,针对病因进行治疗。如及时恢复血容量,防止和纠正低灌注状态,解除尿路梗阻、肾血管阻塞,清除肾毒物等。

(二)纠正内环境紊乱

1. 纠正水、电解质紊乱 在少尿期应严格控制输液量,量出而入,宁少勿多,防止水中毒的发生和发展。多尿期注意补液及补钾、钠等电解质,以防脱水、低钾和低钠。

2. 处理高钾血症 高钾血症是急性肾功能不全少尿期引起患者死亡的首要病因,因此应及时给予处理。如①限制含钾丰富的食物及药物;②静脉滴注葡萄糖和胰岛素,促进钾进入细胞内;③缓慢静脉滴注葡萄糖酸钙,对抗高钾血症的心脏毒性作用;④应用钠型阳离子交换树脂,使钠和钾在肠内交换;⑤严重高钾血症时可应用透析疗法。

3. 控制氮质血症 可静脉滴注葡萄糖及必需氨基酸以减轻体内蛋白质分解和促进蛋白质的合成。采用透析疗法以排出非蛋白氮。

4. 纠正代谢性酸中毒

5. 透析治疗 包括腹膜透析和血液透析,能有效纠正水、电解质和酸碱平衡紊乱,排出有毒物质,提高治愈率,降低死亡率。

知识链接

透析疗法是使体液内的成分(溶质或水分)通过半透膜排出体外的治疗方法,透析疗法是救治急、慢性肾衰竭的有效治疗方式,一般可分为血液透析和腹膜透析两种。透析疗法中所用的半透膜被称为透析膜。

血液透析的透析膜是人工合成的半透膜,存在于血透所使用的透析器中。血液透析时,血液和透析液在透析器中通过透析膜进行水和溶质的交换,以达到血液净化的治疗目的。

腹膜透析是利用人体自身的腹膜作为透析膜的一种透析方式。通过灌入腹腔的透析液与腹膜另一侧的毛细血管内的血浆成分进行溶质和水分的交换,清除体内潴留的代谢产物和过多的水分,同时通过透析液补充机体所必需的物质。

(三)抗感染

急性肾功能不全患者易并发感染,多见于呼吸道、泌尿道和皮肤等部位,应注意这些部位的清洁;一旦出现感染,应积极进行治疗,慎用有肾毒性的抗生素。

(四)营养支持疗法

补充营养可维持机体的营养供应和正常代谢,有利于损伤细胞的修复和再生,提高存活率。

案例16-1

　　患者女性，40岁，半个月前因牙龈发炎自行购买复方磺胺甲噁唑服用后先出现颜面水肿，继而双下肢水肿、少尿而入院。既往无高血压、糖尿病病史。查体：血压155/100mmHg，心率90次/分，眼睑水肿，双下肢凹陷性水肿。实验室检查：血肌酐（S_{Cr}）809μmol/L，血尿素氮（BUN）26mmol/L，血尿酸543μmol/L，尿比重1.013，尿钠64mmol/L。肾活检：肾小球无明显病变，肾小管上皮细胞弥漫性变形、崩解、萎缩，肾间质弥漫性水肿。24小时尿量为95ml。

　　问题与思考：

　　患者发生了何种类型的急性肾功能不全？其病因是什么？解释患者临床表现的病理生理基础。

第二节　慢性肾衰竭

　　各种原因引起的肾功能或结构异常 ≥ 3 个月，临床上表现为肾小球滤过率（glomerular filtration rate,GFR）正常或降低，伴有血和尿液成分异常，及影像学或病理性检查异常；或不明原因的肾小球滤过率 ≤ 60ml/(min · 1.73m²) ≥ 3 个月，称为慢性肾脏病（chronic kidney disease,CKD），该名词已取代慢性肾功能不全。美国肾脏基金会将慢性肾脏病的病程分为 5 期（表 16-2）。慢性肾脏病概念的提出，促使人们早期关注肾脏病，及早治疗，从而延缓肾脏病的进程，降低慢性肾衰竭的发病率。慢性肾衰竭（chronic renal failure,CRF）是指慢性肾脏病引起的肾小球滤过率下降，从而导致代谢废物在体内潴留，水、电解质和酸碱平衡紊乱以及肾内分泌功能障碍的病理过程。慢性肾脏病涵盖肾受损后从代偿到失代偿的全过程，而慢性肾衰竭是指慢性肾脏病伴有肾小球滤过率明显降低的失代偿阶段，主要是 4 和 5 期。

表 16-2　慢性肾脏病的分期

分期	肾小球滤过率 ml/（min · 1.73m²）	特征
1	≥ 90	肾功能正常，微量蛋白尿
2	60~89	轻度慢性肾衰竭
3	30~59	中度慢性肾衰竭
4	15~29	重度慢性肾衰竭
5	< 15	终末期肾病

一、慢性肾衰竭的病因

　　凡是能引起肾实质进行性破坏的疾病，均可引起慢性肾脏病。包括原发性和继发性慢性肾脏疾患两大类。原发性肾脏疾患如慢性肾小球肾炎、慢性肾盂肾炎、肾结石、肾结核和多囊肾等。继发于全身疾病的肾损害如高血压性肾损害、糖尿病、狼疮性肾炎等。其中以慢性肾小球肾炎最为常见。

二、慢性肾衰竭的发病机制

慢性肾衰竭的发病机制到目前为止尚未十分清楚，主要有以下几种学说。

（一）健存肾单位学说

在慢性肾疾病时，因肾单位不断受破坏而完全丧失功能，残存的部分肾单位轻度受损或仍维持正常，称为健存肾单位（intact nephron）。在慢性肾脏病早期，健存肾单位为了维持机体正常的需要而须加倍工作，从而导致这些健存肾单位发生代偿性肥大，肾小球滤过功能和肾小管处理滤液的功能增强，最终导致肾小球硬化而丧失功能。随着疾病的进一步发展，肾单位不断受到损害，丧失功能的肾单位逐渐增多，完整的健存肾单位逐渐减少。当健存肾单位少到不足以维持正常的泌尿功能时，机体就出现内环境紊乱，患者即表现出相应的临床症状。

（二）矫枉失衡学说

矫枉失衡学说是对健存肾单位学说的补充。该学说认为，肾功能不全时机体呈现一系列不平衡状态。为了矫正，机体要做相应调整，特别是引起某些物质增加，这些代偿改变却又导致新的不平衡，从而加重病情的发展。比较典型的例子如钙磷代谢障碍、肾性骨营养不良等。

（三）肾小球过度滤过学说

肾单位功能部分丧失后，健存肾单位出现代偿性肥大和功能增强，单个健存肾单位的肾小球滤过率增多。长期负荷过重，导致肾小球发生纤维化和硬化，促进肾功能不全的发生。肾小球过度滤过是慢性肾脏病发展至尿毒症的一个重要原因。

（四）肾小管 - 间质损伤

研究表明，肾功能损害程度与慢性肾小管 - 间质的病理变化关系密切。残存肾单位的肾小管，尤其是近曲小管，在慢性肾脏病时发生代谢亢进，细胞内钙含量增多，自由基产生增多，导致肾小管和间质细胞的损伤，表现为间质纤维化和肾小管萎缩。两者均可导致球后毛细血管阻塞，毛细血管流量减少，肾小球滤过率降低。

三、慢性肾衰竭的临床表现及病理生理基础

（一）泌尿功能障碍

1. 尿量的变化　早期和中期慢性肾脏病患者常出现夜尿和多尿，晚期则出现少尿或无尿。

（1）夜尿：正常成人每日尿量约为 1500ml，夜间尿量约占三分之一。慢性肾脏病患者早期即有夜间排尿增多的表现，甚至超过白天尿量，称为夜尿。其发生机制可能是：①夜间平卧后肾血流量增加致原尿生成增多；②肾小管功能受损，对水的重吸收减少。

（2）多尿：成人每日尿量超过 2000ml 称为多尿。慢性肾脏病早期，24h 尿量一般在 2000~3000ml。出现多尿的发生机制：①流经健存肾单位的血流量代偿性增加，滤过原尿量增多，流速加快而肾小管未能及时重吸收；②健存肾单位滤出的原尿中溶质含量高（尤其是尿素），引起渗透性利尿；③肾小管上皮细胞受损，对尿的浓缩功能下降，水的重吸收减少，使尿量增多。

（3）少尿：慢性肾脏病晚期，健存肾单位极度减少，尽管单个肾单位的原尿量仍较多，但每日总尿量可少于 400ml。

2. 尿比重和尿渗透压的变化　慢性肾脏病早期，肾浓缩功能减退而稀释功能正常，因而出现低比重尿和低渗尿。随着慢性肾脏病病情的发展，肾的浓缩和稀释功能均丧失，尿比重固定在 1.008~1.012，尿渗透压在 266~300mmol/L，因此值接近于血浆渗透压，故称为等渗尿。

知识链接

尿渗透压又称尿渗量，是相对血浆渗透压而言。正常值：成人一般 600~1000mmol/L，最大范围为 400~1400mmol/L，是反映肾浓缩稀释功能的最佳指标之一。如尿渗透压高于血浆渗透压称为高渗尿，反之如低于血浆渗透压称为低渗尿，近于血浆渗透压称为等渗尿。

3. 尿成分的变化

（1）蛋白尿：正常尿液中存在少量蛋白质，一般低于 150mg/24h。24h 尿蛋白持续超过 150mg 称为蛋白尿。慢性肾脏病时由于肾小球滤过膜通透性增强或肾小管损伤，使肾小球滤出蛋白质增多或重吸收减少而出现蛋白尿。

（2）血尿和脓尿：一些慢性肾疾病如肾小球肾炎，基底膜出现局灶性溶解破坏，通透性增高而导致血液中的红、白细胞从肾小球滤过，出现血尿和脓尿。

（3）管型尿：慢性肾脏病时由于肾小球基底膜的通透性增加，大量蛋白质由肾小球进入肾小管。在肾远曲小管和集合管内，由于浓缩、酸化和软骨素硫酸酯的存在，蛋白质在肾小管腔内凝聚、沉淀，形成管型。管型尿的出现往往提示有肾实质性损害。

（二）氮质血症

慢性肾脏病时由于肾小球滤过率不断下降，含氮的代谢产物在体内蓄积，从而引起非蛋白氮含量增高而出现氮质血症。

1. 血尿素氮　当肾小球滤过率＞正常 40% 时，因健存肾单位的代偿作用，血尿素氮可维持在正常范围内。当肾小球滤过率＜正常 20% 以下时，血尿素氮可高达 71.4mmol/L。由此可见，血尿素氮浓度的变化并不是反映肾功能改变的敏感指标，而且血尿素氮值还与外源性（蛋白质摄入量）及内源性（感染、肾上腺皮质激素、胃肠道出血等）尿素负荷的大小有关，因此根据血尿素氮值判断肾功能变化时，应考虑这些尿素负荷的影响。

2. 血肌酐　肌酐浓度主要取决于肌肉磷酸肌酸分解而产生的肌酐量及肾排出肌酐的功能，与外源性的蛋白质摄入无关。与血尿素氮相似，血肌酐浓度的变化，只在慢性肾脏病晚期才明显升高。因此临床上常同时测定血肌酐浓度和尿肌酐排泄率，计算内生肌酐清除率（尿中肌酐浓度 × 每分钟尿量 / 血浆肌酐浓度）来反映肾小球滤过率的变化。

3. 血尿酸　慢性肾脏病时，血尿酸有一定程度的升高，但较尿素和肌酐为轻，这主要与肾远曲小管分泌尿酸增多和肠道尿酸分解增强有关。

（三）水、电解质和酸碱平衡紊乱

1. 水代谢障碍　慢性肾脏病早期，由于健存肾单位出现代偿性功能增强，尚能维持机体水代谢的平衡。但随着病情发展，健存肾单位不断减少，浓缩和稀释功能逐渐丧失，导致肾对水负荷变化的适应代偿能力下降。当摄水过少或因各种原因失水时，肾不能浓缩尿液以保留水分，容易引起脱水；当摄水过多时，肾因无法排出多余的水分而导致水潴留，甚至发生水中毒。因此慢性肾脏病时必须严格观察和调整水的出入量。

2. 钠代谢障碍　慢性肾脏病时的钠代谢障碍，一方面继发于水代谢障碍而表现为血钠过高或过低；另一方面肾对钠代谢的调节适应能力降低。慢性肾脏病患者的肾为"失盐性肾"，尿钠含量很高，可能是因为：①渗透性利尿：慢性肾脏病伴有氮质血症，流经健存肾单位的原尿中溶质（主要为尿素）浓度较高，钠、水重吸收减少，大量的钠随尿排出；②慢性肾脏病时体内甲基胍蓄积，可抑制肾小管对钠的重吸收；③呕吐、腹泻等可使消化液丢失钠增多。如过分限制钠的摄入，可导致低钠血症；如钠摄入过多，超过健存肾单位对钠的代谢能力，可导致钠水潴留。

3. 钾代谢障碍　慢性肾脏病早期，由于尿量不减少，患者的血钾可以维持正常。但长期使用排钾利尿剂、厌食、呕吐、腹泻等可导致低钾血症。慢性肾脏病晚期，由于少尿、摄入富含钾的食物、输入库存血、酸中毒、感染等则可引起高钾血症。

4. 钙磷代谢障碍

(1) 血磷升高：慢性肾脏病早期，肾小球滤过率降低，肾排磷减少，血磷出现暂时性升高。但血磷升高导致血中游离钙减少，后者可刺激甲状旁腺分泌甲状旁腺激素（PTH）。甲状旁腺激素使肾小管对磷的重吸收减少，磷排出增多，血磷恢复至正常人水平。到慢性肾衰竭时，健存肾单位极少，肾小球滤过率极度下降时，继发性甲状旁腺激素分泌增多已不能使磷充分排出，故血磷水平显著升高。甲状旁腺激素增多又可加强溶骨活动，使骨磷释放增多，从而形成恶性循环，使血磷水平不断上升。

(2) 血钙降低：慢性肾脏病患者出现低钙血症，其主要原因有：①血液中钙磷浓度乘积为一常数，血磷升高必然导致血钙降低；②由于肾实质被破坏，$1,25\text{-}(OH)_2\text{-}D_3$ 生成减少，从而影响肠道对钙的吸收；③体内某些毒性物质损伤肠黏膜，使钙的吸收减少；④高磷血症时，肠道分泌磷酸根增多，在肠内与食物中的钙结合成难溶性磷酸钙排出，妨碍钙的吸收。

(3) 肾性骨营养不良：慢性肾脏病时，由钙磷代谢障碍、继发性甲状旁腺功能亢进、维生素 D_3 活化障碍、酸中毒等引起的骨病，称为肾性骨营养不良。包括儿童的肾性佝偻病以及成人的骨质软化、骨质疏松、纤维性骨炎等。其发生机制主要是：①钙磷代谢障碍和继发性甲状旁腺功能亢进；②维生素 D_3 活化障碍。慢性肾脏病时由于 $25\text{-}(OH)\text{-}D_3$ 活化成 $1,25\text{-}(OH)_2\text{-}D_3$ 能力降低，肠道对钙的吸收减少，骨质钙化发生障碍；③酸中毒。慢性肾脏病患者常伴有代谢性酸中毒，此时机体动员骨盐来进行缓冲，因而促进了骨盐的溶解。肾性骨营养不良的发生机制见图 16-2。

5. 代谢性酸中毒　慢性肾脏病早期，酸中毒的发生主要是由于肾小管上皮细胞 NH_3 生成障碍使 H^+ 分泌减少

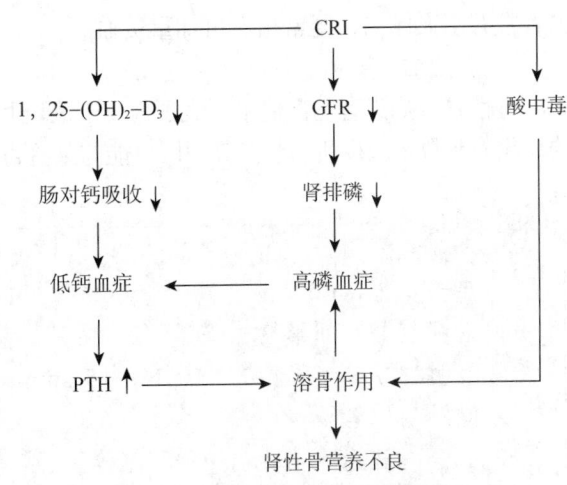

图 16-2　肾性骨营养不良的发生机制

所致。由于泌 H^+ 减少，Na^+-H^+ 交换也减少，故 $NaHCO_3$ 重吸收减少。慢性肾脏病晚期，由于肾小球滤过率明显降低，血浆中固定酸由尿中排出减少进一步加重代谢性酸中毒。

（四）肾性高血压

因肾实质病变引起的血压升高称为肾性高血压，为继发性高血压最为常见的一种类型，其发生机制如下：

1. 钠水潴留　慢性肾脏病时，肾小球滤过率降低使钠水潴留，导致血容量和心输出量增多，产生高血压，又称钠依赖性高血压。

2. 肾素-血管紧张素系统激活　主要见于慢性肾小球肾炎、肾小动脉硬化症等肾疾患引起的慢性肾脏病。由于肾小球血流量减少，刺激致密斑释放肾素，使血中血管紧张素 II 含量升高，使小动脉收缩，外周阻力升高，血压升高；血管紧张素 II 含量升高的同时还可促使醛固酮分泌增多，导致钠水潴留，加重高血压。这是一种肾素依赖性高血压。

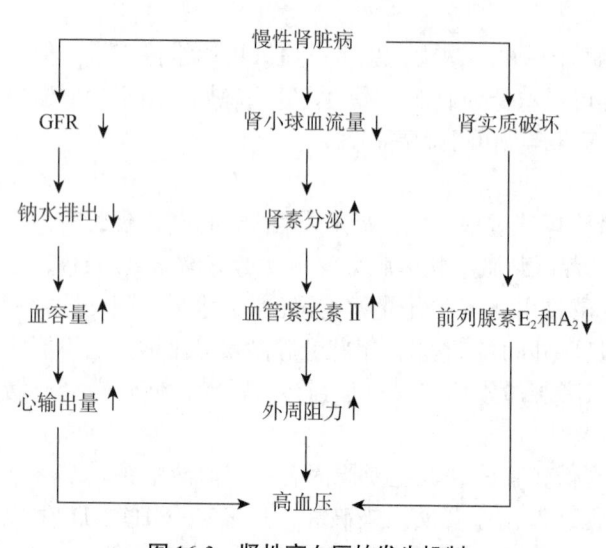

图 16-3　肾性高血压的发生机制

3. 肾分泌抗高血压物质减少　正常情况下，肾髓质能生成前列腺素 E_2 和 A_2 等舒血管物质。当肾实质破坏时，这些舒血管物质减少，从而导致高血压的发生。肾性高血压的发生机制见图 16-3。

（五）肾性贫血

慢性肾脏病患者常伴有贫血，且贫血程度与肾功能损害程度往往一致。其发生机制是：①当肾实质破坏时，促红细胞生成素减少，使骨髓干细胞形成红细胞受到抑制，红细胞生成减少；②毒性物质在体内蓄积如甲基胍可抑制骨髓造血功能；③大量毒性物质潴留，破坏红细胞，易于溶血；④肠道对铁的吸收减少，并可因肠道出血而使铁丢失过多；⑤慢性肾脏病患者常有出血倾向，经常出血可加重贫血。

（六）出血

慢性肾脏病患者的出血主要表现为皮下瘀斑和黏膜出血。目前认为，出血是由于血小板质的变化而非数量减少所引起。其原因可能与某些毒性物质抑制了血小板第三因子释放有关。

案例 16-2

患者女性，60岁，患慢性肾小球肾炎10年。近年来尿量增多，夜间尤甚。本次因呕吐频繁，进食困难而急诊入院。实验室检查：内生肌酐清除率（CCr）为正常值的23%，血尿素氮（BUN）15.2mmol/L，血肌酐（S_{Cr}）784μmol/L。

问题与思考：

试分析该患者有无肾功能不全？如果有，属于急性还是慢性？目前处于哪个期？请简述你的依据。

第三节　尿毒症

尿毒症是指急性或慢性肾脏病发展到严重阶段时，由于代谢物蓄积和水、电解质和酸碱平衡紊乱以及某些内分泌功能失调而引起机体出现一系列中毒症状的临床综合征。

一、尿毒症的主要临床表现及发生原理

在尿毒症期，除水、电解质、酸碱平衡紊乱、贫血、出血倾向、高血压等进一步加重外，还可出现各器官系统功能障碍以及物质代谢障碍所引起的临床表现。

（一）神经系统

有文献报道，尿毒症患者 85% 有神经系统症状，主要表现在中枢和周围神经系统病变两个方面：

1. 中枢神经系统病变　早期常表现为疲劳、乏力、头痛、头晕、表情淡漠、理解能力和记忆力减退等。严重者可出现烦躁不安、肌肉颤动、抽搐，最后发生嗜睡、昏迷。其发生可能与血中尿毒症毒素的蓄积，脑循环与脑代谢障碍、水电解质和酸碱平衡紊乱等因素有关。

2. 周围神经系统病变　患者常有下肢麻木、刺痛及灼痛，病情进一步发展可出现肢体运动无力，腱反射减弱，运动障碍。病理形态学表现为神经脱髓鞘和轴索变性，其原因可能是患者体内胍基琥珀酸增多，抑制了神经中的转酮醇酶，使髓鞘发生变性所致。

（二）消化系统

尿毒症患者最早出现和最常见的表现是消化系统症状。早期可出现厌食或食后腹胀，随着病情的加重可出现恶心、呕吐、腹泻、口腔溃疡和胃溃疡等。其发生可能是尿毒症时从消化道排出尿素增多，经尿素酶分解成大量的氨，氨刺激消化道黏膜，引起炎症及溃疡的发生所致。此外，肾实质破坏使胃泌素灭活减少，甲状旁腺激素增多又可刺激其释放，故尿毒症时胃泌素增加，胃酸分泌过多，也可促进溃疡的形成。

（三）心血管系统

肾性高血压、酸中毒、高钾血症和钠水潴留可引起心力衰竭及心律失常等；尿素等毒性物质的刺激可引起心包炎。尿毒症患者心律失常的发生率较高，其机制与左心室长期肥厚及电解质紊乱有关。继发性甲状旁腺功能亢进也在尿毒症患者的心肌病变中起重要作用。

（四）呼吸系统

酸中毒时患者呼吸加深加快，严重时可出现特殊性的 Kussmaul 呼吸，即代谢性酸中毒时出现规则的深长而快的呼吸，可有鼾音。因尿素经唾液酶分解成氨，故患者呼出的气体常有氨味，可引起咳嗽、呼吸困难。

（五）造血系统

尿毒症患者由于骨髓被抑制，可出现贫血，晚期可出现鼻衄。

（六）物质代谢紊乱

1. 糖代谢　尿毒症患者对糖的耐量降低，主要与体内尿素、肌酐和中分子量毒物等的毒性作用有关：①胰岛素分泌减少；②生长激素分泌基础水平增高，拮抗胰岛素的作用加强；③胰岛素与靶细胞受体结合障碍，使胰岛素的作用有所减弱；④有关肝糖原合成酶的活性降

低而致肝糖原合成障碍。

2. 蛋白质代谢　患者常出现负氮平衡的体征,如消瘦、恶病质和低白蛋白血症等。其机制为为:①摄入蛋白质受限制或因厌食、恶心和呕吐导致蛋白质摄入减少;②某些物质如甲基胍可使组织蛋白分解代谢加强;③合并感染时可导致蛋白质分解增强;④因出血而致蛋白质丢失;⑤随尿丢失一定量的蛋白质。

3. 脂肪代谢　脂质代谢紊乱是尿毒症常见的并发症,也是尿毒症心血管并发症的重要危险因素。其机制可能与脂蛋白酶活性降低有关,长期高血脂可促使动脉粥样硬化的发生。

(七)免疫功能降低

尿毒症毒素对免疫系统具有较强的抑制作用,引起淋巴细胞分化和成熟减慢,中性粒细胞数量减少、吞噬和杀菌能力减弱,甚至导致免疫缺陷,因此尿毒症患者免疫功能低下易发感染。

(八)皮肤与黏膜改变

尿毒症患者肤色一般呈黄色,这与贫血和弥漫性黑色素沉着有关。皮肤上有细小的白色结晶,这是因尿素随汗液排出所致,称为尿素霜。皮肤瘙痒是尿毒症的常见症状,主要是毒性产物对皮肤的刺激而引起的。

二、尿毒症的发病机制

尿毒症的发病机制极为复杂,认为除了与毒性物质蓄积有关外,还与水、电解质、酸碱平衡紊乱及某些内分泌功能障碍有关。近年来,已从尿毒症患者血中分离出200多种代谢产物或毒性物质,其中有些物质可引起尿毒症的症状,称为尿毒症毒素。下面介绍几种比较公认的尿毒症毒素。

(一)胍类化合物

胍类化合物是体内精氨酸的代谢产物。正常情况下,精氨酸主要在肝通过鸟氨酸循环不断生成尿素、胍乙酸和肌酐。肾功能不全晚期,这些物质排泄障碍,导致甲基胍和胍基琥珀酸生成增多。甲基胍是毒性最强的小分子物质,正常人血中含量约80μg/L,尿毒症时可高达6000μg/L。其增高可引起恶心、呕吐、瘙痒、贫血、心律失常、消化道溃疡、出血及意识障碍等。胍基琥珀酸增多可抑制脑组织内转酮醇酶的活性,影响脑细胞的功能;还可抑制血小板的功能,导致出血。

(二)甲状旁腺激素

甲状旁腺激素是甲状旁腺主细胞分泌的碱性单链多肽类激素,主要在肾内灭活,尿毒症时几乎所有患者都有甲状旁腺激素分泌亢进。甲状旁腺激素分泌增多能引起尿毒症的大部分症状和体征:①引起肾性骨营养不良,软组织钙化与坏死;②皮肤瘙痒;③刺激胃泌素释放,促进溃疡形成;④增加蛋白质的分解代谢,使含氮物质在血中大量堆积;⑤甲状旁腺激素还能破坏血脑屏障的完整性,使钙进入脑组织。

(三)尿素

尿素是体内最主要的含氮代谢产物,是在肝产生后进入血液(人体内的浓度为2.5~7.5mmol/L),然后通过肾随尿液排出,少量尿素由汗排出。尿毒症患者血中尿素升高。近年来研究表明,尿素的毒性作用与其代谢产物氰酸盐有关。氰酸盐可使蛋白质发生氨基甲酰化,从而影响组织和器官的功能。如神经突触膜蛋白发生氨基甲酰化,会引起高级中枢整合功能障碍,患者常表现出头痛、恶心、呕吐和嗜睡等症状。

（四）胺类

胺类包括多胺、脂肪族胺、芳香族胺等。不同的胺可引起不同的临床表现。多胺可导致厌食、恶心、呕吐、溶血和蛋白尿，并抑制红细胞生成及 Na^+-K^+-ATP 酶的活性，还可增加毛细血管的通透性，促进尿毒症时肺水肿、心包积液和脑水肿等的发生。脂肪族胺可引起肌肉痉挛、扑翼样震颤及溶血。芳香族胺对脑组织氧化过程及多巴胺羟化酶活性等有抑制作用。

（五）酚类

尿毒症时血浆酚类浓度升高，高浓度酚类可引起 Na^+-K^+-ATP 酶、Mg^{2+}-ATP 酶及 Ca^{2+}-ATP 酶的活性抑制。有些酚类可抑制血小板聚集，从而导致出血。

（六）中分子物质

其化学结构不明，细菌裂解产物及正常的代谢产物中都有中分子物质。尿毒症时中分子物质浓度升高，可引起周围神经病变、红细胞生成减少、血小板功能受损及细胞免疫功能下降。中分子物质在尿毒症中的作用近年来已受到重视。

总之，无论有无尿毒症症状，尿毒症毒素在肾功能不全患者体内都有潴留，其可加速肾功能恶化，损害细胞和基质蛋白，最终导致并发症的发生。近年来对尿毒症毒素的新认识和新观点，能帮助我们更好地阐明尿毒症症状发生的机制。

三、防治尿毒症的病理生理基础

（一）治疗原发病

尽快找出原发疾病，针对原发病进行积极治疗，可防止肾实质继续破坏。

（二）去除促进慢性肾脏病发生和发展的因素

控制感染、高血压、心力衰竭等，避免使用肾毒性药物，及时纠正水、电解质和酸碱平衡紊乱。

（三）合理膳食

饮食治疗是肾功能不全患者非透析治疗中最重要的措施之一，可根据患者的年龄、性别、体重、营养、病因及残余肾功能状况，制订适合患者个体情况的饮食方案。应给予低蛋白饮食及必需氨基酸，注意调控钠水的摄入，并合理供给电解质和维生素。

（四）透析和肾移植

对于严重的慢性肾衰竭患者，应积极采取措施维持内环境稳定，必要时可采用腹膜透析、血液透析和肾移植。

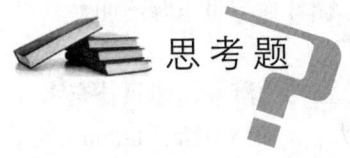 思考题

1．请论述慢性肾脏病时骨营养不良的发生机制。
2．急性肾功能不全的病程有几期？死亡率最高的是哪一期？其主要原因是什么？
3．请论述肾性高血压的发生机制。

（吴秋慧）

案例分析

案例分析 2-1

世界卫生组织对健康的定义是：健康不仅是没有疾病或病痛，而且是一种躯体上、精神上以及社会上的完全良好状态。因此，判断一个人是否健康，不仅要看他是否患某种疾病，还要从身体、心理、社会方面全面衡量。这两个中年男性，虽然身体检查和化验全部正常，但其中一人有不良生活习惯，经常抽烟、饮酒、肥胖、遇事焦虑，已经处于亚健康状态，如果不注意，很有可能引起疾病。而另一个人符合世界卫生组织制定的健康标准。

案例分析 2-2

判断患者死亡的标准是脑死亡。随着心肺复苏技术的进步，患者可以在发生脑死亡后的很长一段时间内，心脏依然有自发的节律运动。因此，心脏停搏不能作为脑死亡的判断标准。该患者确诊为脑干大出血，出血部位是中枢神经系统的重要部位。虽然经抢救后心跳恢复，但是，根据深昏迷、瞳孔始终散大、无自主呼吸、脑电波消失、脑血流停止等指标可以认为患者全脑功能已经丧失，已经发生脑死亡。

案例分析 3-1

患者在治疗前有长时间的呕吐和腹泻，可导致大量等渗液的丢失，因伴有发热，患者经皮肤、呼吸道丢失水分增多，最终导致失水多于失钠，血钠浓度升高，达 155 mmol/L，血浆渗透压升高，出现高渗性脱水。细胞外液渗透压升高，刺激机体的口渴中枢产生渴感。同时，刺激下丘脑释放 ADH 增多，促进肾对钠水的重吸收，尿量减少。由于细胞外液高渗，使细胞内的水向细胞外转移，细胞外液得到一定的补充，因此，循环血容量下降不明显，血压维持在 110/80mmHg。

由于患者既有失水又有失钠，但在治疗过程中静脉滴注 5% 葡萄糖溶液，即只补充水分而未补充钠，使病情发生改变。细胞外液由高渗状态转化为低渗状态，血清 $[Na^+]$ 122mmol/L。细胞外低渗促进水分从细胞外向细胞内转移，使原本不足的细胞外液量进一步减少，由高渗性脱水转变为低渗性脱水。有效循环血量明显降低使患者血压降低到 72/50mmHg，出现脉搏加快、浅表静脉萎陷等休克的表现。此外，呕吐和腹泻使患者从胃肠道失钾过多，摄食减少使钾的摄入不足，在治疗的过程中也未及时补钾，血清 $[K^+]$ 3.0mmol/L，导致低钾血症的发生。低钾血症可降低神经肌肉的兴奋性，骨骼肌兴奋性降低，患者表现为肌肉软弱无力、腱反射减弱；胃肠道平滑肌兴奋性降低，表现为腹胀、肠鸣音减弱。

案例分析 3-2

重症颅脑损伤患者手术后，为减轻脑水肿和降低颅内压，常规应用脱水剂，同时限制补液量。加之该患者有高热，又做了气管切开术，经皮肤和呼吸道丢失的水分明显增加，入量不足，特别是排出增加引起脱水。实验室检查显示血清 $[Na^+]$ 157mmol/L，血浆渗透压 360mmol/L，表明发生的是高渗性脱水。

细胞外液渗透压升高可刺激渗透压感受器，引起 ADH 分泌增加，使肾小管对水的重吸收增强，因而，尿量减少而尿比重增高。细胞外液渗透压升高刺激口渴中枢，引起渴感。血浆量减少，血液浓缩使红细胞计数增加。因细胞外液高渗使脑细胞严重脱水时，可引起中枢神经系统功能障碍，如出现幻觉、躁动。该患者因高渗性脱水的程度比较严重，细胞外液量丢失明显，因此也出现了外周循环衰竭，血压降低到 95/60mmHg。患者手术后处于应激状态，引起胰高血糖素、糖皮质激素、生长激素的释放增加，糖原分解加速，血糖浓度升高。

案例分析 3-3

患者长期服用泻药所引起的腹泻可使消化液丢失增多，体液容量减少，当体液丢失达体液总量的 2% 以上时即可发生脱水。肠液含 Na^+ 量与血浆相似，故首先引起机体出现等渗性脱水，这时主要是细胞外液减少，组织间液量明显减少使患者出现皮肤弹性差、黏膜干燥等表现。体液容量不断减少使有效循环血量减少，变换成直立体位时下肢静脉回流减少，使回心血量及心输出量明显减少，脑部血液供应不足而产生眩晕。心输出量进一步降低，患者血压从 110/60mmHg 降至 80/50mmHg。血压下降可反射性引起交感神经兴奋，故心率加快。循环血量减少使肾血流量减少，激活肾素 - 血管紧张素 - 醛固酮系统，容量不足也可刺激 ADH 分泌增加，增加肾对钠水的重吸收，患者尿量减少、尿比重升高（正常人尿比重 1.015 ~ 1.025）。

案例分析 3-4

腹泻 7 天，伴有呕吐，可引起大量水和电解质的丢失；同时患儿不能进食，造成机体水的摄入减少。实验室检查发现血清 $[Na^+]$ 140mmol/L，证实为等渗性脱水。等渗性脱水时主要减少的是细胞外液，细胞内液的变化不明显。组织液量减少，患者表现为皮肤弹性降低。该患儿已有明显的循环血量减少和外周淤血，出现四肢发凉、皮肤呈大理石花纹，血压降低为 80/56mmHg。由于循环血量不足，刺激醛固酮和 ADH 分泌，肾小管对钠水的重吸收增加，表现出尿少。

胃液中 K^+ 的浓度要比血浆中高 2 ~ 4 倍，而胰液、胆汁等部位 K^+ 的浓度和血浆中大致相等，由于患者较长时间的腹泻和呕吐，造成体内大量 K^+ 的丢失；加之患者不能进食，使 K^+ 的摄入减少，造成低钾血症的发生。由于低 K^+ 使神经和肌肉的兴奋性降低，患者表现为全身肌肉软弱无力、腹胀、肠鸣音减弱、腱反射减弱等。

案例分析 4-1

患者发生代谢性酸中毒。分析病史，患者原有糖尿病，血糖控制不佳易导致糖脂代谢紊乱，造成酮体生成增加。固定酸生成增加，因中和 H^+ 消耗大量 $NaHCO_3$，引起血浆 $NaHCO_3$ 降低，血 pH 降低，说明患者有代谢性酸中毒。由于酸中毒反射性兴奋呼吸中枢，引起呼吸深大，$PaCO_2$ 代偿性降低。该患者还应检查血糖和酮体的含量。

案例分析 4-2

患者有慢性呼吸性酸中毒。患者有长期呼吸功能障碍的病史，又因上呼吸道感染导致咳喘加重，应怀疑有 CO_2 潴留。实验室检查证实 $PaCO_2$ 升高，pH 降低。由于慢性 CO_2 潴留，肾发挥代偿作用，泌 H^+ 和重吸收 HCO_3^- 增加，使血浆 HCO_3^- 浓度升高。

案例分析 4-3

该患者因术后肠功能恢复不好，一直未能进食，又因进行胃肠减压，还会丢失部分消化液。患者靠静脉输葡萄糖液和生理盐水维持水和钠平衡，患者没有明显容量不足的表现，血 Na^+ 也在正常范围。但是，由于患者不能进食，加上消化液中钾的丢失，没有及时补钾，血 K^+ 降低到 3.2mmol/L，术后发生低钾血症。细胞外液 K^+ 降低时，细胞内 K^+ 外移以代偿血 K^+ 降低，细胞外液 H^+ 移入细胞，造成细胞外液 H^+ 减少。同时，因肾小管上皮细胞缺钾，使 K^+-Na^+ 交换减少，而 H^+-Na^+ 交换增强，H^+ 排出增多，HCO_3^- 重吸收增多，引起动脉血 pH 升高，$NaHCO_3$ 增加，出现低钾性代谢性碱中毒。由于低 K^+ 使神经和肌肉的兴奋性降低，患者表现为肌肉软弱无力和手麻等。

案例分析 4-4

该患者发生呼吸性碱中毒，主要依据是动脉血 pH 升高，$PaCO_2$ 降低，BE 正值增大，$NaHCO_3$ 轻度降低。其发生机制是由于患者术后精神过于紧张，加之疼痛刺激，反射性引起呼吸中枢兴奋，呼吸浅快，造成通气过度，CO_2 排出增加。由于血中碳酸浓度减少，pH 升高，BE 正值增大，为碱中毒，$NaHCO_3$ 的变化是代偿性的。患者经止痛、镇静药治疗，症状明显好转。复查血气恢复正常，未做其他特殊治疗。

案例分析 5-1

根据病例描述，患者出现了呼吸性缺氧。它属于低张性缺氧的一种，其血氧变化特点是血氧分压降低，血氧含量降低，血氧饱和度降低，血氧容量代偿性增加，A-V 氧含量差增大（慢性）。

案例分析 5-2

进食含亚硝酸盐的食品会造成血液性缺氧。亚硝酸盐属于氧化剂，它将大量血红蛋白氧化成高铁血红蛋白。高铁血红蛋白中的三价铁与羟基牢固结合而失去携带氧的能力，还使剩余的二价铁与氧的亲和力增强，导致氧解离曲线左移，向细胞释放的氧减少。案例中患者出现了肠源性发绀，表现为皮肤青紫。

案例分析 6-1

由发热激活物刺激产致热原细胞，合成和释放内生致热原，经中枢发热介质的介导引起体温调节中枢的调定点上移而引起发热。发热过程中，机体物质代谢增强，患儿持续高热，交感神经兴奋，进而出现热惊厥。

护理发热患者时应针对物质代谢的不同特点进行。①补充多糖饮食：发热时产热及高体温的维持需要更多的糖，需要增加血糖，因此肝糖原、肌糖原分解，糖异生增加。同时脂肪、蛋白质也分解供能、产热。因而对发热患者应补充多糖饮食，以减轻糖原的消耗和脂肪、蛋白质的消耗；②补充维生素：发热时由于交感神经兴奋，消化液分泌减少，胃肠蠕动减慢，患者出现食欲不振，消化吸收能力降低，所以宜给予患者清淡、易消化吸收的食物；③补充水分及电解质：高热持续期由于皮肤血管扩张及呼吸加快，使水分蒸发增加。退热期皮肤血管扩张及汗腺大量分泌可致水及电解质丢失，患者易出现脱水；④安静休息，减少体力活动：患者心率增加，可增加心输出量，但心率过快（>150 次 / 分）心输出量反而下降。在心肌劳损的患者则易诱发心力衰竭，所以应安静休息，尽量减少体力活动及情绪过度激动。入院后立即进行物理降温，输液，纠酸及抗生素等治疗。

案例分析 7-1

患者发生 DIC 的病因是肝炎病毒感染；诱因是急性黄疸型肝炎引起的严重肝功能障碍。由于 DIC 发生、发展过程中血小板、纤维蛋白原进行性消耗过多造成血小板等进行性减少。3P 试验阳性是由于继发纤溶亢进，纤溶酶降解纤维蛋白原，FDP 增多。少尿、无尿的原因是由于 DIC 过程中微血栓形成累及肾，导致急性肾衰竭。

案例分析 8-1

该患者的应激原为胸腹部挤压伤及肝修补术，属于躯体性刺激因素，是劣性应激。该患者出现了应激性溃疡并出血，其发生机制是由于患者受伤及术后精神过于紧张，交感 - 肾上腺髓质系统的强烈兴奋，儿茶酚胺分泌增多，胃肠血管收缩，血液灌注量显著减少导致胃肠黏膜缺血，黏膜屏障功能低下，H^+ 弥散进入黏膜，造成黏膜损伤，而引起胃多处溃疡。由于持续的应激，胃酸的腐蚀导致溃疡处出血，同时，动脉壁被溃疡侵蚀破裂导致大出血。

案例分析 9-1

患者出现了失血性休克，失血量超过总量的 30%，根据临床表现可知患者处于休克 I 期。

发生机制：①由于大失血引起交感 - 肾上腺髓质系统兴奋，释放大量儿茶酚胺，皮肤血管收缩、色苍白；②由于静脉收缩，回心血量增加，再加上因毛细血管内静水压降低而引起组织间液的回流增加，以及肾素 - 血管紧张素 - 醛固酮系统 (RAAS) 的激活，又可使钠水潴留，使回心血量增加，心输出量增加；③小动脉和微动脉收缩，使机体总外周阻力增高，动脉压维持在正常范围，甚至略高于正常，而且脉压减少；④由于肾缺血，肾小球滤过率下降，肾素-血管紧张素-醛固酮系统激活，肾回吸收水钠增多，故尿少。

案例分析 9-2

1. 患者主要由于感染出现感染性休克并发 DIC，依据：①咳嗽、气促、发热 7 天，全身散在出血点 1 天，口唇发绀，四肢湿冷，双下肢出现散在出血点；②血压 70/50mmHg。神志欠清楚，嗜睡。全身有散在出血点及瘀斑。呼吸急促，口唇发绀，双肺呼吸音粗糙，两侧中下肺可闻及湿性啰音。脉搏细速；③血常规：WBC $17 \times 10^9/L$，痰培养、血培养提示革兰阴性（G^-）杆菌感染。APTT 64.1s（对照 34.3s），PT 17.8s（对照 11.7s），TT 37.4s（对照 16.5s），Fg 1.6g/L（正常 1.8~4.5g/L），D-二聚体>大于 1.0mg/L（对照＜0.5mg/L），3P 试验（++）。

2. 患者由于严重感染，其革兰阴性菌释放内毒素，导致发生感染性休克，治疗不及时，休克逐渐加重，最终发展到休克晚期并发 DIC。

3. 针对病因，首先抗感染治疗，同时补充血容量，纠正酸中毒，并合理使用血管活性药物，使用肝素等抗凝药物，患者的休克得到有效治疗，出院。

案例分析 10-1

1. 患者 pH 低于正常，提示有酸中毒。血标准碳酸氢盐（SB）和碱剩余（BE）均低于正常，说明代谢因素引起酸中毒，因此为代谢性酸中毒。$PaCO_2$ 低于正常是由于血液中 H^+ 增多刺激呼吸中枢，肺通气量增加使 CO_2 排出增多所致。

2. 患者血糖浓度高于正常，且多饮、多尿，肥胖体型，可考虑患有糖尿病。糖尿病患者由于葡萄糖利用障碍，使脂肪分解加速，产生大量酮体，当酮体生成量剧增，超过肝外组织的氧化利用能力时，血酮体升高。酮体中的乙酰乙酸和 β-羟丁酸均为有机酸，大量消耗体内储备碱 $NaHCO_3$，导致代谢性酸中毒。

案例分析 10-2

患者有糖尿病史，发生昏迷时伴脱水貌，血浆渗透压和血钠浓度均高于正常，可考虑为高渗性非酮症糖尿病昏迷。患者由于血糖极度升高，出现渗透性利尿，导致严重脱水，血液浓缩，血容量减少。血容量减少引起继发性醛固酮增多，加重高血钠，使血浆渗透压增高，细胞外液高渗导致脑细胞脱水，患者出现神经精神症状及昏迷。

案例分析 11-1

该患者血压高于正常，血、尿中儿茶酚胺浓度均高于正常，B 超检查右上腹部有包块，且挤压包块时血压升高，提示患者所患疾病为嗜铬细胞瘤。由于肿瘤细胞分泌过量的去甲肾上腺素和肾上腺素，引起血压升高。

案例分析 11-2

患者血压高于正常，且伴有低钾血症，尿钾排出高于正常，血醛固酮高于正常，CT 示左肾上腺有占位性病变，提示患者所患疾病为原发性醛固酮增多症。由于患者分泌过量的醛固酮使肾远曲小管对钠、水重吸收增加，导致钠水潴留，血容量增多引起血压升高。

原发性醛固酮增多症患者分泌过量的醛固酮，导致肾排钾增多，尿钾浓度高于正常，常引起低钾血症。低钾血症时，静息状态下细胞内 K^+ 外流增多，静息电位负值加大，静息电位与阈电位间距离增大，引起肌细胞兴奋性降低，表现为肌肉无力。

案例分析 12-1

患者于儿童时期曾因链球菌感染而患有风湿病，且有关节肿痛时，结合临床表现本次入院应诊断为风湿性心脏病、二尖瓣关闭不全、心力衰竭。

本次心力衰竭加重的直接诱因是感冒引起的肺部和上呼吸道的感染，感染导致心脏负荷进一步加重而诱发心力衰竭的发生。

该患者发生的全心衰竭。其诊断依据是：首先从病史看，其风湿性心脏病已有多年；心尖区可听到明显收缩期杂音，表明其是风湿性心脏病引起的二尖瓣关闭不全。二尖瓣关闭不全导致左心室舒张期过度充盈、前负荷增加，长时间的舒张期负荷过重导致左心室扩张，引起左心衰竭；二尖瓣关闭不全在导致左心室舒张期过度充盈的同时还可引起左心房压力升高，这是因为左心房不但要接受肺静脉回流的血液，还要接受左心室收缩时反流的血液，从而引起肺循环压力升高，导致肺动脉高压。随着左心衰竭的日益加重，肺循环淤血进一步加重，肺循环阻力与肺动脉压进一步升高，导致右心室后负荷增加，右心室后负荷长期过重最终导致右心室肥大和右心衰竭。从临床表现看，其症状、体征均符合全心衰竭，如劳力性呼吸困难、端坐呼吸、夜间阵发性呼吸困难，咳嗽，痰中时有血丝，以及两肺可闻广泛湿性啰音等均为左心衰竭引起的肺淤血表现；肺动脉瓣第二音亢进为肺动脉压升高的表现；而颈静脉怒张、肝脾大、腹部移动性浊音和下肢水肿等为右心衰竭引起体循环淤血的表现；心界向两侧扩大表明左、右心室均有肥大。

患者随着心力衰竭的进行性加重，先后出现劳力性呼吸困难、端坐呼吸、夜间阵发性呼吸困难。其原因是左心衰竭的进行性加重导致肺淤血日益加重。随着肺淤血加重，右心后负荷增加，出现右心衰竭，引起中心静脉压升高，体循环淤血，受重力影响，身体低垂部位的静脉压升高较明显，组织液生成增多，下肢首先出现水肿；随着淤血加重，静脉压明显升高，从而出现颈静脉怒张、肝颈静脉反流征、肝淤血、肿大，甚至腹水等阳性体征。

案例分析 13-1

正常成人肺泡总面积约为 $80m^2$，静息时参与换气的面积约为 $35 \sim 40m^2$，只有当肺泡面积减少到正常的 1/2 以上时才会发生换气障碍。患者因肺癌切除 1/2 肺后，虽然已丧失劳动能力，但能维持存活。

案例分析 13-2

该患者肺不张导致静脉血流经肺泡时，血中的气体不能进行气体交换就掺入到动脉血，导致静脉血掺杂增多，PaO_2 明显降低，$PaCO_2$ 升高，引起呼吸衰竭。

案例分析 13-3

根据该患者的病史和血气检查结果分析，出现了 II 型呼吸衰竭，此时该患者的呼吸主要是靠 PaO_2 下降来驱动呼吸，当给吸入高浓度氧时，很快使 PaO_2 提高，此时呼吸刺激的冲动减弱，呼吸会变得浅慢，使原本就很高的 $PaCO_2$ 又增高，患者由于脑脊液的酸中毒加重而出现昏迷。

案例分析 14-1

1. 铅中毒导致红细胞脆性增加，变形性降低，细胞膜通透性增加，导致红细胞破坏增多，释放出大量的血红蛋白，产生的间接胆红素过多，肝不能完全把它转化为直接胆红素，进而发生溶血性黄疸。

2. ①血清胆红素定性试验呈间接阳性反应；②由于肝加强制造结合胆红素，排入肠道的胆红素增多所致。粪胆原和粪胆素增多；③尿内尿（粪）胆原增多，胆红素阴性。

案例分析 15-1

该患者发生肝功能不全的主要原因是慢性酒精中毒，长期饮酒导致肝细胞损伤，进而发展为酒精性肝硬化和肝功能不全。机体发生了严重的代谢和功能紊乱，肝脾大，肝功能异常，出现明显的胃肠功能紊乱。因胆红素合成和代谢功能障碍，出现严重黄疸；因凝血功能障碍表现为出血；因生物转化功能障碍而出现蜘蛛痣；因门脉高压而出现腹壁静脉曲张和食管下段静脉曲张；同时伴有腹水和下肢水肿。

患者入院时已有肝性脑病的表现，其诱发因素主要是高蛋白饮食（进食牛肉）使氨的产生增加所致。第二次诱发肝性脑病主要是由于上消化道出血所导致的休克。消化道出血一方面导致肠道产氨增加，另一方面导致休克，造成肝、脑缺血、缺氧，二者均可以诱发肝性脑病。肝性脑病的发生主要是通过氨中毒、假性神经递质、血浆氨基酸失衡和 γ 氨基丁酸学说等机制，从诱因可以推断，该患者肝性脑病的发生与消化道高氨的摄入有关，但降低血氨治疗的效果并不明显，而用左旋多巴治疗后好转，表明假性神经递质在其中起着重要作用。

给予谷氨酸钠治疗是因为谷氨酸与氨结合生成谷氨酰胺可降低血氨；补充葡萄糖、维生素、肌苷等药物是为了补充能量和调节细胞代谢。

用酸性溶液灌肠的目的主要是通过酸化肠道环境，增加氨的排泄，减少氨的吸收，降低血氨。

左旋多巴可通过血脑屏障进入中枢，转变成多巴胺和去甲肾上腺素，以取代假性神经递质，因此治疗有效。

案例分析 16-1

该患者发生了肾性急性肾功能不全，其病因是服用药物后导致肾损伤，主要是肾小管损伤。由于肾中毒导致肾小管损伤，肾小球滤过率降低，肾小管阻塞、原尿回漏及肾间质水肿，导致患者出现尿少，双下肢水肿。肾小球滤过率降低，代谢产物排出减少，导致血肌酐、血尿素氮、尿酸增高。肾小管损伤，对水、钠重吸收功能发生障碍，导致尿钠增高、尿比重下降。

案例分析 16-2

该患者有肾衰竭，属于慢性肾脏病，目前处于肾衰竭期。依据有：长期慢性肾小球肾炎病史，近年又出现多尿和夜尿等慢性肾衰竭的临床表现，尤其患者的内生肌酐清除率仅为正常值的 23%，可见已发生肾衰竭。

常用实验室检查的正常值

血液检查

血红蛋白	男性 120~160g/L 女性 110~150g/L
红细胞计数	男性（4.0~5.5）×10^{12}/L 女性（3.5~5.0）×10^{12}/L
血细胞比容	男性 42%~49% 女性 37%~48%
红细胞沉降率	男性 0~15mm/h 女性 0~20mm/h
白细胞计数	（4~10）×10^9/L
血小板计数	（100~300）×10^9/L
凝血时间	4.8~9min
血浆凝血酶原时间	11~13s
血浆凝血酶时间	10~14s
血浆纤维蛋白原	2~4g/L
血浆 D- 二聚体	0~0.2mg/L
优球蛋白溶解时间	90~240min（加酶法）
血浆组织型纤溶酶原激活剂活性测定	0.3~0.6IU/ml
血浆总蛋白	60~80g/L
血浆白蛋白	40~50g/L
血清总胆红素	3.4~17.1µmol/L
血清结合胆红素	0.6~0.8µmol/L
血清非结合胆红素	1.7~10.2µmol/L
血清结合胆红素 / 血清总胆红素	0.2~0.4
空腹血糖	3.9~6.1mmol/L
空腹尿糖	阴性

葡萄糖耐量试验	空腹血糖	<6.1mmol/L
	服糖后 1h	血糖升高达峰值，但 <11.1mmol/L
	服糖后 2h	≤ 7.8mmol/L
	服糖后 3h	应恢复至空腹血糖水平
	上述各时间的尿糖均为阴性	
胰岛素释放试验	空腹 5~20 mU/L（RIA 法）	
	服糖后 1h	胰岛素高峰值（与血糖峰值时间一致）是空腹时胰岛素值的 5~10 倍
	服糖后 2h	开始下降
	服糖后 3h	应恢复至空腹水平
糖化血红蛋白	5%~8%	
果糖胺	2.1~2.8 mmol/L	
血浆总胆固醇	<5.18 mmol/L	
血浆三酰甘油	<1.7 mmol/L	
高密度脂蛋白胆固醇	>1.04 mmol/L	
低密度脂蛋白胆固醇	<3.37 mmol/L	
游离脂肪酸	0.4~0.9 mmol/L	
丙氨酸氨基转移酶	8~40 U/L	
门冬氨酸氨基转移酶	5~40 U/L	
丙氨酸氨基转移酶 / 天门冬氨酸氨基转移酶	≤ 1	
血氨	18~72μmol/L	
血浆支链氨基酸 / 芳香族氨基酸	3~3.5	
血肌酐	男性 44~132μmol/L	
	女性 70~106μmol/L	
血尿素氮	3.57~7.14 mmol/L	
血尿酸	男性 150~416μmol/L	
	女性 89~357μmol/L	
内生肌酐清除率	80~120 ml/(min · 1.73m^2)	
血钾	3.5~5.5 mmol/L	
血钠	135~145 mmol/L	
血氯	96~106 mmol/L	
血钙	成人 2.10~2.55 mmol/L	
血无机磷	成人 0.87~1.45 mmol/L	
血镁	成人 0.8~1.2 mmol/L	
血浆渗透压	280~310 mmol/L	

续表

血液酸碱度	动脉血 7.35~7.45
血氧分压	动脉血 75~100 mmHg（9.98~13.97 kPa） 静脉血 30~51 mmHg（3.99~6.78 kPa）
血氧容量	20 ml/dl
血氧含量	动脉血 19 ml/dl 静脉血 14 ml/dl
动静脉血氧含量差	6~8 ml/dl
血氧饱和度	动脉血 90%~98% 静脉血 60%~80%
动脉血半饱和氧分压 P_{50}	26~27mmHg（3.47~3.6 kPa）
动脉血二氧化碳分压	35~46mmHg（4.66~6.25 kPa）
血浆碳酸氢钠含量	21~25 mmol/L
碱剩余	0 ± 3 mmol/L
阴离子间隙	7~14 mmol/L

尿液检查

24h 尿量	1000~2000ml
尿比重	1.015~1.025
尿血红蛋白	阴性
尿肌红蛋白	阴性
尿胆红素	阴性
尿胆原	- ~ +
尿葡萄糖	阴性
尿酮体	阴性
尿总蛋白	阴性
尿沉渣检查	
红细胞	0~3/HP 或 0~5/μl
白细胞	0~5/HP 或 0~10/μl
上皮细胞	无或偶见
透明管型	0~1/LP

（以上指标根据《实验诊断学》第 2 版进行修订，主编：王鸿利，人民卫生出版社，2010）

中英文专业词汇索引

主要参考文献

1．王迪浔，金慧铭．人体病理生理学．3 版．北京：人民卫生出版社，2008．
2．肖献忠．病理生理学．2 版．北京：高等教育出版社，2008．
3．吴立玲，武变瑛．病理生理学．3 版．北京：北京大学医学出版社，2008．
4．张海鹏，吴立玲．病理生理学．北京：高等教育出版社，2009．
5．吴立玲，病理生理学．2 版．北京：北京大学医学出版社，2011．
6．王建枝，殷莲华．病理生理学．8 版．北京：人民卫生出版社，2013．